Dina Loffing
Christian Loffing

Mitarbeiterbindung ist lernbar

Dina Loffing
Christian Loffing

Mitarbeiterbindung ist lernbar

Praxiswissen für Führungskräfte
in Gesundheitsfachberufen

Mit 38 Abbildungen

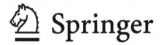 Springer

Dina Loffing und Prof. Dr. Christian Loffing
INSPER – Institut für Personalpsychologie
Virchowstraße 165
45147 Essen

Ihre Meinung ist uns wichtig: www.springer.com/978-3-642-05124-1

ISBN-13   978-3-642-05124-1   Springer-Verlag Berlin Heidelberg New York

Bibliografische Information der Deutschen Nationalbibliothek
Die Deutsche Nationalbibliothek verzeichnet diese Publikation in der Deutschen Nationalbibliografie;
detaillierte bibliografische Daten sind im Internet über http://dnb.d-nb.de abrufbar.

SpringerMedizin
Springer-Verlag GmbH
ein Unternehmen von Springer Science+Business Media
springer.de

© Springer-Verlag Berlin Heidelberg 2010

Planung: Barbara Lengricht, Berlin
Projektmanagement: Ulrike Niesel, Heidelberg
Lektorat: Ute Villwock, Heidelberg
Layout und Umschlaggestaltung: deblik Berlin
Satz: Crest Premedia Solutions (P) Ltd., Pune, India

SPIN: 12759187

Gedruckt auf säurefreiem Papier   22/2122/UN   5 4 3 2 1 0

Geleitwort

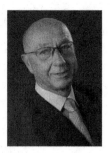

Wer arbeitet schon gern im Regen?

Der demographische Wandel mit prognostizierten 3,4 Millionen Pflegebedürftigen bis 2030 und steigenden Fallzahlen von 18 Millionen jährlich im Krankenhaus steht im Spannungsfeld mit dem prognostizierten Fachkräftemangel.

Die Mitarbeiterbindung ist und bleibt ein wesentliches Element von Betriebsphilosophie, Leitbild und Managementstrukturen im Rahmen der Personalentwicklungskonzepte.

In den letzten Jahren waren die Schwerpunkte auf Kundenorientierung gesetzt. Jetzt muss zur Sicherung der Kunden und Patienten mehr Sicherheit und Zufriedenheit im Innenverhältnis im Fokus stehen, um Anreize zu schaffen, jüngere Mitarbeiter zu finden und ältere Mitarbeiter zu halten.

Die NEXT Studie hat erschreckend aufgezeigt, dass der Ausstiegswunsch aus dem Beruf bei mehr als der Hälfte aller Pflegenden ständiges Thema ist. Der demographische Wandel bedeutet auch stetig älter werdendes Personal. Hier geht es um Motivation und Gesundheit durch Verknüpfung von Alter, Anerkennung, Nutzung spezieller Ressourcen älterer Mitarbeiter, bei altersgerechten Arbeitszeitmodellen. Chancen der Fachkräftebindung bestehen auch durch Erleichterung des Wiedereinstiegs. Bei Attraktivität und Wertschätzung sowie adäquater Entlohnung könnten so kompetente Personen zurückgewonnen werden. Hierzu gehört auch die Förderung der Vereinbarkeit von Familie und Beruf. Der Anteil von Frauen in den Pflegeberufen liegt zwischen 85 und 88%.

Die Verbesserung der Zusammenarbeit zwischen den Fachkräftegruppen ist eine besondere Herausforderung. Nur ein gutes Gruppen- und Betriebsklima führt zu Identifikation, Humanität, Qualität und Ökonomie.

Eine Stärkung der physischen, psychischen und sozialen Faktoren fördert die Arbeitsbewältigungsmöglichkeit der Mitarbeiter und stellt hohe Anforderungen an das Personalmanagement.

Die Veränderungsdynamik durch die vielfältigen Umstrukturierungsprozesse in Einrichtungen des Gesundheits- und Pflegewesens bringen für die Mitarbeiter hohe Anforderungen und Verunsicherungen mit sich. Viele Mitarbeiter fühlen sich im Regen stehend.

Es geht den Mitarbeitern neben dem Gehalt sicherlich auch um eine gehaltvolle und wertgeschätzte Arbeit seitens des Arbeitgebers. Die Kompetenzentwicklung durch Bildungsinvestition sowie die intersektorale, interprofessionelle und interdisziplinäre Zusammenarbeit stellt hohe Anforderungen durch Prozess- und Schnittstellenmanagement. Wesentliche Faktoren bleiben das Gespräch und die Supervision. Kommunikative Mitarbeiter erhöhen nachweislich die Kundenzufriedenheit und bleiben die Schlüsselfigur zum Erfolg der Einrichtung.

Mit dem Buch »Mitarbeiterbindung ist lernbar« werden wissenschaftliche Erkenntnisse und praktische Umsetzungsmöglichkeiten, ergänzt durch Gute-Praxis-Beispiele umfangreich und zielführend vorgestellt.

Möge dieses Werk zur Integration von Wertschöpfungsketten und zum demographischen Risikomanagement beitragen.

Rolf Höfert
Geschäftsführer
Deutscher Pflegeverband DPV

Vorwort der Autoren

Personalmanagement ist eine komplexe Aufgabe im Rahmen der Unternehmensführung. Analysiert man den Stellenwert einzelner Teilaufgaben des Personalmanagements in der Gesundheits- und Pflegebranche, so fällt auf, dass dem Thema Mitarbeiterbindung bislang vergleichsweise wenig Aufmerksamkeit geschenkt wurde. Dies ist primär darauf zurückzuführen, dass in Zeiten knapper Personalressourcen der Stellenwert dieser Aufgabe in vielen Unternehmen irrtümlicherweise als sehr niedrig eingestuft wird. Festzuhalten ist in diesem Zusammenhang, dass dem Thema Mitarbeiterbindung aus zwei wesentlichen Gründen für die Gesundheits- und Pflegebranche heute und in Zukunft eine besonders hohe Bedeutung beigemessen werden muss:

1. Seit Jahren steigt der Bedarf an Gesundheits- und Pflegeleistungen durch eine älter werdende Bevölkerung.
2. Unter Berücksichtigung des steigenden Bedarfs sinkt der relative Anteil an qualifizierten Fach- und Führungskräften in der Branche.

Geschäftsführer und Personalverantwortliche gaben in einer aktuellen empirischen Studie von Loffing (2009) zu bedenken, dass das Thema Mitarbeiterbindung zu einem Nummereins-Thema mit »besorgniserregend« hoher Bedeutung werden wird.

Für die Autoren waren dies Gründe, um sich dem Thema Mitarbeiterbindung in der Gesundheits- und Pflegebranche ausführlich zu widmen. Um einen vertiefenden Einblick in die in der Praxis bereits zur Anwendung kommenden Maßnahmen und Instrumente zu bekommen, führten sie zahlreiche Interviews mit Geschäftsführern und Personalverantwortlichen der Branche, deren zahlreiche Ideen und Anregungen in alle Kapitel des vorliegenden Buches einflossen.

Das Buch ist in drei Blöcke unterteilt: Im ersten Teil werden zunächst die Bedeutung und Grundlagen der Mitarbeiterbindung sowie die Auswirkungen der Bevölkerungs- und Beschäftigungsentwicklung beleuchtet. Im zweiten Teil werden sieben Erfolgsfaktoren der Mitarbeiterbindung dargestellt. Dabei hat jeder einzelne seine Wichtigkeit, so dass die nachhaltig bestmögliche Wirkung für die Bindung der Mitarbeiter nur mit einem Zusammenspiel aller Faktoren erreicht werden kann. Im dritten Teil schließlich werden vier Unternehmen vorgestellt, die sich freundlicherweise bereit erklärt haben, uns detaillierte Einblicke in ihre Strategien und Erfahrungen der Mitarbeiterbindung zu gewähren, welche wir gerne weitergeben wollen. Für unsere Leser haben wir uns bemüht, praktische Erfahrungen – eingebettet in wichtige Hintergrundinformationen – zur konkreten Anwendung aufzubereiten.

Mit Menschen *aus* der Praxis – wie es unsere Interview-Partner, unsere Kunden und wir selbst sind – möchten wir Ihnen, Menschen *in* der Praxis, eine komplexe Unterstützung bieten.

Die Relevanz der Entwicklung und Anwendung eigener Konzepte für das Thema Mitarbeiterbindung wird in den nächsten Jahren stark steigen – ein weiterer Grund, sich diesem Thema ab sofort zu widmen. Der Mitarbeiter als in der Gesundheits- und Pflegebranche wichtigstes Gut muss sich wertgeschätzt fühlen und zufrieden sein, um in seinem Unternehmen bleiben zu wollen. Nur ein zufriedener Mitarbeiter ist auch ein guter Mitarbeiter und somit ein Gewinn für Unternehmen und Kunden.

Wir wünschen Ihnen gutes Gelingen und viel Erfolg bei der Implementierung der für Sie, Ihr Unternehmen und Ihre Mitarbeiter passendsten Instrumente der Mitarbeiterbindung!

Herzlichst,

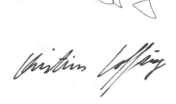

Dipl.-Psych. Dina Loffing und Dipl.-Psych. Prof. Dr. Christian Loffing

■ ■ Dank

Unser besonderer Dank gilt den Experten aus der Praxis, die uns für unser Buch mit zahlreichen Informationen, praktischen Erfahrungen und innovativen Tipps wertvolle Unterstützung geleistet haben:

- Oliver Aitcheson, Geschäftsführer der HUMANITAS GmbH Ambulante Kranken- und Altenpflege Essen
- Claudia Artz, Vorsitzende / Oberin der DRK-Schwesternschaft Essen e.V.
- Horst Defren, Geschäftsführer der Kliniken Essen Mitte, Evang. Huyssens-Stiftung / Knappschaft GmbH
- Claudius Hasenau, Geschäftsführer der APD Ambulante Pflegedienste Gelsenkirchen GmbH
- Knut Jahndorf, Pflegedienstleiter der Ambulante Dienste Gelsenkirchen gGmbH
- Markus Kampling, Geschäftsführer der Katholische Pflegehilfe Essen mGmbH
- Michael Lucas, Geschäftsführer der Altenzentrum Klarastift gGmbH in Münster
- Helmut Mensen, Geschäftsführer der Pflegedienst Lilienthal GmbH
- Esengül Pohl, Pflegedirektorin des LVR-Klinikum Essen
- Helmut Wallrafen-Dresow, Geschäftsführer der Sozial-Holding Mönchengladbach GmbH
- Klaus-Dieter Weiner, Einrichtungsleiter des Phönix Haus Sonnengarten Wohn- und Pflegezentrum GmbH Essen

■ ■ Hinweis

In den folgenden Ausführungen wird ausschließlich die männliche Form verwendet. Hiermit sind jeweils Frauen und Männer gemeint. Dieses stellt keine Diskriminierung dar, sondern dient der besseren Lesbarkeit. Anmerkungen und Hinweise finden sich jeweils bei erster Nennung entsprechender Begriffe oder Abkürzungen.

Über die Autoren

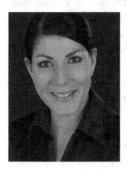

Dina Loffing

Dina Loffing ist Diplom-Psychologin, Betriebswirtin (MBA), Coach, Krankenschwester und Geschäftsführerin von INSPER – Institut für Personalpsychologie in Essen.

Ihr Schwerpunkt als **Psychologin** liegt in der Personal-, Arbeits- und Organisationspsychologie. Mit einem berufsbegleitenden **betriebswirtschaftlichen Studium** sowie Fort- und Weiterbildungen, u. a. Coaching, NLP, systemische Organisationsberatung, baute sie ihr Fach- und Praxiswissen in den Bereichen Führung, Management und Beratung weiter aus. Bei ihrer Arbeit als Personalberaterin in einer Unternehmensberatung sammelte sie umfangreiche Erfahrungen in der Beratung und Durchführung von Projekten zur Gewinnung, Auswahl, Entwicklung und Bindung von Fach- und Führungskräften.

Als **Geschäftsführerin von INSPER** und **Personal- und Organisationsberaterin** unterstützt sie heute Pflegedienste, stationäre Einrichtungen und weitere Unternehmen in der Sozial- und Gesundheitswirtschaft bei der Entwicklung und Durchführung von Projekten zur Mitarbeiterbindung und -motivation, Personalauswahl und -entwicklung, Führungskräftebegleitung, Umstrukturierung und Organisation etc. Zudem bietet sie mit INSPER eine **externe Mitarbeiter-Beratung** an. Im Rahmen dieser »Mitarbeiter-Pflege« können Mitarbeiter – aber auch Führungskräfte – bei Fragestellungen jeglicher Art eine psychosoziale Unterstützung wahrnehmen, um die eigenen Ressourcen und Fähigkeiten zu stärken.

Als **Stärken- und Karriere-Coach** begleitet Dina Loffing Führungskräfte und Mitarbeiter in Einzel-Coachings und individuellen Karriereberatungen sowie Teams bzw. Gruppen in Team-Coachings.

An der Steinbeis Hochschule Berlin sowie für weitere Aus-, Fort- und Weiterbildungsinstitute und Hochschulen ist Dina Loffing als **Lehrbeauftragte und Trainerin** in Bereichen wie Führung, Motivation, Mitarbeiterbindung und Personalentwicklung tätig.

Als **Fachbuchautorin** und Autorin von Fachbeiträgen und Studien verknüpft sie ihre praktischen und wissenschaftlichen Kenntnisse zur konkreten Nutzung in der Praxis.

Ihr berufliches und persönliches **Ziel** hat Dina Loffing fest im Blick:

>> Mein Ziel ist es, Menschen und Unternehmen auf ihrem Weg zu begleiten, zu unterstützen und zu stärken. «

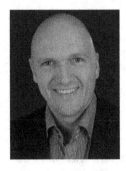

Christian Loffing

Prof. Dr. Christian Loffing ist **Diplom-Psychologe, Diplom-Be-triebsökonom** (BI) und qualifizierter Coach. An der Hochschule Niederrhein bekleidet er im Fachbereich Sozialwesen den Georg-Gottlob-Stiftungslehrstuhl für psychosoziale Interventionen in Handlungsfeldern der Prävention und Rehabilitation. An der Steinbeis Hochschule Berlin vertritt er den Lehrstuhl Pflege- und Versorgungsmanagement. Im Rahmen seiner Tätigkeit als **Wissen-schaftler und Hochschullehrer** konzentriert er sich auf einen ge-lungenen Theorie-Praxis-Transfer.

Prof. Dr. Christian Loffing konnte als **Berater** zahlreiche große Komplexträger der Gesundheitswirtschaft, kleine und mittelständi-sche Unternehmen der Pflegebranche sowie ausgewählte Verbände im Rahmen von Umstrukturierungsprozessen unterstützen.

Als **Trainer und Coach** konzentriert er sich schwerpunktmäßig auf die Weiterentwicklung von Führungskräften.

Seine vielfältigen Erfahrungen und daraus resultierenden Praxis-empfehlungen hat er als **Autor und Herausgeber** in mittlerweile 35 Büchern und vielen Fachartikeln publiziert und damit einer breiten Öffentlichkeit zur Verfügung gestellt.

Ehrenamtlich engagiert sich Prof. Dr. Christian Loffing in ausge-wählten Gremien und Ausschüssen. Zur Weiterentwicklung der Kinderhospizbewegung hat er nicht nur als Forscher, sondern auch als Vertreter eines Dachverbandes beigetragen. Über seine eigene Stiftung fördert er ausgewählte gemeinnützige Projekte.

Sein berufliches und persönliches **Ziel** hat Prof. Dr. Christian Lof-fing fest im Blick:

» Mein Ziel ist es, Menschen und Unternehmen praxisnahe Lösun-gen auf ihrem Weg zum Erfolg aufzuzeigen. «

Inhaltsverzeichnis

Hintergründe der Mitarbeiterbindung

Bedeutung und Grundlagen der Mitarbeiterbindung

1.1   Einleitung

Das Thema Mitarbeiterbindung hat für die Pflege eine noch höhere Bedeutung als für fast alle anderen Branchen. Kein zweiter Bereich wird es in den nächsten Jahren und Jahrzehnten so schwer haben, zum einen qualifizierte, zum anderen überhaupt Mitarbeiter für die Pflege zu finden. Die Entscheider in der Pflege wissen darum, welch ein »war of anybody« auf sie zukommt. Die Bindung von Mitarbeitern ist jedoch nur mit systematisch ausgewählten Instrumenten und einer konsequenten Umsetzung im Rahmen der eigenen Unternehmenskultur möglich. Mitarbeiterbindung ist nicht einfach Outsourcing oder die Zuordnung zu einem spezifischen Bereich im Unternehmen. Mitarbeiterbindung muss sich in jedem Bereich des Personalmanagements einen Platz schaffen. Das ist neu im großen Bereich Personalmanagement und erfordert ein allgemeines Umdenken: ein hoher Anspruch an die Führungs- und Leitungskräfte in der Pflege. Doch der Gewinn, den ein Unternehmen mit effektiven Strategien der Mitarbeiterbindung erzielt, spricht für sich. Sowohl in wirtschaftlich schwachen Zeiten, als auch in Zeiten des Aufschwungs kommen hohe Fluktuationsraten sowie eine hohe Fehlzeitenquote jedes Unternehmen teuer zu stehen. Neben dem wirtschaftlichen Wert kommt der Mitarbeiterbindung jedoch auch eine wichtige soziale Bedeutung zu. Heutzutage arbeiten die Menschen nicht nur, um Geld zu verdienen. Oft entscheiden und binden sie sich sehr bewusst an einen Beruf, der ihnen Freude macht, und an ein Unternehmen, das ihren eigenen Leitlinien ähnlich ist. Da Beschäftigte in der Pflege in den kommenden Jahren aus bis zu zehn Arbeitsplätzen wählen werden können, werden sie noch mehr als heute tiefer in die Werte eines Unternehmens hineinschauen, um zu prüfen, wie gut man zueinander passt. Die Unternehmen in der Pflege müssen aktiv werden. Nur zufriedene, motivierte Mitarbeiter werden bei ihrem Arbeitgeber bleiben. Ohne die Auseinandersetzung mit der Motivation, der Zufriedenheit und der Wertschätzung der Mitarbeiter wird es kaum möglich sein, nachhaltige Ergebnisse zu erzielen. Bei allem (neuen und erhöhten) Anspruch gibt es jedoch die große Chance, aus den zahlreich möglichen Instrumenten der Mitarbeiterbindung diejenigen auszuwählen, die individuell für das eigene Unternehmen am besten passend sind.

1.2   Bedeutung der Mitarbeiterbindung

Da das Thema Mitarbeiterbindung im Verhältnis zu vielen anderen Feldern im Personalmanagement bislang noch recht wenig Beachtung erfahren hat, ist es sinnvoll, sich zunächst mit der Bedeutung dieses Themas zu beschäftigen. Insbesondere in der Pflege wird die Frage der Mitarbeiterbindung von Experten als das bedeutendste Thema der nächsten Jahre bewertet. Grund genug, sich diesem intensiv zu widmen.

1.2.1   Eine Begriffsklärung

Fragt man Führungskräfte der Gesundheitsbranche, was ihnen zum Thema Mitarbeiterbindung spontan einfällt, so fallen unterschiedliche Begriffe, wie beispielsweise:

- Wertschätzung,
- Teamarbeit,
- Zufriedenheit,
- Chefsache/hohe Verantwortung,
- Qualitätssicherung,
- Fluktuationsrate,
- Identifikation mit dem Arbeitgeber oder
- Personal- und Karriereentwicklung (Loffing, 2009).

Der Begriff »Mitarbeiterbindung« (oder auch »Personalbindung«) ist im Personalmanagement ein relativ neues Wort. Zumindest ist dies in Europa der Fall. In den Vereinigten Staaten von Amerika etwa ist die Bindung von Mitarbeitern schon sehr viel länger ein Thema, nicht nur durch Anreizsysteme – seien es monetäre oder nicht-monetäre –, sondern auch mit Hilfe von Gesundheitsförderprogrammen und psychosozialer Beratung in Form von Employee Assistance Programs (EAP) haben amerikanische Unternehmen vielfältige Instrumente etabliert, um ihre Mitarbeiter zu unterstützen und zu binden. Bereits 2001 gaben in der Studie »Please go/Please stay« einer US-amerikanischen Unternehmensberatung über 60% der befragten Personalleiter an, dass die Bindung von Leistungsträgern für das Unternehmen die **größte Herausforderung** darstellt (Schwierz, 2001, S. 38).

■■ Fesseln oder binden?

Mitarbeiterbindung bezieht alle Mitarbeiter mit ein – auch Führungs- und Leitungskräfte. Dabei ist es wichtig, jedem Einzelnen eine **Wahlmöglichkeit** zu bieten, inwiefern er im Unternehmen bleiben möchte oder auch nicht. Fühlt sich ein Mitarbeiter in seiner Freiheit eingeschränkt oder gar gefesselt, werden auch die besten Bindungsinstrumente keine erhöhte Zufriedenheit, Motivation oder Bindung bewirken können.

> **Freiheit**
>
> Mitarbeiterbindung kann nur funktionieren, wenn der Mitarbeiter sich frei fühlt, selbst zu entscheiden, ob er im Unternehmen bleiben möchte oder nicht. Keine Wahlmöglichkeiten zu haben, kann schnell bedeuten, sich gefesselt zu fühlen – und dies wirkt sich höchst negativ auf die Motivation und die Identifikation mit dem Unternehmen aus.

■■ Überschaubare Aufgabe oder komplexer
   Prozess?

Bindung ist kein einfacher Prozess. Zum einen ist Mitarbeiterbindung eine Daueraufgabe, die nie als wirklich abgeschlossen bezeichnet werden kann, zum anderen erfordert Bindung das Engagement aller beteiligten Parteien. Schlägt man in einem Lexikon den Begriff »Bindung« nach, so findet sich unter anderem die Beschreibung, dass es sich hier um eine »enge emotionale Beziehung eines Menschen zu einem anderen, auch die dauerhafte Bejahung bestimmter Werte« handelt (Die Zeit – Das Lexikon, 2005a, S. 209). Für die Mitarbeiterbindung bedeutet dies, dass es sich keinesfalls um einen einseitigen Prozess handelt, sondern vielmehr um eine **wechselseitig beeinflusste Beziehung**. Wie in einer Ehe ist auch die Bindung von Mitarbeitern nur dann möglich, wenn das Unternehmen und der Mitarbeiter diese gleichermaßen befürworten. Möchte sich ein Mitarbeiter nicht binden lassen,

so wird seinem Unternehmen dies auch kaum gelingen.

> **Dynamik**
>
> Mitarbeiterbindung ist stets ein wechselseitiger Prozess, der nur in Zusammenarbeit mit beiden Beteiligten – Mitarbeiter und Unternehmen – möglich ist. Aufgrund dieser Dynamik sind eine stetige Anpassung sowie eine hohe Flexibilität nötig, um die Bindung auf Dauer positiv zu gestalten.

Dass Kompetenzfelder im Personalmanagement als »nie« beendet gelten, sondern der stetigen Bereitschaft zu Anpassung und Veränderung unterworfen sind, kennen wir aus den Bereichen Führung, Personalentwicklung oder Personalbetreuung. Die Mitarbeiterbindung spielt in jedem der Bereiche eine Rolle und kann keinesfalls nur einem zugeordnet werden. Zusätzlich ist sie wie kaum ein anderes Feld an die Bedürfnisse und die Motivationsstrukturen der Mitarbeiter gekoppelt. Diese wiederum unterliegen einer großen Veränderungsspanne, auf die sich die Instrumente der Mitarbeiterbindung sowie die Führungskräfte, die diese Instrumente bedienen, einstellen müssen. Eine gegenseitige Anpassung muss somit stetig erfolgen und zwei Elemente inkludieren:

1. Anpassung des Mitarbeiters an eine sich verändernde (lernende) Organisation (d. h. aus Unternehmenssicht die Bedürfnisse zu erkennen und bei der Anpassung zu unterstützen)
2. Anpassung des Unternehmens an sich verändernde Mitarbeiter bzw. Individuen

Gelungene Mitarbeiterbindung könnte somit den hohen Anspruch erfüllen, zu jeder Zeit in jedem Kompetenzfeld des Personalmanagements sowohl die Perspektive der Mitarbeiter als auch die des Unternehmens zu berücksichtigen und entsprechend Unterstützung zu leisten. Hier ist bereits spürbar, dass dieser Anspruch nur durch das Zusammenspiel verschiedener Erfolgsfaktoren und mehrerer Verantwortlichkeiten nachhaltig verwirklicht werden kann.

■■ Was kann Mitarbeiterbindung beinhalten?

Mit dem Thema Mitarbeiterbindung beschäftigte sich auch der Anfang 2009 erschienene Hernstein Management Report (2009). Das Hernstein Institut, Institut für Management und Leadership, ging unter anderem der Frage nach, was Leistungsträger dazu bewegt, in einem Unternehmen zu bleiben. Als Leistungsträger wurden hierbei Personen bezeichnet, die eine hohe soziale Kompetenz sowie eine hohe Kommunikationskompetenz und gute kognitive Fähigkeiten vorweisen konnten. Die Ergebnisse machten wiederholt deutlich, dass zahlreiche Bereiche im Personalmanagement für die Mitarbeiterbindung wichtig sind. An erster Stelle wurden vielfältige und **interessante Aufgaben** genannt. Gleich im Anschluss folgte das **Arbeitsklima**, was die hohe Bedeutung der sozialen Anbindung unterstreicht. Bei den befragten Leistungsträgern folgten erwartungsgemäß gute Weiterbildungsmöglichkeiten sowie **Karrierechancen** als Beweggründe, im Unternehmen zu bleiben. In der Befragung wurde zudem deutlich, dass immer mehr Unternehmen zur Unterstützung von Leistungsträgern individuelle Coachings anbieten sowie Seminare, in denen insbesondere Themen wie die persönliche Weiterentwicklung oder die Rolle als Führungskraft bearbeitet werden. Die Personalentscheider wurden zudem befragt, welche Maßnahmen ihrer Meinung nach zur Bindung von Leistungsträgern besonders wichtig sind. Die Antworten fielen wie folgt aus:

1. Ausreichend Tätigkeits- und Entscheidungsspielräume geben
2. Weiterentwicklung durch Seminare und individuelle Coachings fördern
3. Interne Karrierechancen kommunizieren
4. Flexible Arbeitszeiten ermöglichen und anbieten
5. Work-Life-Programme anbieten
6. Sonstige Maßnahmen

Mit diesen Antworten wird einmal mehr der **vielfältige Anspruch** der Mitarbeiterbindung deutlich. Eine einfache Definition sollte somit nicht leichtfertig getätigt werden. Mitarbeiterbindung sollte vielmehr als übergeordnetes Ziel verstanden werden, das mit Unterstützung unterschiedlicher und individuell angepasster Instrumente erreicht werden kann und zum Erfolg des Unternehmens nachhaltig beitragen kann.

> Mitarbeiterbindung ist:
> ▬ ein Ziel, für das verschiedene Instrumente zur Verfügung stehen und individuell auf die Bedürfnisse von Unternehmen und Mitarbeitern angepasst werden müssen,
> ▬ ein dynamisches Zusammenspiel zwischen Mitarbeiter(n), Führungskräften und Unternehmen,
> ▬ ein fortwährender, dauerhafter Prozess.

1.2.2 Aktuelle Bedeutung in der Pflege

Der demographische Wandel und das Älterwerden der Gesellschaft machen sich in keiner anderen Branche so stark bemerkbar wie in der Pflege. Erschwerend kommt hinzu, dass der Mangel an qualifizierten Fach- und Führungskräften immer schwerer wiegt und sich in den nächsten Jahren zunehmend verschärfen wird. Gute Mitarbeiter werden aus zahlreichen Arbeitgebern den für sie attraktivsten auswählen können. Zum einen wird diese Suche nach der Ausbildung oder einer Beschäftigungspause stattfinden, zum anderen kann sich ein Mitarbeiter natürlich auch aus einem bestehenden Arbeitsverhältnis heraus nach Arbeitgebern umsehen, die ihm möglicherweise attraktivere Anreize bieten. Gründe genug, die eigenen Mitarbeiter, die bereits gewonnen werden konnten, zu pflegen, zu stärken und nachhaltig an das Unternehmen zu binden.

Dass das Thema Mitarbeiterbindung auch nach Meinung der Entscheider in der Pflege eine überaus große Bedeutung hat, die in den nächsten Jahren sogar noch wachsen wird, zeigt auch die Studie von Loffing (2009). Ausnahmslos unterstrichen die befragten Führungskräfte die enorme Bedeutung der Bindung ihrer Mitarbeiter. »Auf einer Skala von eins bis sechs, wobei eins »unwichtig« und sechs »besonders wichtig« bedeutet, würde ich der Bedeutung des Themas Mitarbeiterbindung eine sechs geben«, sagt beispielsweise Claudius

Hasenau, Geschäftsführer der APD Ambulante Pflegedienste Gelsenkirchen GmbH, der zurzeit etwa 180 Mitarbeiter beschäftigt. Gerade im ambulanten Bereich zeichnet sich das Thema bereits heute als **Thema Nummer eins** ab. Im stationären Bereich (in der Altenpflege sowie in den Krankenhäusern) steht das Thema gerade am Beginn, mehr und mehr an Bedeutung zu gewinnen. Durch den erwarteten großen Personalmangel wird die langfristige Vorausschau und Personalplanung immer wichtiger, wie Esengül Pohl, Pflegedirektorin im LVR Klinikum Essen und verantwortlich für ca. 260 Mitarbeiter, betonte. Dies inkludiert sowohl die Aufstellung auf dem Arbeitsmarkt und die Akquisition neuer Mitarbeiter als auch die Bindung der eigenen Mitarbeiter. Ohne eine zeitliche und auch finanzielle Investition in die Planung von Bindungsmaßnahmen werden die meisten Unternehmen langfristig wenig Erfolg haben bzw. die Nachfrage am Markt nicht mehr bedienen können. Bereits heute sinken Anzahl und auch Qualität eingehender Bewerbungen in zahlreichen Unternehmen. Immer öfter wird die Unterstützung externer Personaldienstleister angefordert – was schon der Personalauswahl größere zeitliche und finanzielle Ressourcen abverlangt.

❯ Dem Thema Mitarbeiterbindung wird von Entscheidern in der Pflege eine besorgniserregend hohe Bedeutung zugesprochen.

Doch auch für die Kunden und die **Qualität der Pflege** ist das Thema Mitarbeiterbindung äußerst wichtig. Für viele Unternehmen sind langfristige Beschäftigungsverhältnisse ausdrückliches Unternehmensziel. Eine hohe Fluktuation mindert die Qualität und erfordert außerdem zusätzliche zeitliche, personelle und finanzielle Ressourcen für das Auswahlverfahren und die Einarbeitung eines neuen Mitarbeiters. Zu Recht möchten sich auch die Kunden auf die Qualität der Pflege verlassen können. Einige Instrumente, wie beispielsweise die Bezugspflege, sind nur umsetzbar, wenn die langfristige Arbeit der Mitarbeiter gewährleistet werden kann. Einmal mehr sieht sich speziell die Pflege einer besonderen Herausforderung gegenüber stehen: In kaum einer anderen Branche korreliert die Zufriedenheit der Kunden so hoch mit der Beziehung zu ihren Pflegekräften bzw. Ansprechpartnern

wie in der Gesundheitsbranche. Die Zufriedenheit der Kunden bestimmt zweifelsfrei den Erfolg eines Unternehmens. Doch eine hohe Beziehungs- und Pflegequalität ist nur mit zufriedenen, qualifizierten und langfristig im Unternehmen engagierten Mitarbeitern möglich. Die Identifikation mit dem Arbeitgeber und der Unternehmenskultur ist hierfür unerlässlich. Nur dann können Philosophie und Werte des Unternehmens transportiert werden und sowohl intern als auch extern nachhaltig ihre Wirksamkeit entfalten.

> Besonders in der Pflege ist die Bindung der Mitarbeiter von überaus großer Wichtigkeit. Hierbei spielen mehrere Gründe eine Rolle:
> - Pflegenotstand
> - Fach- und Führungskräftemangel
> - Qualitätssicherung durch Kontinuität (von Pflege und Betreuung)
> - Kundenzufriedenheit in Abhängigkeit von Beziehungen und Personen

1.2.3 Ökonomische und soziale Bedeutung

▪▪ Aufwand und Nutzen
Insbesondere in wirtschaftlich schwierigen Zeiten stellen sich viele Geschäftsführer die Frage, inwiefern eine Investition in Instrumente der Mitarbeiterbindung gerechtfertigt ist. Besonders das Gesundheitswesen ist zudem von Kürzungen und finanziell knapper werdenden Ressourcen betroffen. Dennoch ist die Stärkung der Mitarbeiter in kaum einer anderen Branche so wichtig und für den Unternehmenserfolg so bedeutend. Während in anderen Bereichen die Qualität von Produkten erhalten und gesteigert werden muss, stellt der Mitarbeiter mit all seinen Handlungen und seiner Dienstleistung in der Gesundheitswirtschaft das größte Kapital dar. Diese Tatsache kann nachteilig, aber auch als Vorteil beurteilt werden. Die richtige Investition in das »**Kapital Mitarbeiter**« kann nachhaltig große Wirkung erzeugen. Wie die Good Practice Beispiele am Ende des Buches (▶ Teil C: Good Practice) verdeutlichen, rentiert sich die

aktive Unterstützung der Mitarbeiter – zum Beispiel durch Methoden der betrieblichen Gesundheitsförderung – bereits nach einem halben Jahr. Der konkrete Nutzen spiegelte sich durch geringere Fluktuation, geringere Fehlzeiten sowie eine erhöhte Kundenzufriedenheit wider; messbare Größen, die mit dem personell und finanziell erforderlichen Aufwand eindeutig in Beziehung gesetzt werden können.

> **Nutzen**
>
> Konkrete Beispiele in der Praxis zeigen, dass bereits ein halbes Jahr nach Einführung von Instrumenten der Mitarbeiterbindung der Nutzen in Form von geringeren Fehlzeiten und geringerer Fluktuation messbar wird (▶ Kap. 13).

Die Kosten, die jedem Unternehmen unter anderem durch Fluktuation und Fehlzeiten entstehen, sind eindeutig messbar und nachvollziehbar. Könnten diese **Kennzahlen** durch eingeführte Instrumente der Mitarbeiterbindung um wenigstens 10 % gesenkt werden, so lässt sich leicht errechnen, wie hoch die Investition in ein erstes Bindungsinstrument sein dürfte, mit dem zusätzlich ein positives Ergebnis erreicht werden kann. Eine Hilfestellung zur Errechnung des möglichen Nettoerlöses bietet die Tabelle »Kalkulation von Kosten und Erlös durch Instrumente der Mitarbeiterbindung« (◙ Tab. 1.1).

Nicht vergessen werden sollten neben den direkt messbaren Kosten, die durch das Ausscheiden eines Mitarbeiters entstehen, die indirekten Kosten, die ebenfalls durch die Fluktuation entstehen. **Indirekte Kosten** können sein:

- Verlust von Kunden bzw. beschädigte Beziehung zu ihnen
- Verlust von geplanter Sicherheit (Beziehung und Zuverlässigkeit als Qualitätsmerkmale in der Pflege)
- Verlust der in den Mitarbeiter getätigten Investitionen (Fortbildungen, Supervision, Mentoring etc.)
- Erhöhter Druck durch temporäre Mehrbelastung der verbleibenden Mitarbeiter/Überstunden

- Evtl. temporärer Qualitätsverlust durch Unruhe und Mehrarbeit im Team

Auch wenn diese indirekten Kosten nicht konkret messbar sind, verdeutlichen sie einmal mehr die hohe Belastung, die das Ausscheiden eines Mitarbeiters für sein Unternehmen bedeutet. Dabei muss insbesondere bei der Aufstellung der indirekten Kosten jedoch bedacht werden, dass jeder ausscheidende Mitarbeiter einen unterschiedlich großen Verlust für seinen Arbeitgeber darstellt. Bei der Trennung von langjährigen guten Mitarbeitern, Leistungsträgern und Führungskräften sind die indirekten Kosten am höchsten anzusetzen.

Die Erfahrungen zeigen, dass eine positive Veränderung der Kennzahlen, wie Fluktuationsrate, Fehlzeitenrate oder auch der Nettoerlös durch implementierte Instrumente der Mitarbeiterbindung, nach 1,5 bis 2 Jahren noch einmal deutlicher feststellbar ist. Dies ist nicht verwunderlich, da die Bindung von Personen kein abzuschließender Prozess ist. Vielmehr ist die dauerhafte Arbeit auf mehreren Ebenen gefragt. Im Gegensatz zu kurzfristigen Motivations- oder Anreizelementen müssen Instrumente der Mitarbeiterbindung ehrlich und schlüssig im Unternehmen verankert sein und (insbesondere) von den Führungskräften getragen und (vor-)gelebt werden. Nur dann wird ein Mitarbeiter den Bemühungen Vertrauen schenken – eine Grundvoraussetzung für die Wirksamkeit jeglicher Instrumente.

> **Vertrauen**
>
> Vertrauen der Mitarbeiter in die Instrumente der Mitarbeiterbindung ist eine Grundvoraussetzung für deren Wirksamkeit. Um dieses Vertrauen zu gewinnen, müssen Führungskräfte und Unternehmen hinter den Konzepten stehen und diese verbindlich (vor-)leben. Nur dann ist eine nachhaltige und messbare Wirksamkeit möglich.

Für die nach wie vor schwierige Kalkulation des Human-Capital-Wertes kann die Verwendung einer Balanced-Score-Card (BSC) unterstützen. Hier können vorhandene Kennzahlen mit Zielen, Instrumenten und auch den Fähigkeiten und Be-

◨ **Tab. 1.1** Kalkulation von Kosten und Erlösen durch Instrumente der Mitarbeiterbindung	
	Eigene Angaben
Anzahl der pro Jahr ausscheidenden Mitarbeiter	
· Kosten pro ausscheidendem Mitarbeiter und Neueinstellung (inkl. Akquisition, Auswahlverfahren, Einarbeitung etc.)	
= Kosten der Fluktuation pro Jahr	
· X% Einsparung durch Instrumente der Mitarbeiterbindung (Zielvorgabe)	
= Einsparvolumen (Zielvorgabe, in Euro)	
- Kosten für Instrumente und Maßnahmen der Mitarbeiterbindung	
+ Qualitätssteigerung und Kundenstabilität oder -zuwachs durch vertraute und zufriedene Mitarbeiter (Schätzwert)	
= Nettoerlös durch Instrumente der Mitarbeiterbindung	
In Anlehnung an Stührenberg, 2004, S. 40	

dürfnissen der Mitarbeiter in Bezug gesetzt werden. Wird zudem regelmäßig eine (quantitative) Befragung von Mitarbeitern und Kunden (ggf. zusätzlich von Angehörigen und Kooperationspartnern) durchgeführt, liegt eine ausreichende Datenmenge vor, um unterschiedliche Kennzahlen miteinander in Bezug zu setzen und die Wirksamkeit der eingesetzten Instrumente prüfen zu können.

■■ Soziale Bindung

Gut ein Drittel (bei Führungskräften auch mehr) seiner Wach-Zeit verbringt der Mensch an seinem Arbeitsplatz. Jeder Mensch hat unterschiedliche Vorstellungen davon, was ihm der Arbeitgeber bieten sollte. Ein Unternehmen kann die Werte, Vorstellungen, Ideale und Wünsche all seiner Mitarbeiter weder kennen noch befriedigen. Dennoch hat er eine **soziale Verantwortung** gegenüber den Menschen, die er beschäftigt. Sozialisation, der »Prozess sowie [das] Ergebnis des Hineinwachsens des Menschen in den gesellschaftlichen Struktur- und Interaktionszusammenhang« (Die Zeit – Das Lexikon, 2005b, S. 554), ist anteilig auch im Arbeitsleben verortet. Die Unternehmenskultur und der Anspruch, wie dies geschehen kann, sind von Arbeitgeber zu Arbeitgeber verschieden. Wie Markus Kampling, Geschäftsführer der Katholische Pflegehilfe Essen mGmbH, im Interview

mitteilte, ist es ein Ziel seines Unternehmens, dem Mitarbeiter eine »**Heimat**« anzubieten. Dazu gehört für ihn, den Mitarbeiter dort abzuholen, wo er steht, gemeinsam zu schauen, wo er hingehört, und sich um seine Belange zu kümmern. Nur ein Beispiel hierfür sind die intensive, strukturierte Einarbeitung sowie Mentoring-Programme, um einen neuen Mitarbeiter intensiv sowohl in die fachlichen als auch in die sozialen Besonderheiten des Unternehmens einzuführen.

Viele Instrumente der Mitarbeiterbindung, wie psychosoziale Mitarbeiterberatung, Angebote zur Gesundheitsförderung oder Maßnahmen der Teamentwicklung, wenden sich sehr persönlich an die Belange der Mitarbeiter. Ein Mitarbeiter verändert sich im Laufe seines Arbeitslebens und wächst mit den Strukturen, den Veränderungen und den Kollegen seines Arbeitsplatzes. Je enger Maßnahmen der Mitarbeiterbindung an den Bedürfnissen und dem Interesse der Mitarbeiter anknüpfen, desto intensiver (näher) werden diese wirken. Jeder Mensch ist Teil mehrerer sozialer Gemeinschaften. Besonders Mitarbeiter aus der Pflege geben immer wieder an, »wenn ich ein tolles Team um mich herum habe, dann komme ich gerne zur Arbeit und mache sie auch gut«. Sozialer Bindung mit Hilfe von Instrumenten der Mitarbeiterbindung kann somit eine sehr hohe Bedeutung zugesprochen werden mit einer Wirkungsweise, die sich reziprok potenziert. Dies ist zugleich eine große Chance mit nachhaltiger und langfristiger Wirkung. Denn fühlt sich ein Mensch in seiner sozialen Gruppe (wie beispielsweise seinem Kollegenkreis) wohl, angenommen und sicher, wird er diese »Heimat« nicht so schnell verlassen wollen. Wird er zudem auch als älter werdender Mitarbeiter aktiv von seinem Unternehmen wertgeschätzt und bei Bedarf speziell unterstützt, so wird er seinen Arbeitsplatz nur ungern tauschen wollen.

> Ebenso wie unterschiedliche soziale Gruppen hat auch der Arbeitgeber eine soziale Verantwortung seinen Mitarbeitern gegenüber. Maßnahmen der Mitarbeiterbindung können umso stärker zur Wirkung kommen, wenn sie möglichst nah an den Bedürfnissen des Mitarbeiters ansetzen. Die Stärkung innerhalb der sozialen Gruppe am Arbeitsplatz kann ein wichtiger Anker sein, an dem weitere Instrumente anknüpfen können.

1.3 Motivation und Zufriedenheit der Mitarbeiter

Warum tun Menschen das, was sie tun? Warum hat sich ein Mitarbeiter gerade für diesen Beruf entschieden? Warum für dieses Unternehmen? Warum arbeitet er gut – oder aber weniger gut? Warum ist der eine glücklich und zufrieden im gleichen Arbeitsumfeld, in dem der andere vollends unzufrieden ist?

Fragen, die sich im Alltag manchmal stellen, für deren Beantwortung uns jedoch oftmals die Zeit fehlt. Dabei sind es selten die großen Dinge, die ein Mensch braucht, um motiviert und zufrieden zu sein. Zudem sind sich die Bedürfnisse der Menschen insgesamt glücklicherweise sehr ähnlich. Schon mit wenig Hintergrundwissen zu Motivation und Zufriedenheit werden einige Instrumente der Mitarbeiterbindung effektiv einsetzbar sein. Und motivierte und zufriedene Mitarbeiter zu haben, ist ein sicheres Fundament, um Instrumente zur Bindung der Mitarbeiter zu implementieren und deren Wirksamkeit zu spüren.

Da die Motivation als Grundlage einer Handlung zu verstehen ist und Zufriedenheit als eine Art Konsequenz der Be- und Entlohnung, wird zunächst das Thema Motivation (▸ Kap. 1.3.1) beleuchtet und anschließend die Arbeitszufriedenheit (▸ Kap. 1.3.2). Dennoch können weder Motivation noch Zufriedenheit isoliert voneinander betrachtet werden. An vielen Stellen gibt es enge Verknüpfungen und Wechselwirkungen zwischen den beiden Konstrukten. Gemeinsam können sich hier zahlreiche Synergien ergeben.

1.3.1 Grundlagen der Mitarbeitermotivation

Das Thema Motivation spielt nicht nur im Arbeitsleben, sondern in sämtlichen Lebensbereichen eine große Rolle. Was veranlasst einen Mitarbeiter, zur Arbeit zu kommen? Welche seiner Bedürfnisse werden hier erfüllt? Im Alltag stellen sich solche Fragen – leider – selten. Öfter jedoch werden wir mit den Äußerungen von Motivation konfrontiert: Ein Mitarbeiter kommt stets pünktlich zur Arbeit, er erledigt seine Aufgaben zügig und zeigt zudem Eigeninitiative bei verschiedenen Projekten. Im Hintergrund verfolgt er so ganz bestimmte Ziele und hat sich für eine bestimmte Intensität der Anstrengung bei der Zielverfolgung entschieden.

▪▪ **Können und Wollen (und Dürfen)**
Bevor der Fokus auf Motivation und Motivatoren gerichtet werden kann, sollte zunächst ein Augenmerk auf das Können, das Wollen und das Dürfen des Mitarbeiters gerichtet werden. Ein Mitarbeiter muss über bestimmte **Fähigkeiten und Fertigkeiten** verfügen (Können). Von diesen sind die mögliche Qualität und die Quantität seiner Arbeit abhängig. Entscheidende Faktoren für das Können sind beispielsweise

- die Qualifikation,
- das Wissen, die Qualifikation am Arbeitsplatz entsprechend einzusetzen,
- die Aufgabeninhalte und
- die Arbeitsbedingungen sowie die Arbeitsorganisation (Rump, 2008).

Der Mitarbeiter muss bereit sein, sein Können auch entsprechend einzusetzen (sein Wollen). Das Wollen ist vor allem für die Entwicklung der **Leistungsbereitschaft** verantwortlich. Hier spielen

- erworbene Normen,
- Erwartungen über Konsequenzen und
- Erwartungen über den persönlichen Einsatz sowie die eigene Anstrengung

die entscheidende Rolle.

Das Wollen ist also nicht wirklich einsehbar, da es zu großen Teilen von Erfahrungen und Persönlichkeitsfaktoren des jeweiligen Mitarbeiters abhängig ist.

Eine Handlungsbereitschaft in der Kombination von Können und Wollen ist grundlegend für jedes zielgerichtete Verhalten (Brandstätter & Schnelle, 2007, S. 51). Hinzu kommen weitere Einflussfaktoren aus der speziellen Situation. Welcher Handlungsspielraum steht der Person in dieser Situation zur Verfügung (Dürfen)? Das Können wird durch die zur Verfügung stehenden **Handlungsmöglichkeiten** stark beeinflusst, während das Wollen durch in Betracht gezogene Anreize stimuliert wird. Für die Förderung der Mitarbeitermotivation ist es dementsprechend wichtig zu wissen, dass die Person und die Situation gleichermaßen dafür verantwortlich sind, welche Handlung resultiert. Das heißt, wird der Mitarbeiter gefördert und gestärkt, die Situation bleibt jedoch wiederholt die gleiche (evtl. unbefriedigende), kann kaum ein verändertes Resultat erwartet werden.

> **Motive**
>
> Bevor die Motivierung eines Mitarbeiters geplant wird, sollte überdacht werden, welche Fertigkeiten (Können) und Motive (Wollen) er mitbringt. Gleichermaßen sollte die Arbeitssituation betrachtet werden. Welche Handlungsmöglichkeiten (Dürfen) und welche Anreize stehen dem Mitarbeiter aktuell zur Verfügung?

> ❯ Nur das Zusammenspiel von Können und Wollen kann ein zielgerichtetes Handeln hervorrufen. Werden diese Faktoren nicht beachtet, wird die Motivation eines Mitarbeiters selten erfolgreich sein.

■■ Was beinhaltet Motivation?

Der Begriff Motivation beinhaltet zunächst die Bereitschaft zur Leistungsabgabe (Rump, 2008). Jeder Mitarbeiter bringt bestimmte Voraussetzungen, seine persönliche Eignung und verschiedene Ressourcen mit. Hinzu kommen die Aufgaben und Arbeitsbedingungen am Arbeitsplatz. Doch all dies reicht für die Arbeitsleistung des Mitarbeiters nicht aus. Ist er nicht motiviert, so werden die besten Fähigkeiten und die interessantesten Aufgaben nicht – oder nicht zufrieden stellend – bearbeitet werden. Doch was heißt denn Motivation? In der Literatur gibt es zahlreiche interessante Definitionen. Nach Hogan und Shelton (1998, in Weinert, 2004, S. 187) gibt es drei große, **übergeordnete Motive** im Leben:

1. Akzeptanz und Anerkennung
2. Status, Macht und Kontrolle über Ressourcen
3. Vorhersagbarkeit und Ordnung

Scheffer (2004) jedoch nennt statt Vorhersagbarkeit und Ordnung den Begriff »Leistung«, das erfolgreiche Handeln also, als drittes Basismotiv. Andere Wissenschaftler beziehen zudem weitere Antriebskräfte wie Unabhängigkeit, Status oder die Ausschüttung bestimmter Hormone in ihre Theorien mit ein. Die Motive stellen somit den zentralen Inhalt von Motivation dar. Viele Menschen sehen heutzutage Motivation mit einem Streben nach persönlichem Glück in engem Zusammenhang. Die Verwirklichung von Lebenszielen und individuellen Überzeugungen haben früher im Vergleich zu heute kaum eine Rolle gespielt. Vielleicht ein Grund, warum es heute schwerer ist, gute Mitarbeiter zu motivieren?

■■ Arbeitsmotive und Bedürfnisse

Die Definitionen zeigen, wie wichtig es ist, zu wissen, welche Motive die Mitarbeiter haben, bevor ihre Motivation möglich ist. Die wohl bekannteste Zusammenstellung von Motiven und Bedürfnissen von Abraham H. Maslow ist bis heute relevant

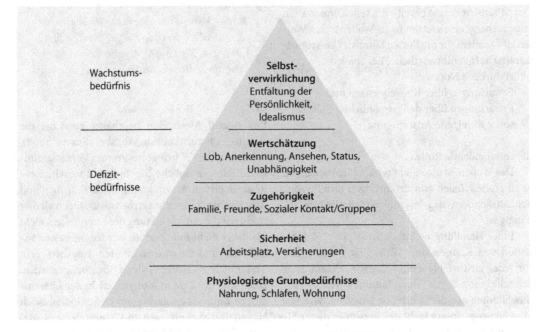

Abb. 1.1 Die Bedürfnispyramide nach Maslow (in Anlehnung an Weinert, 2004, S. 191)

(Weinert, 2004, S. 191). Die von Maslow erstellte **Bedürfnispyramide** zeigt die allgemeinen Bedürfnisse eines Menschen auf (■ Abb. 1.1).

Maslow ging dabei davon aus, dass sich die Bedürfnisse der höheren Stufen erst dann entwickeln, wenn die Bedürfnisse der darunterliegenden Stufen erfüllt sind. So wird beispielsweise das Bedürfnis nach Wertschätzung erst dann aktiv, wenn sowohl die physiologischen Bedürfnisse als auch die Bedürfnisse nach Sicherheit und Zugehörigkeit erfüllt sind. Die Bedürfnisse sind sowohl für das Privatleben als auch für das Arbeitsleben relevant. Einige der Bedürfnisse könnten unter Umständen sogar ausschließlich durch die Arbeit verwirklicht werden – die Unterstützung und Förderung des Vorgesetzten vorausgesetzt. Doch was genau können ein Unternehmen und eine Führungskraft tun, um die Fortentwicklung ihrer Mitarbeiter von Stufe zu Stufe zu unterstützen? Hier gibt es in jeder Stufe verschiedene Möglichkeiten (■ Tab. 1.2). Als Beispiel ist der Bereich »flexible Arbeitszeitgestaltung« zu betrachten. Ein solches Zugeständnis von Unternehmensseite bedeutet für den Mitarbeiter, einen großen Anteil an Selbstverantwortung zugeschrieben zu bekommen. Er fühlt sich mündig und in seiner eigenen Entscheidungsfähigkeit, Prioritäten zu setzen, wertgeschätzt und frei.

Idee Nr. 1 – Aktives Einbeziehen der Mitarbeiter-Bedürfnisse

Versuchen Sie, in der Vorbereitung auf Ihr nächstes Mitarbeitergespräch einmal einzuschätzen, auf welcher Stufe der Bedürfnispyramide von Maslow sich Ihr Mitarbeiter derzeit befindet. Überlegen Sie sich Fragen im Zusammenhang damit, inwiefern er seine Bedürfnisse auf dieser Stufe (in beruflicher Hinsicht) schon erfüllt sieht. Bieten Sie ihm eine konkrete Unterstützungsmöglichkeit an (■ Tab. 1.2) und fragen Sie ihn, was er noch bräuchte. HINWEIS: Versuchen Sie, die Bedürfnisse der einzelnen Stufen zu umschreiben und nicht direkt von »Bedürfnisstufen« oder »Zugehörigkeit« zu sprechen. Ein Mitarbeiter könnte sonst abblocken, da er die Gefahr sehen könnte, sich seiner Führungskraft gegenüber zu sehr zu öffnen und angreifbarer zu werden. Umschreiben Sie die Stufen jedoch, könnte er überrascht sein, wie gut Sie ihn einschätzen.

◧ Tab. 1.2 Unterstützung der Bedürfnisbefriedigung durch Unternehmen und Führungskraft

Bedürfnis nach	Unterstützungsmöglichkeit der Führungskraft	Unterstützungsmöglichkeit des Unternehmens
Selbstverwirklichung	– Eigenverantwortliche Tätigkeiten – Eigene Gestaltungsmöglichkeiten – Herausfordernde Arbeiten	– Flexible Arbeitszeitgestaltung – Fort- und Weiterbildung – Aufgabenerweiterung oder -anreicherung
Wertschätzung	– Feedback (Lob und Kritik) – Kommunikation und Information, gegenseitigen Rat holen – Delegation von Verantwortung und Entscheidungsbefugnissen	– Karrieremöglichkeiten – Nicht-monetäre Belohnungen (z. B. Pralinen oder Geburtstagskarte) – Leistungszulagen – Gute Ausstattung (Räume, Autos)
Zugehörigkeit	– Partizipation – Prinzip der offenen Tür	– Transparente Information (z. B. Mitarbeiter-Newsletter) – Teamarbeit und Teambetreuung – Gemeinsame Aktivitäten/Feiern
Sicherheit	– Information über Aufgaben und Erwartungen – Eindeutige Regeln und Vorschriften – Berechenbarkeit von Verhalten und Konsequenzen	– Information über wirtschaftliche Sicherheit des Unternehmens – Arbeitsschutzmaßnahmen – Sozialleistungen
Physiologische Grundbedürfnisse		– Lohn und Gehalt – Möglichkeiten zur Bewegung und Ruhe – Kostenfreies Trinken (und evtl. Obst, Müsliriegel o.Ä.) – Hilfsmittel – Betriebsarzt

In Anlehnung an Knoblauch, 2004, S. 107

Wichtig zu beachten ist, dass es sich bei den Bedürfnissen der unteren vier Stufen um **Defizitbedürfnisse** handelt, während das Bedürfnis nach Selbstverwirklichung ein **Wachstumsbedürfnis** ist. Dies bedeutet, dass nur das Bedürfnis der obersten Stufe nicht die Kraft verliert, bei Erfüllung das Verhalten zu lenken. Die anderen Bedürfnisse verlieren diese Kraft, wenn sie erfüllt sind. Für die Führungskraft bedeutet dies jedoch auch, dafür zu sorgen, dass die einmal befriedigten Defizitbedürfnisse auf Dauer befriedigt bleiben.

Sind die physiologischen Bedürfnisse sowie die Bedürfnisse nach Sicherheit, Zugehörigkeit und Wertschätzung erfüllt, so kann durch Motivation in diesen Bereichen keine Veränderung mehr erzielt werden.

❯ Einzig das Bedürfnis nach Selbstverwirklichung ist ein Wachstumsbedürfnis. Wird der Mitarbeiter also zu Leistung, Abwechslung und Entfaltung motiviert, behält diese Unterstützung einen verhaltenslenkenden Einfluss.

Kritiker der Maslow'schen Bedürfnispyramide geben zu bedenken, dass die Bedürfnisse der Menschen nicht exakt gleich sein können (Weinert, 2004, S. 191 f.). Sicherlich unterscheiden sich Menschen vor allem darin, dass sie ein Bedürfnis in unterschiedlichem Maße befriedigt wissen wollen. Dass sich ein Mitarbeiter beispielsweise schneller zugehörig fühlt als ein anderer, lehrt die Erfahrung. Gefragt sind auch hier wieder die Führungskräfte, sensibel zu beobachten, welcher Mitarbeiter auf welcher Stufe mehr oder weniger Unterstützung benötigt. Insgesamt können die Bedürfnisse nach

Maslow als attraktiv bezeichnet werden, um im weiten Feld Motivation konkrete Handlungsoptionen zu erarbeiten.

■ ■ **Besondere Motivation in der Pflege**
Fragt man Mitarbeiter in der Pflege, was sie zur Arbeit motiviert, gibt es unterschiedliche und doch ähnliche Antworten:

- »Hauptsache, das Team ist okay.«
- »Ich hab einen sicheren Arbeitsplatz. Den will ich behalten.«
- »Ich freue mich auf meine Kollegen.«
- »Ich finde die Arbeit wichtig.«

Die Motivation bei Menschen, die in der Pflege arbeiten, unterscheidet sich zuweilen von der Motivation Beschäftigter anderer Berufsgruppen. Die Nähe zum Menschen ist in kaum einem Beruf größer als in der Pflege. Der Wunsch, Menschen zu helfen, ist ebenfalls oft stark ausgeprägt. Ob die Motivation zur Arbeit groß oder klein ist, hängt zu großen Anteilen davon ab, wie befriedigend sie für den Einzelnen ist. Welche Bedürfnisse werden bei der Arbeit befriedigt? Habe ich das Gefühl, etwas zu bewirken und **etwas Sinnvolles** zu tun? Das Gefühl, mit der Arbeit etwas Sinnvolles beizusteuern, ist in jeder Branche wichtig. Doch besonders in der Pflege haben sich die Mitarbeiter dafür entschieden, ihr Engagement den Mitmenschen zu widmen – und mehr als in anderen Bereichen brauchen die Mitarbeiter oftmals die Rückmeldung, dass dies etwas überaus Positives und Sinnhaftes ist (Sowinski, 2003, S. 57). Nichts ist frustrierender, als die Einsicht, dass das eigene Engagement beim Menschen nicht ankommt, nicht wertgeschätzt wird oder von formalen und strukturellen Arbeitsbedingungen überschattet wird. Hier sind die Führungskräfte gefragt. Zum einen, um den Mitarbeitern entsprechende Aufmerksamkeit und Wertschätzung für ihr Engagement zurück zu melden, zum anderen, um die Arbeitsbedingungen möglichst so zu gestalten, dass die Mitarbeiter weitgehend »barrierefrei« ihrer Arbeit nachgehen können. Auch wenn Zeit im Alltag der Pflege immer mehr zur Mangelware wird, müssen die Mitarbeiter das Gefühl beibehalten, dass ihre Arbeit wichtig, richtig und wertvoll ist.

Sinn

Mitarbeiter in der Pflege haben oftmals eine große Motivation, sich für Menschen zu engagieren. Diese Motivation bleibt, wenn sie das Gefühl haben, dass die Arbeit beim zu Pflegenden sinnvoll ist und wertgeschätzt wird (vom zu Pflegenden und von der Führungskraft) – trotz und auch wegen des Zeitmangels.

■ ■ **Motivierung**
Während die Motivation zunächst einmal ein psychologisches Konstrukt ist und die Richtung, Intensität und Ausdauer von Verhalten erklärt, ist die (Mitarbeiter-)Motivierung bereits ein konkretes Handlungsfeld des Personalmanagements. Die Förderung und Forderung der Mitarbeiter steht hier im Vordergrund, denn nur, wenn eine optimale Leistung von jedem Einzelnen erbracht wird, können die übergeordneten Unternehmensziele, wie Stabilität und Wachstum, erreicht werden (Rump, 2008).

> Ziel der Mitarbeitermotivierung ist es, die Leistungsbeiträge der Mitarbeiter zu fördern und so die Leistung des Einzelnen sowie die Gesamtleistung des Unternehmens zu steigern.

Doch welcher Anspruch an die Führungskraft steht dahinter? Die Leistungssteigerung kann durch Anreize und verschiedenste Motivationsinstrumente gefördert werden. Aber auch die Arbeitsbedingungen müssen (wie bereits oben erwähnt) aktiv so gestaltet werden, dass das Erreichen des angestrebten Ziels überhaupt möglich ist. Also heißt Motivierung auch, dass die Führungskraft aktiv Bedingungen schaffen muss (Nerdinger, 2007, S. 379).

Motivierung

Für die Motivierung eines Mitarbeiters trägt die Führungskraft Sorge. Eine entscheidende Aufgabe hierbei ist, die Bedingungen der Arbeit so zu gestalten, dass die Ziele erreicht werden können. Optimal ist es, die Bedingungen so zu gestalten, dass die Mitarbeiter dann möglichst selbstbestimmt ihre Ziele verfolgen können.

Um optimale Bedingungen schaffen zu können, erfordert es jedoch ein Einfühlen in die Person und die Situation des Mitarbeiters. Es kann zudem sehr sinnvoll sein, ein direktes Gespräch über die aktuellen Arbeitsbedingungen und Ideen zur Verbesserung zu führen.

> **Idee Nr. 2 – Arbeitsbedingungen verbessern**
> Fragen Sie Ihre Mitarbeiter, wie diese ihre Arbeitsbedingungen empfinden. Fragen Sie auch nach Vorschlägen, was Sie aktiv tun könnten, um die Bedingungen besser zu gestalten.

Mit der Motivierung von Mitarbeitern werden mehrere Ziele verfolgt. Übergeordnet ist es wichtig, eine qualitativ hochwertige Pflege zu leisten bzw. sich auf dem Markt positiv zu positionieren. Soll dieses Ziel erreicht werden, zielt die Motivierung bzw. **Beeinflussung der Mitarbeiter** nach Rump (2008) in drei Richtungen:

- Mitarbeiter müssen veranlasst werden, persönliche Leistungen zu erbringen
- Mitarbeiter müssen veranlasst werden, ihre persönlichen Leistungen in die Leistungen anderer Mitarbeiter zu integrieren
- Mitarbeiter müssen veranlasst werden, ihre Zugehörigkeit im Unternehmen aufrechtzuerhalten

■ ■ Motivierungsinstrumente

Als Motivierungsinstrumente können sämtliche Unterstützungsmöglichkeiten angesehen werden, die ein Unternehmen und seine Führungskräfte den Mitarbeitern anbieten (◙ Tab. 1.2). In jedem Bereich des Personalmanagements, von der Einarbeitung über die Personalbetreuung bis zur Führung von Mitarbeitern, gibt es Möglichkeiten, gezielt zu motivieren. Dabei geht es viel mehr um die kleinen Dinge, oftmals auch die »**Worte zwischen den Zeilen**« oder die Art und Weise der Kommu-

nikation. Hat sich ein Mitarbeiter erst einmal für ein Unternehmen entschieden, möchte er auch Teil dessen sein. Er möchte informiert werden und in die interne Kommunikation und Prozesse einbezogen werden. Er möchte die Aufgaben erfüllen, die ihm mit seiner Position zugeschrieben sind. Dies setzt voraus, dass

1. die Stelle klar umrahmt und beschrieben ist (Stellenbeschreibung) und
2. alltägliche Nebentätigkeiten nicht so viel Raum einnehmen, dass für die eigentliche Erfüllung der Aufgaben kaum Zeit bleibt.

Für seine Arbeit sollte der Mitarbeiter die Verantwortung übernehmen – so sollte es auch besprochen werden. Des Weiteren können die Arbeitsbedingungen, die Führung, die zwischenmenschlichen Beziehungen und sämtliche Anreize als Motivierungsinstrumente dienen. Was auch immer das Unternehmen und die jeweilige Führungskraft möglich machen können – was als Motivierungsinstrument unerlässlich bleibt, ist die **Rückmeldung**. Jeder Mitarbeiter hat eine eigene Vorstellung von dem, was richtig und gut bzw. verbesserungswürdig ist. Aber für das persönliche Weiterkommen sind Arbeitnehmer auf Informationen angewiesen, wie ihre Arbeit und ihr Verhalten wirken. Gerade Mitarbeiter, die ihre Leistung noch wenig einschätzen können, suchen aktive Rückmeldung. Bleibt aktives Feedback aus, versuchen sie oftmals, aus dem Verhalten der Führungskraft Hinweise abzuleiten – hierbei sind jedoch Fehlinterpretationen leicht möglich. Mehrere Studien belegen, dass sich die meisten Menschen bei ihrer Arbeit mehr Feedback wünschen, als sie gewöhnlich bekommen (Nerdinger, 2007, S. 385).

> **Rückmelden**
> Eine Rückmeldung kostet im Vergleich zu anderen Motivierungsinstrumenten nur wenig zeitliche und keine finanziellen Ressourcen. Ist eine Rückmeldung spezifisch, verhaltensbezogen (nicht persönlichkeitsbezogen) und konstruktiv, so wird der Mitarbeiter in seiner Arbeit nachhaltig gestärkt.

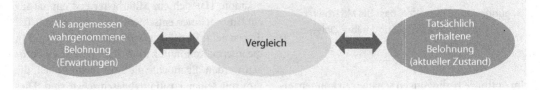

Abb. 1.2 Arbeitszufriedenheit als Vergleich von Erwartung und aktuellem Zustand

---

Idee Nr. 3 – Geplantes Feedback

Schreiben Sie sich einen »Rückmeldungs-Plan«. Dieser könnte beinhalten, dass Sie bestimmten Mitarbeitern (beispielsweise neuen oder unsicheren Mitarbeitern) in den nächsten vier Wochen jeden zweiten Tag eine *kurze* Rückmeldung geben. Anderen Mitarbeitern könnten Sie mindestens einmal pro Woche ein Feedback geben. Damit es nicht aufgesetzt wirkt, sollte es nebenbei, kurz und auf eine aktuelle Aufgabe oder Situation bezogen sein. Probieren Sie es aus!

1.3.2 Grundlagen der Arbeitszufriedenheit

Die Motivation bei der Arbeit und die Arbeitszufriedenheit eines Mitarbeiters liegen eng beieinander. Bei der eben beleuchteten Motivation geht es primär um Bedürfnisse, Motive und das Verhalten. Die Arbeitszufriedenheit dagegen hat ihren Fokus auf den Gefühlen und der Einstellung der Arbeit gegenüber. Wie wichtig diese sind, illustriert die folgende Gleichung:

zufriedene Mitarbeiter = zufriedene Kunden = zufriedenes Unternehmen

Wie die Forschung zeigt (Weinert, 2004, S. 246), steht die Arbeitszufriedenheit in direkter Beziehung zu Produktivität, Fehlzeiten, Arbeitsklima und auch dem Privatleben. Oft ist die Unzufriedenheit am Arbeitsplatz ein Grund zu kündigen. Nach Pepels (2004, S. 52 f.) gibt es vor allem drei Gründe für einen Mitarbeiter, ein Unternehmen zu verlassen:

1. Änderungen im Lebensumfeld
2. Suche nach Abwechslung
3. Unzufriedenheit am Arbeitsplatz

Das Gewicht von Zufriedenheit beziehungsweise Unzufriedenheit am Arbeitsplatz ist also keinesfalls zu unterschätzen. Zudem kann der Arbeitgeber diesen Bereich – als einzigen der gerade genannten Gründe, ein Unternehmen zu verlassen – nachhaltig beeinflussen. Möchte ein Mitarbeiter sein Lebensumfeld verändern oder strebt er eine Abwechslung der beruflichen Tätigkeit an, wird das Unternehmen hier nur selten etwas unternehmen können. Die Zufriedenheit jedoch beeinflusst jeder Arbeitgeber maßgeblich mit.

Kündigung

Einer von drei Kündigungsgründen aus Arbeitnehmersicht ist die Unzufriedenheit am Arbeitsplatz. Im Gegensatz zu den anderen Gründen (Änderungen im Lebensumfeld, Suche nach Abwechslung) hat ein Unternehmen im Bereich (Un-)Zufriedenheit die Möglichkeit, aktiv Einfluss zu nehmen und gegenzusteuern.

▪▪ Was beinhaltet Arbeitszufriedenheit?

Der Begriff Arbeitszufriedenheit besagt zunächst, dass ein Beschäftigter positive Gefühle und eine **positive Einstellung** gegenüber seiner Arbeit hat (Weinert, 2004, S. 245). Dies bedeutet, dass ein Mitarbeiter bestimmte individuelle Erwartungen hat und diese mit dem von ihm wahrgenommenen wirklichen Zustand vergleicht. Nach Porter (1962, in Weinert, 2004, S. 257) beschreibt Arbeitszufriedenheit somit die Differenz zwischen der »als angemessen wahrgenommenen Belohnung« und der »tatsächlich erhaltenen Belohnung« (**Abb. 1.2**). Stimmen Erwartungen (»als angemessen wahrgenommene Belohnung«) und aktueller Zustand

(»tatsächlich erhaltene Belohnung«) annähernd überein, so ist die Zufriedenheit des Mitarbeiters mit seiner Arbeit entsprechend hoch.

Doch woran orientiert sich ein Mitarbeiter? Welche Erwartungen hat er? Zum einen kann er sich am Erfüllungsgrad seiner Bedürfnisse orientieren (▶ Kap. 1.3.1, Maslow). Fühlt er sich sicher, zugehörig, anerkannt? Was hat er erwartet? Dass er mehr Wertschätzung bekommen würde? Sollte dies beispielsweise der Fall sein, so kann es sein, dass die Führungskraft aus ihrer Sicht sehr viel Engagement in die Rückmeldung des Mitarbeiters investiert, dem Mitarbeiter dies jedoch nicht ausreichend ist und seine Erwartungen bezüglich Anerkennung und Lob enttäuscht sind. Hier ist einmal mehr die offene Kommunikation der Führungskraft gefragt, es ist nachzufragen, was der Mitarbeiter erwartet und was ihm wichtig ist. Auch wenn die Zufriedenheit eines Mitarbeiters selbstverständlich von vielen weiteren Faktoren und auch seiner aktuellen Lebenssituation anhängig ist, so macht diese Überlegung doch deutlich, wie gefährlich es sein kann, zu hohe oder falsche Erwartungen beim Gegenüber zu wecken. Denn Unzufriedenheit resultiert daraus, dass mehr erwartet wurde, als in der Realität möglich ist oder getan wird.

❯ Die Arbeitszufriedenheit eines Mitarbeiters ist zu großen Teilen von seinen Erwartungen abhängig. Werden diese (größtenteils) erfüllt, steigt die Zufriedenheit. Jedes Unternehmen und jede Führungskraft sollte darauf achten, welche Erwartungen bei den Mitarbeitern (bewusst oder unbewusst) vorhanden sind und inwiefern diese befriedigt werden können. Eine offene Kommunikation zu den realistischen Möglichkeiten ist ein guter Anfang, zu hohen Erwartungen und eventueller Enttäuschung vorzubeugen.

■ ■ Zufriedenheitsstufen

Die Intensität von Zufriedenheit in einer Situation ist von Mitarbeiter zu Mitarbeiter verschieden. Sie kann von Unzufriedenheit über Neutralität bis hin zu Begeisterung reichen. Dies liegt zum einen an der unterschiedlichen Befriedigung von Bedürfnissen. Doch wie eingangs beschrieben wurde, ist der

Grad der Zufriedenheit zum anderen auch stark von der **Erwartung** und dem tatsächlichen Erleben des Einzelnen abhängig. Die Erwartung ist hierbei ebenso individuell und subjektiv beeinflusst wie die tatsächlich **erlebte Realität**. Doch genau dieses Verhältnis zwischen Erwartung und Erlebnis ist für die Zufriedenheit am Arbeitsplatz entscheidend (◻ Tab. 1.3). Entspricht die Erwartung der erlebten Realität, bedeutet dies jedoch noch nicht, dass der Mitarbeiter zufrieden ist. In einer solchen Situation ist er nicht unzufrieden, aber auch nicht mehr als konform mit eben dieser Situation. Unzufrieden ist ein Mitarbeiter erst dann, wenn die realen Erlebnisse spürbar hinter seinen Erwartungen zurückbleiben. Bei einer sehr großen negativen Differenz zwischen Erwartung und Erlebnis kommt es zur Enttäuschung und Frustration des Mitarbeiters. Je weiter das tatsächliche Erlebnis die Erwartung jedoch übertrifft, desto zufriedener zeigt sich ein Mitarbeiter. Ein zufriedener Mitarbeiter kann nach innen und nach außen als Multiplikator fungieren – ob durch bewusste positive Äußerungen oder unbewusst durch die Verbreitung einer angenehmen Atmosphäre. Das absolute Übertreffen von Erwartungen führt schließlich zu einer wirklichen Begeisterung von Mitarbeitern, die sich selbstverständlich ebenfalls intern und extern vervielfältigen kann.

❯ Die Erfüllung von Erwartungen am Arbeitsplatz bedeutet noch nicht, dass ein Mitarbeiter mit dieser Situation zufrieden ist. Zunächst ist er befriedigt und steht dem Arbeitgeber neutral gegenüber. Zufriedenheit – oder gar Begeisterung – entsteht hingegen erst dann, wenn die erlebte Realität die Erwartung (hoch) übertrifft.

Verschiedene Faktoren beeinflussen die Wahrnehmung und Bewertung eines Mitarbeiters in seinem Zufriedenheitsempfinden. Bei der Konstruktion einer Erwartung (Soll-Zustand) spielen verschiedene Komponenten eine Rolle. So prägen Erfahrungen aus vergangenen Arbeitsverhältnissen die Vorstellung, was am neuen Arbeitsplatz vermutlich zu erwarten ist. Je ähnlicher die alte und neue Arbeit einander sind, desto mehr Vergleiche können gestellt werden. Wichtig ist auch die erwartete Kommunikation. Dies ist bekanntermaßen ein potenziell konfliktreicher Bereich, denn oft sind die

■ **Tab. 1.3** Zufriedenheitsstufen und Auswirkungen auf den Mitarbeiter und sein Verhalten

Verhältnis zwischen Erwartung und Erlebnis	Intensität der Zufriedenheit	Mögliche Auswirkungen auf den Mitarbeiter und sein Verhalten
Erlebnis >> Erwartung	Begeisterung	Emotional an das Unternehmen gebunden, hohes Engagement
Erlebnis > Erwartung	Zufriedenheit	Positiver Multiplikator
Erlebnis = Erwartung	Neutral/Konformität	Mitläufer
Erlebnis < Erwartung	Unzufriedenheit	Potenzieller Wackelkandidat
Erlebnis << Erwartung	Enttäuschung	Unfreiwillig an das Unternehmen gebunden, Rückzug

In Anlehnung an Pepels, 2004, S. 55 f.

Erwartungen der Mitarbeiter, informiert und mit-einbezogen zu werden, sehr hoch. Hier kann ein offenes Gespräch zu Beginn über die Kommunikationskultur im Unternehmen Aufklärung bieten und (zu) hohe Erwartungen überprüfen. Doch auch sämtliche anderen Eindrücke und Informationen, wie Meinungen von Kollegen, Informationen aus dem Internet, »was man in der Stadt so hört über das Unternehmen« etc. summiert jeder Mitarbeiter und bezieht diese – ob bewusst oder unbewusst – in seine Erwartungen mit ein.

Die realen Erlebnisse (Ist-Zustand) schließlich setzen sich ebenfalls aus mehreren Faktoren, deren subjektiver Wahrnehmung und deren individueller Bewertung zusammen. Ein Erlebnis am Arbeitsplatz kann sich beispielsweise aus den Arbeitsinhalten, den Arbeitsbedingungen, der Entlohnung und der Organisation zusammensetzen (Pepels, 2004, S. 55). Doch auch die Beziehungen zu Kollegen und Vorgesetzten, die Führungskultur sowie Anerkennung und Anreize spielen eine wichtige Rolle, wie die Arbeit erlebt wird. Somit gibt es verschiedene Abstufungen, wie zufrieden ein Mitarbeiter sein kann. Das Ziel, wie zufrieden ein Mitarbeiter sein sollte, muss jedes Unternehmen selbst festlegen. Doch ohne die intensive Auseinandersetzung mit den gegenseitigen Erwartungen von Arbeitgeber- und Arbeitnehmerseite wird eine Zufriedenstellung (oder gar die Begeisterung der Mitarbeiter) kaum möglich sein.

■■ **Wenn der Mitarbeiter nicht zufrieden ist...**

Für die Unzufriedenheit am Arbeitsplatz gibt es diverse Auslöser. Die Auswirkungen, die sich bei fehlender Zufriedenheit ergeben, können gravierend sein. Gerade in der Pflege verbringt der Mitarbeiter so viel Zeit beim Kunden wie in nur wenigen anderen Berufen. Ist der Mitarbeiter – auch nur in Teilen – unzufrieden, spürt der Kunde das in vielen Fällen. Als wäre dies nicht fatal genug, können je nach Situation Ungenauigkeiten oder Unachtsamkeiten hinzukommen (Stührenberg, 2004, S. 43). Informationen gehen dadurch verloren. Unter Umständen beginnt hier eine **Spirale negativer Wirkungszusammenhänge**. Fehlende Informationen – wie im Rahmen der Bedürfnisse von Maslow (▶ Kap. 1.3.1) ausführlich diskutiert – können zur mangelnden Bedürfnisbefriedigung und der Arbeitsunzufriedenheit weiterer Mitarbeiter führen. Aufträge und Aufgaben könnten unsachgemäß ausgeführt werden, der Qualitätsstandard wird nicht mehr eingehalten. Die Spirale kann sich weiterdrehen bis zur inneren Kündigung sowie der aktiven oder passiven Schädigung des Unternehmens. Die verbale oder nonverbale Äußerung von Arbeitsunzufriedenheit kann intern von Unruhe bis zu Mobbing führen und extern von einer Beschwerde bis hin zur Kündigung eines Vertrages reichen. Könnte man nachvollziehen, wodurch der ein oder andere Verlust begründet war, so würde man sich sicher wundern, wie oft Unzufriedenheit hier eine Rolle gespielt hat...

Unzufrieden

Besonders im Gesundheitswesen kann die Unzufriedenheit eines Mitarbeiters fatale Folgen haben. Eine Missstimmung spüren sowohl Kollegen als auch Kunden sehr zeitnah. Leidet zudem die Qualität der Arbeit, können sich die negativen Auswirkungen der mangelnden Zufriedenheit schnell potenzieren.

■■ Hygienefaktoren und Motivatoren für die Zufriedenheit

Eines der bekanntesten Modelle zur Arbeitszufriedenheit ist die **Zwei-Faktoren-Theorie** von Herzberg, Mausner und Snyderman (1959). Herzberg et al. kamen nach längerer Forschung und einer großen Studie zu dem Schluss, dass Arbeitszufriedenheit und Arbeitsunzufriedenheit zwei unterschiedliche Zustände sind und je unterschiedliche Einflüsse auf das Verhalten einer Person haben. Dieses Verhalten kann durch verschiedene Merkmale der Arbeit ausgelöst werden. Auch hier spielen wieder die Bedürfnisse der Menschen die größte Rolle. So gehen Herzberg et al. davon aus, dass es zwei Bereiche von Bedürfnissen gibt und diese sich auf unterschiedliche Faktoren am Arbeitsplatz beziehen:

- **Hygienebedürfnisse**/Hygienefaktoren → extrinsische Faktoren am Arbeitsplatz (z. B. Arbeitsbedingungen, Führungskultur)
- **Motivationsbedürfnisse**/Motivatoren → intrinsische Faktoren am Arbeitsplatz (z. B. Verantwortung, Beförderung)

In Anlehnung an Maslow und die Bedürfnispyramide können die Hygienebedürfnisse als Grundbedürfnisse der psychosozialen Hygiene bezeichnet werden, während die Motivationsbedürfnisse als Bedürfnisse »höherer Ordnung« verstanden werden können (Weinert, 2004, S. 197). Die Befriedigung von Grundbedürfnissen empfindet ein Mitarbeiter als selbstverständlich, somit stellt sich nicht automatisch Zufriedenheit ein. Empfindet ein Mitarbeiter diese Bedürfnisse jedoch als nicht oder nur unzureichend erfüllt, so kann sich bei ihm Unzufriedenheit einstellen.

Hygiene

Hygienefaktoren (extrinsische Faktoren) sind für die Gestaltung von Rahmenbedingungen wichtig, können jedoch keinen Mehrwert bieten. Ihr Fehlen hingegen kann Unzufriedenheit auslösen.

Motivatoren andererseits beinhalten Faktoren, die sich auf die Arbeit selbst beziehen (nicht auf die Bedingungen), wie beispielsweise die Übernahme einer neuen Aufgabe oder ein Arbeitserfolg. Sind solche Faktoren vorhanden, wirken sie sich positiv auf die Arbeitszufriedenheit der Mitarbeiter aus und können die Zufriedenheit stetig steigern. Bleiben diese Motivatoren jedoch aus, gibt es keine Motivationssteigerung, aber es entsteht auch keine Unzufriedenheit.

Motivator

Motivatoren (intrinsische Faktoren) beziehen sich auf die konkrete Arbeit und können die Zufriedenheit steigern. Aus ihrem Nicht-Vorhandensein resultiert jedoch keine Unzufriedenheit, sondern ein »neutraler« Zustand.

Das komplexe Verhältnis von Hygienefaktoren und Motivatoren und deren mögliche Wirkungen auf die Arbeitszufriedenheit sind in ◻ Tab. 1.4 dargestellt. Hierbei ist die Möglichkeit der Unzufriedenheit von Mitarbeitern durch das Fehlen von Hygienebedürfnissen zu beachten. Somit muss keineswegs etwas Negatives geschehen, sondern schon das Ausbleiben von grundlegenden Faktoren kann zu einer mangelnden Arbeitszufriedenheit führen.

Folgen

Bereits die mangelhafte Befriedigung grundlegender (Hygiene-)Bedürfnisse kann zu Arbeitsunzufriedenheit führen.

Doch welche Hygienefaktoren und Motivatoren gibt es konkret? Die Hygienefaktoren beinhalten grundlegende Bedingungen im Arbeitsalltag. Um eine Einschätzung über den **Erfüllungsgrad der**

☐ Tab. 1.4 Hygienefaktoren und Motivatoren und ihre Auswirkungen

	Grad der Bedürfnisbefriedigung	Auswirkung auf den Mitarbeiter
Hygienefaktoren (Hygienebedürfnisse)	Befriedigt	Keine Zufriedenheit (selbstverständlich)
	Nicht/mangelhaft befriedigt	Unzufriedenheit
Motivatoren (Motivationsbedürfnisse)	Befriedigt	Zufriedenheit (und ggf. Motivation)
	Nicht/mangelhaft befriedigt	Keine Unzufriedenheit (neutraler Zustand)

Bedürfnisse zu erhalten, hilft die Beantwortung folgender Fragen (Nerdinger, 2007, S. 380):

- Inwiefern fühlen sich die Mitarbeiter mit der Führungskultur ihrer Leitungskräfte wohl?
- Inwiefern gibt es oft Störungen in der Organisation oder in den Abläufen?
- Wie ist das Unternehmensimage nach außen?
- Inwiefern kann das Unternehmen den Mitarbeitern eine langfristige (wirtschaftliche) Stabilität bzw. Sicherung des Arbeitsplatzes bieten?
- Inwiefern sind Räume und Arbeitsplätze angenehm und freundlich gestaltet?

Bei den Motivatoren geht es primär um die Unterstützung des Mitarbeiters zur Erlangung von Erfolgserlebnissen, zur Erfüllung seiner **Autonomie** und zu **Verantwortungsübernahme**. Dies kann konkret bedeuten,

- Aufstiegsmöglichkeiten zu schaffen (oder eine Spezialisierung),
- positive Leistung ausdrücklich anzuerkennen,
- mit Fort- und Weiterbildungen das individuelle Wachstum zu unterstützen oder
- durch Vereinbarung konkreter Ziele oder umfangreicher Aufgaben Leistungserlebnisse zu ermöglichen.

Hier besteht der direkte Bezug zu den Unterstützungsmöglichkeiten der Bedürfnisbefriedigung von Unternehmen und Führungskräften im Rahmen der Bedürfnisse nach Maslow bzw. seiner Motivationstheorie. Zusammenfassend gibt es eine Vielzahl von Hygienefaktoren und Motivatoren, die in jedem Arbeitskontext und bei der Führung von Mitarbeitern wichtig sind (☐ Tab. 1.5).

Was bedeutet dies für die Praxis? Bevor die Arbeit mit ausgewählten Motivatoren beginnen kann, muss sichergestellt sein, dass die Hygienebedürfnisse der Mitarbeiter befriedigt sind. Auch hier gibt es keine abschließende Beurteilung, so dass auch die Pflege der Hygienefaktoren eine kontinuierliche Maßnahme sein muss. Daran anschließend bietet sich die Aktivierung von Motivatoren an. Zweifelsfrei kann auch dem Arbeitsinhalt diesbezüglich eine große Wirkung zugeschrieben werden. Eine Ausweitung der Aufgaben, Zunahme von Verantwortung sowie die ganzheitliche Gestaltung (Sinnhaftigkeit) der Aufgaben stellen weitere Möglichkeiten der Motivierung und schließlich der erhöhten Zufriedenheit dar. Hierbei kann geprüft werden, inwiefern weitere – bislang noch ungenutzte – Fähigkeiten des Mitarbeiters mit einbezogen werden können.

■ ■ Arbeitszufriedenheit »messen«

Da die Zufriedenheit am Arbeitsplatz – wie soeben dargestellt – ein für jedes Unternehmen äußerst wichtiges Konstrukt ist, stellt sich die Frage, wie sich Arbeitszufriedenheit messen lässt. Hier gibt es mehrere Optionen. Zum einen können **Kennzahlen** zu Rate gezogen werden, um etwa die Fluktuationsrate oder die Fehlzeiten zu evaluieren und so Rückschlüsse auf die Zufriedenheit der Mitarbeiter ziehen zu können. Auch die Anzahl an Beschwerden, die auf die Arbeit der Mitarbeiter zurückzuführen sind, können in eine solche Analyse einbezogen werden. Zum anderen können **Befragungen** der Mitarbeiter dazu dienen, anonym zu erfahren, wie zufrieden die Arbeitnehmer in verschiedenen Bereichen des Unternehmens sind. Inhaltlich kann hier die Ausprägung der Zufriedenheit mit

⧉ Tab. 1.5 Beispiele für Hygienefaktoren und Motivatoren

Hygienefaktoren	Motivatoren
Arbeitsbedingungen/Organisation	Leistung
Arbeitsplatzsicherheit	Anerkennung
Soziale Beziehungen im Unternehmen	Verantwortung
Führungskultur	Selbstständigkeit
Unterstützung durch den Vorgesetzten	Entfaltung
Freundlicher Umgangston	Selbstverwirklichung
Unternehmenspolitik/Verwaltung	Weiterentwicklung/Aufstieg
Gehalt	Aufgabe von speziellem Interesse

den Arbeitsbedingungen, der Organisation, dem Informationsfluss, der Kommunikation, der Wertschätzung, der Führungskultur etc. erfasst und ausgewertet werden. Eine solche Befragung kostet sowohl zeitliche als auch finanzielle Ressourcen, birgt aber große Chancen für das Unternehmen und die Mitarbeiterbindung. Vor allem, wenn Befragungen regelmäßig durchgeführt werden, bieten sie den Mitarbeitern eine zuverlässige Möglichkeit, ihre Meinung darzulegen. Eine gut ausgewertete Befragung kann zudem als »**Frühwarnsystem**« fungieren, beispielsweise, wenn Ergebnisse eines Bereiches signifikant schlechter ausfallen als bei der letzten Befragung. Voraussetzung für eine gelungene Befragung ist der vertrauensvolle Umgang mit den Daten der Mitarbeiter und die gesicherte Anonymität. Werden externe Experten mit der Befragung beauftragt, ist diese für die Mitarbeiter oft sicherer gewährleistet als wenn die Befragung intern durchgeführt und ausgewertet wird. In jedem Fall muss die Auswertung für die Mitarbeiter transparent gemacht werden. Im Anschluss sollten die Führungskräfte zu den Ergebnissen offen Stellung beziehen. Hier stellt erfahrungsgemäß eine Mitarbeiterversammlung, bei der alle Mitarbeiter mit den Ergebnissen und den Schlussfolgerungen der Führungskräfte sowie möglichen Veränderungen vertraut gemacht werden, eine meist gern angenommene Maßnahme dar. Negativ sowohl für die Mitarbeiterzufriedenheit als auch für die Mitarbeiterbindung wird es sein, wenn nach mangelhaft be-

werteten Ergebnissen keine Taten folgen. Die Mitarbeiter werden sich nicht ernst genommen fühlen – fatal für die Identifikation mit dem Unternehmen und den Respekt den Führungskräften gegenüber. Somit kann eine Mitarbeiterbefragung nur dann als sinnvolles Instrument zur Messung von Zufriedenheit eingesetzt werden, wenn das Unternehmen gewährleisten kann, dass die Ergebnisse transparent zur Verfügung gestellt werden, Beachtung finden und nicht im Sande verlaufen.

> **Befragung**
>
> Die Mitarbeiterbefragung als Instrument der Zufriedenheitsmessung sollte nur dann angewandt werden, wenn das Unternehmen sicher gewährleisten kann, die Ergebnisse für die Mitarbeiter zu veröffentlichen, zu diskutieren und mangelhaft beurteilte Inhalte zu bearbeiten.

Nach Mönkediek (2009, S. 40) besteht insbesondere für kleine oder mittelständische Unternehmen die Möglichkeit, im Unternehmen selbst einen Fragebogen zu gestalten, der zumindest im kleinen Rahmen die wichtigsten Bereiche abfragt. Die Anonymität muss dabei – wie bereits erläutert – in besonderem Maße auch hier für die Mitarbeiter gesichert sein. Optional könnte ein Fragebogen mit qualitativem oder mit quantitativem Schwerpunkt entwickelt werden. Auch wenn die Vergleichbarkeit bei offenen (qualitativen) Fragestellungen nicht gegeben ist, so besteht die Möglichkeit, persönliche Einschätzungen, Meinungen und Hintergründe zu Themen, die die Mitarbeiter beschäftigen, zu evaluieren. Auch nach einer qualitativen Befragung können die zusammengefassten Ergebnisse sowohl in einer Mitarbeiterbefragung gemeinsam als auch in Mitarbeitergesprächen unter vier Augen nachträglich diskutiert werden. Für einen Überblick bezüglich der Zufriedenheit über einen längeren Zeitraum sowie die Beteiligung und Befragung von Angehörigen und Kooperationspartnern ist es jedoch unerlässlich, (auch) einen quantitativen Fragebogen bereit zu stellen. Inhaltlich schlägt Mönkediek (2009, S. 41) folgende Themengebiete als sinnvoll für eine **Zufriedenheitsumfrage** vor:

- Kommunikation mit und leistungsbezogenes Feedback vom direkten Vorgesetzten
- Informationsfluss im Unternehmen
- Umgang mit Fehlern und Schwächen
- Persönliche Zufriedenheit mit dem Arbeitsumfeld

Gerade in der Pflege, wo auch **Kundenbefragungen** mehr und mehr üblich und immer wichtiger für Öffentlichkeitsarbeit und Marketing werden, ist die Wechselwirkung zwischen den Ergebnissen einer Kundenbefragung und der Mitarbeiterzufriedenheit nicht zu unterschätzen (Goldschmidt & Sehlbach, 2009, S. 40 f.). Ziel vieler Befragungen ist es, sowohl die Zufriedenheit der Mitarbeiter als auch die der Kunden zu evaluieren. Die Kombination der Befragungen bietet zudem mehrere Vorteile: Fällt beispielsweise das Urteil der Mitarbeiter in einem bestimmten Bereich deutlich negativer aus als das der Kunden, so ist dies zum einen eine interessante Rückmeldung für die Mitarbeiter, zum anderen kann dies auf eine mangelnde Identifikation der Mitarbeiter mit ihrem Unternehmen hinweisen. Hier zeigen sich Anknüpfungspunkte für eine offene Diskussion. Positive Ergebnisse von Kundenbefragungen können zudem als guter Motivator für die Mitarbeiter dienen. Da das Engagement in der Pflege darauf hin zielt, dem zu Pflegenden möglichst viel Unterstützung geben zu können, ist eine solche direkte Rückmeldung als äußerst zufrieden stellend bzw. motivierend zu werten.

Gutes Gewissen nach Befragung in der Praxis
Oftmals schreiben sich Mitarbeiter auf die Frage, ob sie sich ausreichend Zeit für die Pflege nehmen, nur mittelmäßige Werte zu. Eine Befragung der Kunden zu dem Thema »Zeit für die bzw. in der Pflege« kann jedoch zeigen, dass die Kunden die Zeit, die die Pflegekräfte ihnen widmen, als angemessen und zufrieden stellend werten. Zudem erleben sie die Mitarbeiter auch unter Zeitdruck als freundlich (Goldschmidt & Sehlbach, 2009, S. 43). Dies ist eine interessante und wichtige Rückmeldung für die Mitarbeiter. Sie können wieder ohne schlechtes Gewissen, zu wenig Zeit zu für den Einzelnen zu haben, arbeiten und werden in ihrem Tun bestätigt.

Kombination

Die Kombination von Mitarbeiter- und Kundenbefragung bietet mehrere Vorteile. Unter anderem bekommen die Mitarbeiter so ein direktes Feedback ihrer Arbeit von den Personen, für die ihr Engagement am intensivsten spürbar sein sollte. Dies kann unter Umständen mehr motivieren als die Rückmeldung von Vorgesetzten.

Eine weitere Möglichkeit, Zufriedenheit zu »messen«, sind regelmäßig stattfindende **Mitarbeitergespräche**. Werden diese aufgrund der Größe eines Unternehmens von mehreren Führungskräften vorgenommen, sollten sie nach einem Unternehmensstandard durchgeführt, dokumentiert und ausgewertet werden. So können Unstimmigkeiten erkannt und bei Bedarf bearbeitet werden. Da bei einem Mitarbeitergespräch natürlich keine Anonymität gewährleistet wird, können keine Antworten erwartet werden, die so ehrlich und vollständig sind, wie es zu großen Teilen bei einer Mitarbeiterbefragung der Fall ist. Dennoch können wichtige Stimmungen aufgenommen werden und zusammengestellt einen guten Überblick bieten. Um einen Eindruck vom aktuellen Geschehen und der Stimmung der Mitarbeiter zu bekommen, ist es zudem empfehlenswert, als Führungskraft in regelmäßigen Abständen bei fachlichen und/oder außerfachlichen Teamsitzungen zu hospitieren. Dies zeigt den Mitarbeitern zum einen das Interesse der Führungskraft an ihrer Arbeit, zum anderen kann so ein guter Eindruck über die aktuelle Atmosphäre gewonnen werden. Eine Hospitation dieser Art muss nicht oft, sollte aber regelmäßig stattfinden, so dass sich die Mitarbeiter darauf verlassen können. Unter Umständen kann eine solche Teilnahme der Führungskraft zudem einen angemessenen Rahmen für eine Rückmeldung (Lob, Kritik, Anerkennung) für das gesamte Team und seine Arbeit bieten.

> **Idee Nr. 4 – Teilnahme an Teamsitzungen**
> Planen Sie als Führungskraft regelmäßig die Teilnahme an Teamsitzungen ein. Dies bietet einen guten Rahmen, um aktuelle Stimmungen der Mitarbeiter aufzufangen, und zeigt zugleich Interesse und Wertschätzung den Mitarbeitern und ihrer Arbeit gegenüber.

Zusammenfassend kann festgehalten werden, dass es »die eine« Messung von Zufriedenheit nicht gibt. Dennoch gibt es zahlreiche – umfangreiche und weniger umfangreiche – Möglichkeiten, um die Arbeitszufriedenheit der Mitarbeiter zu evaluieren. Hierbei ist die Mitarbeiterbefragung sicher eine der aufwändigsten Maßnahmen. Dafür können jedoch sowohl quantitative als auch qualitative Werte erhoben werden und so Vergleichbarkeit und die Aufdeckung von Unzufriedenheiten unterstützt werden.

> **Möglichkeiten der Zufriedenheitsmessung:**
> - Zufriedenheitskennzahlen (Fluktuation, Fehlzeiten, Beschwerden)
> - Mitarbeiterbefragung
> - Standardisierte Mitarbeitergespräche
> - Bedingt: Teilnahme der Führungskraft an Teamsitzungen

1.4 Zusammenfassung

Der Begriff Mitarbeiterbindung wird erst seit wenigen Jahren häufiger verwendet. Mit dem steigenden Fach- und Führungskräftemangel in der Gesundheitswirtschaft steigt die Bedeutung des Begriffes und des damit verbundenen Inhalts stetig an und viele Entscheider in der Pflege sind der Meinung, dass Mitarbeiterbindung in den nächsten das Thema Nummer eins in der Branche sein wird. Dabei können für die Bindung wichtige Inhalte, wie Wertschätzung, Zufriedenheit, Verantwortung, nur langfristig in den Arbeitsalltag integriert werden. Ziele und Maßnahmen müssen dabei sehr genau auf die Bedürfnisse der Mitarbeiter abgestimmt sein – zugleich aber auch in die Kultur des Unternehmens passen. So kann Mitarbeiterbindung als ein wechselseitiger Prozess verstanden werden, bei dem von Arbeitgeber- wie von Arbeitnehmerseite Engagement nötig ist. Aufgrund der Relevanz einer guten Passung der Maßnahmen zu den Bedürfnissen der Mitarbeiter und der gleichzeitig stetigen Veränderung dieser Bedürfnisse besteht die Notwendigkeit, die erarbeiteten Maßnahmen regelmäßig zu erneuern und so einen dauerhaften Prozess zu steuern. Werden die Kosten für diesen Prozess mit den Fluktuationskosten in Bezug gesetzt, so wird schnell ersichtlich, dass eine Investition lohnenswert ist- auch wenn die Messbarkeit der Effektivität der Maßnahmen zweifelsohne nicht immer einfach ist. Ein guter Ansatzpunkt hierfür sind die zwei Grundelemente der Bindung: Motivation und Zufriedenheit der Mitarbeiter. Diese Konstrukte stehen mit der Mitarbeiterbindung in direktem Bezug. Schon bei der Betrachtung der Erwartungen eines Mitarbeiters vor Antritt eines neuen Arbeitsverhältnisses zeigt sich, wie unmittelbar sich (zu) hohe Erwartungen negativ auf die Zufriedenheit mit dem Arbeitsplatz projizieren. Das offene Gespräch, eine Befragung der Mitarbeiter sowie eine transparente Aufklärung über Ziele, Maßnahmen und Möglichkeiten sind gute Grundlagen, um Instrumente der Mitarbeiterbindung für Mitarbeiter und Unternehmen passend zu planen und erfolgreich zu implementieren.

Literatur

Brandstätter, V. & Schnelle, J. (2007). Motivationstheorien. In H. Schuler & K. Sonntag (Hrsg.), Handbuch der Arbeits- und Organisationspsychologie. Göttingen: Hogrefe.

Die Zeit – Das Lexikon (2005a). Band 2. S. 209. Hamburg: Zeitverlag.

Die Zeit – Das Lexikon (2005b). Band 13. S. 554. Hamburg: Zeitverlag.

Goldschmidt, M. & Sehlbach, O. (2009). Zufriedene Kunden empfehlen das Haus weiter. Altenheim 05/2009, 40–43.

Hernstein Management Report (2009). http://www.Hernstein.at/Wissen/Hernstein_Management_Report/Aktuelle_Reports/Fuehren_von_High_Potentials/ (abgerufen: 22.09.2009, 7:47 Uhr).

Herzberg, F., Mausner, B. & Snyderman, B. (1959). The motivation to work. New York: Wiley.

Knoblauch, R. (2004). Motivation und Honorierung der Mitarbeiter als Personalbindungsinstrumente. In R. Bröckermann & W. Pepels (Hrsg.), Personalbindung – Wettbewerbsvorteile durch strategisches Human Resource Management. Berlin: Erich-Schmidt.

Loffing, D. (2009). Mitarbeiterbindung in der Pflege. Unveröffentlichte Studie. Essen: INSPER – Institut für Personalpsychologie.

Mönkediek, S. (2009). Stimmungsbarometer selbstgebaut. Personalmagazin 04/2009, 40–41.

Nerdinger, F.W. (2007). Motivierung. In H. Schuler & K. Sonntag (Hrsg.), Handbuch der Arbeits- und Organisationspsychologie. Göttingen: Hogrefe.

Pepels, W. (2004). Personalzufriedenheit und Zufriedenheitsmessung. In R. Bröckermann & W. Pepels (Hrsg.), Personalbindung – Wettbewerbsvorteile durch strategisches Human Resource Management. Berlin: Erich-Schmidt.

Rump, J. (2008). Personalwirtschaft. http://web.fh-ludwigshafen.de/rump/home.nsf/Files/F20F56E3E2940A93C1256F0700350070/$FILE/Skript%20Personalwirtschaft.pdf (abgerufen am 10.09.2008, 20:07 Uhr).

Scheffer, D. (2004). Implizite Motive – Entwicklung, Struktur und Messung. Göttingen: Hogrefe.

Schwierz, C. (2001). Neue Spielregeln bei Entlassungen. Personalwirtschaft 04/2001, 36–41.

Sowinski, C. (2003). Beitrag der neuen Pflegeausbildung und innovative Fort- und Weiterbildungskonzepte zur Verbesserung der Personalsituation. In Kuratorium Deutsche Altershilfe (KDA) (Hrsg.), Personalgewinnung und Personalbindung in der Altenhilfe. Dokumentation der KDA-Fachtagung 2003. Köln: KDA.

Stührenberg, L. (2004). Ökonomische Bedeutung des Personalbindungsmanagements für Unternehmen. In R. Bröckermann & W. Pepels (Hrsg.), Personalbindung – Wettbewerbsvorteile durch strategisches Human Resource Management. Berlin: Erich-Schmidt.

Weinert, A., (2004). Organisations- und Personalpsychologie (5. Aufl.). Weinheim: Beltz.

Das Dilemma der Bevölkerungs- und Beschäftigungsentwicklung

2.1   Einleitung

Die demographische Entwicklung in Deutschland stellt die wohl größte Herausforderung für Politik und Gesellschaft in den nächsten 50 Jahren dar. Unternehmen im Gesundheitswesen kommt hierbei eine besondere Rolle zu. Sie haben nicht nur – wie auch andere Unternehmen – die Frage zu beantworten, wie eine Beschäftigungsfähigkeit ihrer Erwerbstätigen bis zum 65. respektive 67. Lebensjahr unter den in diesen Unternehmen herrschenden arbeitsbedingten physischen und psychischen Belastungen gewährleistet werden soll, sondern sie haben auch noch den wichtigen Auftrag, die wachsende Anzahl pflegebedürftiger Menschen effektiv und effizient zu versorgen. Unter den Bedingungen einer auch zukünftig überschaubaren Kundenzahl und akzeptablen Vergütung der Arbeitstätigkeit sowie einer ausreichenden Anzahl an geeigneten Nachwuchskräften wären weiterführende Überlegungen an dieser Stelle nicht zwingend nötig. Doch bereits heute droht ein **Pflegenotstand!** Trotz steigender Beschäftigtenzahlen in der Pflege kann der Bedarf an pflegerischen Unterstützungsleistungen mittel- und langfristig nicht mehr gedeckt werden. Vorbei sind damit die Zeiten, in denen das Personalmanagement eines Unternehmens im Gesundheitswesen nach einer »hire-and-fire-Strategie« handeln konnte (Loffing, 2001, S. 1). Heute geht es mehr denn je darum, das vorhandene Humankapital kontinuierlich weiter zu entwickeln und an das Unternehmen zu binden (Loffing & Philipp, 2008, S. 18). Des Weiteren müssen Unternehmen im Wettbewerb um die besten Pflegekräfte Alleinstellungsmerkmale entwickeln.

2.2   Bevölkerungsentwicklung

Nimmt man das Bild einer Pyramide und vergleicht dies mit einer aktuellen Darstellung der Altersverteilung der Bevölkerung in Deutschland, so fragt man sich, wie man dieser Form einer Verteilung den Begriff der Bevölkerungspyramide zuschreiben konnte. Augenscheinlich gibt es deutliche Abweichungen von dem Bild einer Pyramide. Dies war jedoch nicht immer so, wie die nachfolgenden Ausführungen verdeutlichen.

Heute und mit Blick auf die Entwicklung der Altersverteilung der Bevölkerung bis zum Jahre 2060 ist Handeln gefragt, denn der Altersdurchschnitt der Bevölkerung steigt ebenso weiter wie auch die Anzahl der Pflegebedürftigen in Deutschland.

2.2.1   Altersentwicklung der Bevölkerung zwischen 1910 und 2060

Die aktuellsten Statistiken rund um die Bevölkerungsentwicklung in Deutschland liefert das Statistische Bundesamt in Wiesbaden in seiner 11. respektive mittlerweile 12. koordinierten Bevölkerungsvorausberechnung (Statistisches Bundesamt, 2006; Statistisches Bundesamt, 2009).

> ❯ Das Statistische Bundesamt in Wiesbaden betreibt die Internetseite http://www.destatis.de. Hier sind aktuelle, umfassende und zum Teil animierte Darstellungen der Altersentwicklung in Deutschland sowie weitere Aspekte abrufbar (kostenloser Download der 12. koordinierten Bevölkerungsvorausberechnung, Statistisches Bundesamt, 2009).

Im Jahre 1910 verteilte sich die Bevölkerung noch analog einer Pyramide über die einzelnen Altersstufen. Der größte Anteil der Bevölkerung war 20 Jahre und jünger, gefolgt von der Altersgruppe der Menschen zwischen dem 20. und dem 65. Lebensjahr. Die kleinste Altersgruppe machten schließlich die Menschen aus, die älter als 65 Jahre waren. Dies ergibt im Rahmen einer graphischen Darstellung eine deutlich erkennbare Bevölkerungspyramide (◻ Abb. 2.1).

> ❯ Kinder waren im Jahre 1910 die beste Altersvorsorge. Ältere Menschen konnten bei einem solchen Aufbau der Bevölkerungspyramide in der damaligen Zeit ohne die heutigen Sozialversicherungssysteme auf eine mögliche Versorgung durch ihre eigenen Kinder und Enkelkinder hoffen.

Ganze 95 Jahre später zeigte sich bereits ein völlig verändertes Bild des Altersaufbaus der Bevölkerung. Im Jahre 2005 waren in Deutschland 15,9 Mil-

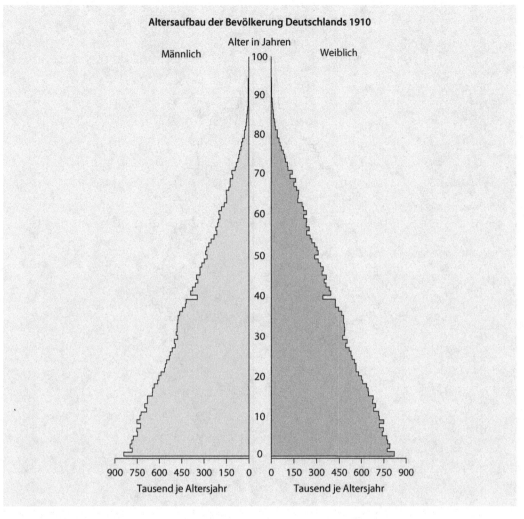

Abb. 2.1 Altersaufbau der Bevölkerung im Jahre 1910 (Statistisches Bundesamt, 2006, S. 16)

lionen Menschen 65 Jahre oder älter. Das entsprach einem Anteil von 19% der Gesamtbevölkerung. 50,1 Millionen Menschen oder ein Anteil von 61% der Gesamtbevölkerung waren zwischen 20 und 65 Jahre alt. Lediglich 16,5 Millionen oder ein Anteil von 20% der Gesamtbevölkerung waren jünger als 20 Jahre (■ Abb. 2.2).

Das Durchschnittsalter der Bevölkerung in Deutschland lag im Jahre 2005 bei ca. 42 Jahren (Statistisches Bundesamt, 2006).

Das Bild der Pyramide aus dem Jahre 1910 (■ Abb. 2.1) ist in ■ Abb. 2.2 nicht mehr erkennbar. Der Anteil der jüngeren Menschen an der Ge-

samtbevölkerung hat zu Gunsten älterer Menschen deutlich abgenommen. Probleme in Bezug auf die Erfüllung des so genannten Generationenvertrags sind bei dieser Bevölkerungsstruktur leicht ableitbar.

> Unter dem Generationenvertrag wird ein fiktiver gesellschaftlicher Konsens verstanden, der die Finanzierung der Renten durch die jeweiligen jüngeren Generationen sichern soll.

Versucht man, die zukünftige Bevölkerungsentwicklung abzubilden, so kann es sich hierbei nur

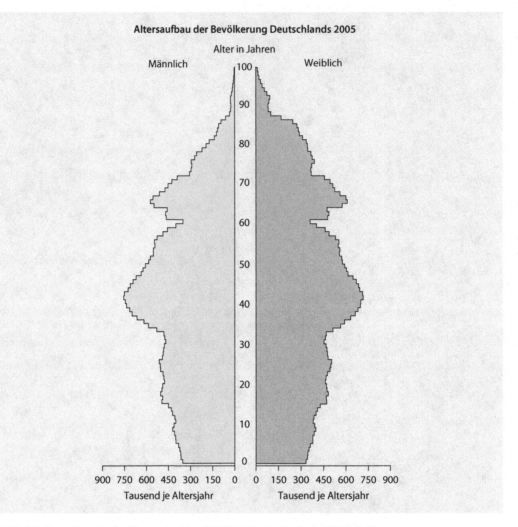

Altersaufbau der Bevölkerung Deutschlands 2005

◘ **Abb. 2.2** Altersaufbau der Bevölkerung im Jahre 2005 (Statistisches Bundesamt, 2006, S. 18)

um Prognosen handeln. Somit entspricht die Vorausberechnung des Statistischen Bundesamtes einer fehlerbehafteten Vorausschau, die jedoch auf gut ausgewählten und belegbaren Annahmen beruht und den unvermeidlichen Fehler einer Prognose damit minimiert. Bei der Vorgehensweise der Vorausberechnung des Statistischen Bundesamtes handelt es sich um eine so genannte Makrosimulation, die mit Kohorten operiert (Gesamtbevölkerung unterteilt nach Geburtsjahren und Geschlecht). Die Kohorten werden anhand von alters- und geschlechtsspezifischen Übergangswahrscheinlichkeiten beziehungsweise Häufigkeiten von Jahr zu Jahr fortgeschrieben. Des Weiteren fließen wesentliche Komponenten bei der Vorausschau mit ein, wie zum Beispiel die demographischen Einflussfaktoren Geburtenhäufigkeit, Sterblichkeit und Wanderungen in der Bevölkerung.

❯ Unter anderem liegen folgende Annahmen der Vorausberechnung (Variante 1-W2) den nachfolgenden Darstellungen des Statistischen Bundesamtes zu Grunde (Statistisches Bundesamt, 2009):
   — Niedrige Geburtenhäufigkeit annähernd konstant bei 1,4 Kindern je Frau

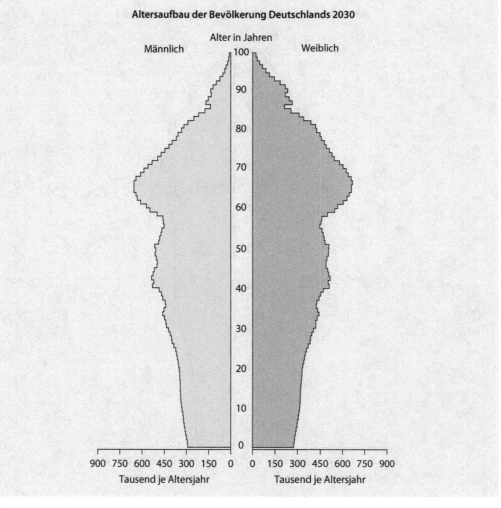

Abb. 2.3 Altersaufbau der Bevölkerung im Jahre 2030 (Statistisches Bundesamt, 2009)

— Lebenserwartung Neugeborener im Jahr 2060: Jungen 85 Jahre und Mädchen 89,2 Jahre
— Jährlicher Wanderungssaldo + 200.000 Personen

Für das Jahr 2030 prognostiziert das Statistische Bundesamt (2009), dass 22,3 Millionen Deutsche 65 Jahre und älter sind. Das entspricht einem Anteil von 28% an der Gesamtbevölkerung. Hierbei handelt es sich um eine Zunahme von 10% gegenüber 2005. Der Anteil der 20 bis 65 Jahre alten Menschen sinkt dabei auf 43,5 Millionen, was nur noch einem Anteil von 55% der Gesamtbevölkerung entspricht.

Die Gruppe der unter 20-Jährigen wird mit 13 Millionen Menschen einen Anteil von nur noch 17% an der Gesamtbevölkerung haben (■ Abb. 2.3).

Das Durchschnittsalter der Bevölkerung wird im Jahre 2030 bereits bei ca. 47 Jahren liegen (Statistisches Bundesamt, 2006).

Für das Jahr 2060 wird prognostiziert, dass 22,9 Millionen Deutsche 65 Jahre und älter sind. Dies würde einem Anteil von bereits 33% der Gesamtbevölkerung entsprechen – einer Zunahme von 14% gegenüber 2005. Der Anteil der 20 bis 65 Jahre alten Menschen sinkt dagegen auf 36,2 Millionen, was nur noch einem Anteil von 52% der Ge-

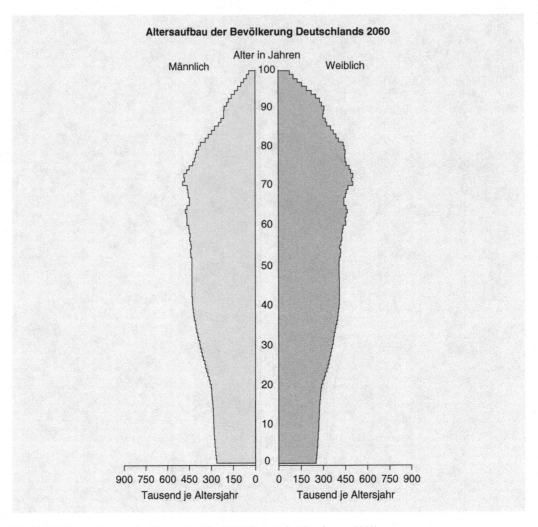

Altersaufbau der Bevölkerung Deutschlands 2060

□ Abb. 2.4 Altersaufbau der Bevölkerung im Jahre 2060 (Statistisches Bundesamt, 2009)

samtbevölkerung entspricht und mit 11 Millionen Menschen wird die Gruppe der unter 20-Jährigen gerade einmal noch 16% der Gesamtbevölkerung ausmachen (□ Abb. 2.4).

Das **Durchschnittsalter** der Bevölkerung wird **im Jahre 2060 bei ca. 50 Jahren** liegen (Statistisches Bundesamt, 2009).

> ❯ Es handelt sich hierbei jeweils um die mittlere Variante der Bevölkerungsvorausberechnung. Abweichungen davon sind – unter Berücksichtigung veränderter Annahmen – in beiden Richtungen möglich.

Nichtsdestotrotz verweisen diese Entwicklungen auf einen Handlungsbedarf für Politik, Gesellschaft und Unternehmen.

2.2.2 Das Leben ab dem 65. Lebensjahr

Mit der Beendigung der Erwerbstätigkeit bietet sich Rentnern und Pensionären ein »neues Leben«. Mehr Ressourcen für die eigenen Hobbys, die Enkelkinder und vielfältige weitere schöne Aspekte können diese Zeit kennzeichnen. Nicht außer Acht gelassen werden darf jedoch auch, dass sich nach dem 65. Lebensjahr der Lebensabschnitt nähert, in dem altersbedingte Krankheiten zunehmen, und auch die Wahrscheinlichkeit einer Pflegebedürftigkeit steigt.

▪▪ Gesunde und kranke Jahre
Nach Angaben des Statistischen Bundesamtes (2006) leiden 65-jährige Männer – bei einer weiteren Lebenserwartung von durchschnittlich 16,9 Jahren – insgesamt 10,4 Jahre unter einer Krankheit, bevor sie versterben. Frauen haben im Gegensatz zu Männern nach dem 65. Lebensjahr noch eine etwas längere Lebenserwartung. Diese liegt durchschnittlich bei 20,1 Jahren. 14,2 Jahre leiden Frauen in dieser Zeit unter einer Erkrankung (◨ Abb. 2.5).

▪▪ Zunahme der Pflegebedürftigkeit
Für die nächsten Jahre ist im Zuge der zunehmenden Alterung der Gesellschaft und damit einhergehenden Erkrankungen auch ein **Anstieg der absoluten Zahl der Pflegebedürftigen** in Deutschland zu erwarten (◨ Abb. 2.6).

Für die nächsten Jahre ist im Zuge der zunehmenden Alterung der Gesellschaft mit einem weiteren Anstieg der Anzahl der Pflegebedürftigen zu rechnen (◨ Abb. 2.6). Nach den Ergebnissen der Vorausberechnung der Statistischen Ämter des Bundes und der Länder (2008) dürfte die Zahl von 2,13 Millionen Pflegebedürftigen im Jahr 2005 auf 2,4 Millionen im Jahr 2010 steigen. Im Jahr 2020 werden 2,91 Millionen und im Jahr 2030 sogar voraussichtlich 3,36 Millionen Pflegebedürftige zur Gesamtbevölkerung Deutschlands zählen. Dies entspricht zwischen den Jahren 2005 und 2020 einem Anstieg um mehr als ein Drittel (37%). Zwischen 2005 und 2030 beträgt der Anstieg sogar 58%. Dies bedeutet auch, dass der Anteil der Pflegebedürftigen an der Gesamtbevölkerung zunehmen wird: Der Anteil beträgt heute 2,6% und wird bis 2020 auf 3,6% und bis zum Jahr 2030 auf 4,4% ansteigen (Statistische Ämter des Bundes und der Länder, 2008). Im Jahre 2050 wird die Zahl der Pflegebedürftigen mit 4,7 Millionen schließlich das 2,5-fache des heutigen Niveaus erreichen (Deutsches Institut für Wirtschaftsforschung, 2003). Diese Einschätzung teilt auch die gemeinnützige

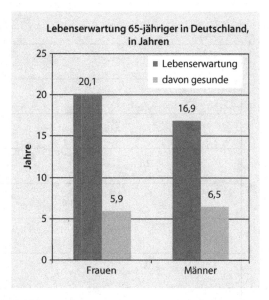

◨ **Abb. 2.5** Lebenserwartung in gesunden und kranken Jahren nach dem 65. Lebensjahr (Statistisches Bundesamt, 2006)

Stiftung Fritz Beske Institut für Gesundheits-System-Forschung (IGSF) in Kiel:

» Die unaufhaltsame Veränderung der Altersstruktur in Deutschland wird besonders die künftigen Generationen stark belasten, finanziell und personell, «

so der renommierte Kieler Gesundheitsexperte Beske bei der Vorstellung einer Hochrechnung über die Gesundheits- und Pflegeversorgung bis 2050 (IGSF, 2007). In der Pressemitteilung heißt es weiter: Bis zum Jahr 2050 erwartet Beske eine **Verdoppelung der Ausgaben für Krankheitskosten**, die von den dann erwerbsfähigen Personen aufgebracht werden muss. Zusätzlich muss mit einer **Verdreifachung der Kosten für die Pflege** gerechnet werden. Ausgelöst wird diese dramatische Entwicklung durch die zwangsläufige Zunahme von altersbedingten Erkrankungen, wie Demenz, Krebs, Diabetes und Herz-Kreislauferkrankungen, bei einer abnehmenden Zahl von Personen im erwerbsfähigen Alter (20 bis 64 Jahre).

» Die Generation der heute ca. 30-Jährigen steht dabei vor besonderen Belastungen. Einerseits

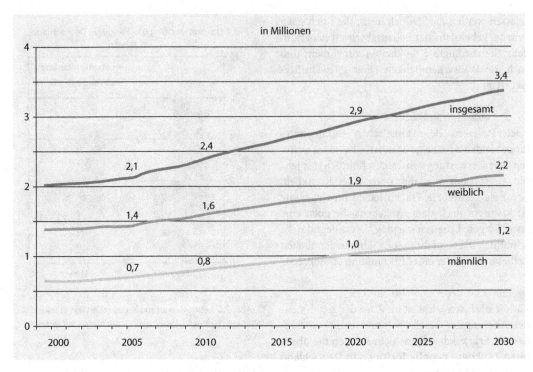

 Abb. 2.6 Zunahme der Pflegebedürftigkeit bis 2030 (Statistisches Bundesamt, 2006)

muss sie die Lasten der geburtenstarken Jahrgänge tragen und gleichzeitig muss sie für die eigene Zukunft vorsorgen, «

so Beske weiter (IGSF, 2007). Aus seiner Sicht ist es nicht vorstellbar, dass die zukünftigen Anforderungen ohne Einschränkungen im persönlichen Bereich bewältigt werden können. Bei Gesundheit und Pflege wird eine Prioritätensetzung von Leistungen unumgänglich sein. Um der beschriebenen Zunahme pflegebedürftiger Menschen zu begegnen, müsse sich **die Zahl der Pflegeheimplätze und Pflegekräfte um 150% erhöhen.** Das Resümee von Beske lautet:

» Der Politik kommt heute die unangenehme Aufgabe zu, dies der Bevölkerung ehrlich und ohne Umschweife immer wieder zu sagen. Nur so haben wir die Chance, gemeinsam Lösungen zu finden und die Zukunft solidarisch zu bewältigen. «

❯ Es wird bereits heute deutlich, welche Aufgaben im Rahmen der Versorgung Pflegebedürftiger zukünftig zu bewältigen sind und welche Herausforderungen dies an Unternehmen im Gesundheitswesen und die Gesellschaft stellt.

Zu erwarten ist, dass der größte Teil der Pflegebedürftigen auch in Zukunft in der häuslichen Umgebung versorgt wird (❑ Abb. 2.7).

Bereits im Jahre 2005 wurden fast eine Million Pflegebedürftige zu Hause alleine durch ihre Angehörigen und engagierte Ehrenamtliche versorgt (Loffing, 2009a). Eine weitere halbe Million Pflegebedürftiger nutzte die Unterstützung ambulanter Pflegedienste. Weitere 700.000 Pflegebedürftige befanden sich in einem Pflegeheim (Statistisches Bundesamt, 2007).

Eine zukünftige Versorgung der Pflegebedürftigen in Deutschland wird nur mit Unterstützung pflegender Angehöriger und engagierter ehrenamtlicher Helfer möglich sein (Loffing & Haider, 2008; Loffing, 2009a).

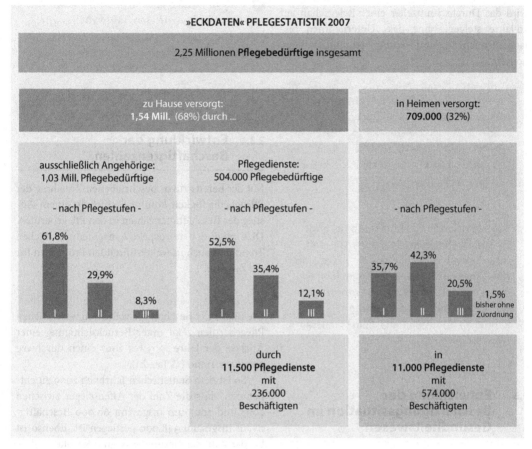

Abb. 2.7 Anzahl der Pflegebedürftigen nach Versorgungsformen (Statistisches Bundesamt, 2007, S. 12)

> Pflegende Angehörige und ehrenamtliche Helfer müssen zeitnah für eine kompetente Pflege qualifiziert werden, wenn weitere Probleme vermieden werden sollen, die zum Beispiel aus einer unsachgemäßen Pflege und/oder einer eigenen physischen und psychischen Überlastung resultieren könnten.

2.2.3 Konsequenzen für die Unternehmensführung

Für Unternehmen im Gesundheitswesen wird aus den zuvor gemachten Ausführungen ein Dilemma deutlich. Während auf der einen Seite mit einer zunehmenden Nachfrage nach Dienstleistungen rund um die Themen Pflege und Gesundheit zu rechnen ist, muss auf der anderen Seite von Schwierigkeiten bei der Deckung des quantitativen Personalbedarfs ausgegangen werden. Auch hinsichtlich der Deckung des qualitativen Personalbedarfs lassen sich Konsequenzen gerade aus der Entwicklung des Altersaufbaus ableiten. Der Anteil der jüngeren Erwerbstätigen an der Gesamtbelegschaft, die bevorzugt gerade physisch anspruchsvolle Aufgaben übernehmen könnten, wird sinken. Stattdessen werden Lösungen am Arbeitsplatz gesucht, die einer alternden Belegschaft eine Tätigkeit bis zum 65. respektive 67. Lebensjahr überhaupt ermöglichen. In diesem Zusammenhang sollte berücksichtigt werden, dass das Durchschnittsalter einer Belegschaft in Deutschland im Jahre 2007 bereits zwischen 35 und 45 Jahren lag. Bis zum Jahre 2020 wird das Durchschnittsalter einer Belegschaft auf 50 Jahre steigen, ohne dass Unternehmen bislang ausreichend darauf vorbereitet sind (Loffing, 2009b).

> **Idee Nr. 5 – Gesundheitsprävention**
> Maßnahmen der Gesundheitsprävention gewinnen in Zukunft zunehmend an Bedeutung. Investieren Sie zeitnah in die Erhaltung der Gesundheit Ihrer Mitarbeiter und sichern Sie sich so einen Wettbewerbsvorteil.

❯ Die Entwicklung des Altersaufbaus birgt für Unternehmen im Gesundheitswesen interessante Möglichkeiten der Expansion. Allerdings müssen Unternehmen im Rahmen einer solchen Expansion intern »mitwachsen«. Ohne das notwendige Humankapital im Unternehmen ist ein Wachstum nicht möglich.

2.3   Entwicklung der Beschäftigungssituation im Gesundheitswesen

Die Ausbildungszahlen in den Pflegeberufen zeigen eine positive Bilanz. Zunehmend mehr Menschen absolvieren erfolgreich eine Ausbildung in diesem Bereich. Auch die damit eng in Zusammenhang stehende steigende Anzahl der Beschäftigten in den Pflegeberufen in ganz Deutschland stimmt auf den ersten Blick zuversichtlich. Dabei darf jedoch nicht außer Acht gelassen werden, dass ein wenig positives Image der Pflegeberufe die Beschäftigungsentwicklung in diesem Bereich nachhaltig hemmen kann. Neben hohen physischen und psychischen Belastungen, die vielfach zu einem frühen Ausstieg aus dem Pflegeberuf führen, kommen eine wahrgenommen schlechte Bezahlung und wenig Entwicklungsmöglichkeiten hinzu (Büssing & Glaser, 2000; Büssing, Giesenbauer, Glaser & Höge, 2000; Hasselhorn, Müller, Tackenberg, Kümmerling & Simon, 2005; Loffing, Bode & Wilhelm, 2008).

❯ Eine Vergütungsstudie unter leitenden Pflegekräften aus dem Jahre 2008 zeigte, dass das Gehalt zum Teil 30% unter dem aus der Perspektive der Beschäftigten gerechtfertigten Gehalt liegt (Loffing, Bode & Wilhelm, 2008).

2.3.1   Entwicklung der Beschäftigtenzahlen

Mit der bereits zuvor beschriebenen Zunahme der Pflegebedürftigkeit kommt es auch zu einem Anstieg der Beschäftigtenzahlen in den Pflegeberufen. Dies zeigt sich retrospektiv in einem deutlichen Trend und auch in weiterführenden Prognosen für die Zukunft.

■■ Retrospektive Analyse der Beschäftigtenzahlen
Die Bilanz der Beschäftigtenzahlen in wesentlichen Pflegeberufen zeigt unter Berücksichtigung einer Analyse der Jahre 2003 bis 2007 einen durchweg positiven Trend (◘ Tab. 2.1).

So ist dem Statistischen Jahrbuch 2009 zu entnehmen, dass die Zahl der Altenpfleger zwischen 2003 und 2007 um insgesamt 60.000 Beschäftigte auf insgesamt 348.000 gestiegen ist. Ebenso ist bei der Zahl der Gesundheits- und Krankenpfleger sowie Hebammen eine Zunahme von 19.000 Beschäftigten auf insgesamt 731.000 zu verzeichnen. Die Anzahl der Gesundheits- und Krankenpflegehelfer sank nach 2003 leicht, hat sich jedoch 2007 mit 224.000 insgesamt Beschäftigten wieder auf dem Niveau von 2003 eingefunden (Statistisches Bundesamt, 2009).

In Bezug auf die Frage nach dem Träger der Beschäftigung kann festgestellt werden, dass im Jahre 2007 genau 392.896 Personen im Pflegedienst der Krankenhäuser tätig waren. Weitere 26.484 Personen kamen ihrer Tätigkeit im Pflegedienst von Vorsorge- und Rehabilitationseinrichtungen nach (Statistisches Bundesamt, 2009). Unter zusätzlicher Berücksichtigung der in ◘ Tab. 2.1 nicht erfassten Altenpflegehelfer, Arzthelferinnen etc. waren im Jahre 2007 ca. 236.000 Personen in 11.500 ambulanten Pflegediensten tätig und weitere 574.000 Personen in bundesweit 11.000 Pflegeheimen.

◻ **Tab. 2.1** Beschäftigtenzahlen in den Pflegeberufen

Pflegeberuf	2003	2004	2005	2006	2007
Altenpfleger	288.000	298.000	311.000	325.000	348.000
Gesundheits- und Kranken-pfleger, Hebammen	712.000	713.000	716.000	725.000	731.000
Gesundheits- und Kranken-pflegehelfer	224.000	222.000	222.000	223.000	224.000

Statistisches Bundesamt, 2009, S. 257

Lesetipp

Das vollständige Statistische Jahrbuch 2009 kann auf der Internetseite des Statistischen Bundesamtes unter http://www.destatis.de kostenlos herunter geladen werden.

■■ **Beschäftigtenzahlen der Zukunft**

Wirft man einen Blick in die Zukunft und folgt der Prognose des Deutschen Instituts für Wirtschaftsforschung, so wird sich die Anzahl der im Pflegesektor beschäftigten Personen bis zum Jahre 2050 verdreifachen. Zu ähnlichen Ergebnissen kommt auch die Initiative Neue Soziale Marktwirtschaft (2009). Die dortigen Experten gehen sogar davon aus, dass der **Anteil der Beschäftigten** sich **bis 2050 um das 3,5-fache erhöhen** wird.

❯ Um den aufgezeigten Beschäftigungszuwachs zu verwirklichen, müssen jedoch wesentliche Weichen gestellt werden. Zu diesen zählt unter anderem eine Attraktivitätssteigerung der Ausübung eines pflegerischen Berufs.

Bleibt eine Steigerung der Attraktivität von Pflegeberufen aus, ist zu befürchten, dass es unter Berücksichtigung der vom Deutschen Institut für Wirtschaftsforschung und der Initiative Neue Soziale Marktwirtschaft gemachten Prognosen in den folgenden Jahren zu einer zunehmend größeren Lücke zwischen dem benötigten Personal und den auf dem Arbeitsmarkt vorhandenen Arbeitskräften kommt.

❯ In diesem Zusammenhang ist der Begriff des Pflegenotstands ausgesprochen passend.

2.3.2 Problem: Früher Ausstieg aus den Pflegeberufen

Anders als in anderen Berufszweigen ist es in den Pflegeberufen besonders notwendig, Ausbildungs- und Beschäftigungsinitiativen sowie die **Attraktivität des Berufsbildes** zu fördern. Dies hat vor allem zwei wesentliche Gründe.

1. Es muss von einem zukünftig hohen Bedarf an Personen mit pflegerischer Ausbildung ausgegangen werden.
2. Es kommt bei zahlreichen Pflegekräften zu einem frühen Ausstieg aus dem Pflegeberuf.

■■ **Hoher zukünftiger Bedarf**

Über den hohen zukünftigen Bedarf, der fortlaufend steigen und bis zum Jahre 2050 laut Initiative Neue Soziale Marktwirtschaft (2009) das 3,5-fache des heutigen Bedarfs erreichen wird, wurde bereits berichtet. Hier lässt sich leicht nachvollziehen, dass die Ausbildungszahlen zeitnah steigen müssen, um einem Pflegenotstand zu entkommen. Genau hier wird jedoch ein Problem offenbar, denn die aktuell zur Verfügung stehenden Ausbildungsplätze bilden diesen zukünftigen Bedarf nicht ab. Darüber hinaus spricht das wahrgenommene Interesse an einem Pflegeberuf nicht für einen massiven Ausbau der Ausbildungsplätze in den Pflegeberufen.

> Es bleibt fraglich, ob die zunehmende Anzahl an Pflegebedürftigen mittel- und langfristig durch qualifiziertes Personal versorgt werden kann.

Loffing (2009a) pointiert diesbezüglich, dass es politisch vermutlich kaum Interesse an einer Versorgung Pflegebedürftiger durch qualifizierte Pflegekräfte gibt. Stattdessen scheinen die Laienpflege und die Versorgung Pflegebedürftiger durch ihre eigenen Angehörigen verstärkt in den Vordergrund zu rücken (Loffing & Haider, 2008).

■ ■ Früher Ausstieg aus dem Pflegeberuf

Der hohe Anteil an Frauen in den Pflegeberufen bedingt ein weiteres Problem. Stärker als andere Branchen hat das Gesundheitswesen unter einem Abbruch der Tätigkeit in der Pflege im Rahmen einer Schwangerschaft sowie der Freistellung im Rahmen einer nachfolgenden Elternzeit zu kämpfen. Im Anschluss daran kehren einige Pflegekräfte gar nicht mehr zurück in ihren erlernten Beruf. Dies ist unter Berücksichtigung der Ergebnisse der »nurses early exit study (NEXT-Studie)« leicht nachvollziehbar (Hasselhorn et al., 2005). In dieser Studie ging es um die folgende zentrale Frage:

» Wie oft in den vergangenen 12 Monaten haben Sie daran gedacht, den Pflegeberuf zu verlassen? «

Von den 3.565 Antwortenden dachten 8,54% mehrfach wöchentlich oder sogar noch häufiger an einen Berufsausstieg aus der Pflege. Weitere 10% erwogen den Ausstieg zumindest mehrfach monatlich (◻ Abb. 2.8).

Der Wunsch, den Pflegeberuf zu verlassen, ist dabei bereits in einer frühen Phase der Berufstätigkeit ausgeprägt (◻ Abb. 2.9).

Bereits bei einer Beschäftigungsdauer von ein bis zwei Jahren denken mehr als 50% der Beschäftigten manchmal im Jahr darüber nach, den Pflegeberuf zu verlassen. Sowohl Indikatoren für Gesundheit als auch für Arbeitsfähigkeit waren im Rahmen dieser Studie in erwarteter Richtung mit dem Wunsch, den Pflegeberuf zu verlassen, assoziiert. Burn-Out als Indikator für **psychische Erschöpfung** war bei Männern und Frauen am deutlichsten mit der Absicht des Berufsausstiegs verbunden (Hasselhorn et al., 2005).

> **Lesetipp**
>
> Die vollständige NEXT-Studie steht auf der Internetseite der Bundesanstalt für Arbeitsschutz und Arbeitsmedizin als kostenloser Download unter http://www.baua.de zur Verfügung. An der Studie beteiligten sich 40 Wissenschaftler aus 16 Forschungseinrichtungen und 56.406 Teilnehmer aus 623 Einrichtungen in elf Ländern.

2.3.3 Konsequenzen für die Unternehmensführung

Der geringe Anstieg der Ausbildungs- und Beschäftigtenzahlen sowie der frühe Ausstieg als ein Problem in den Pflegeberufen zwingt Unternehmen in dieser Branche zu einem zeitnahen Handeln.

> Eine abwartende Haltung in Unternehmen und die damit einhergehende Hoffnung, dass politisch – wie im aktuellen Koalitionsvertrag aus dem Jahre 2009 versprochen – das Image insbesondere der Altenpflege verbessert wird und daraus resultierend der Anteil der Nachwuchskräfte steigen wird, reicht nicht aus.

» Wir wollen ein Berufsbild in der Altenpflege attraktiver gestalten. Darüber hinaus wollen wir die Pflegeberufe in der Ausbildung durch ein neues Berufsgesetz grundlegend modernisieren und zusammenführen. «

(CDU, CSU & FDP, 2009).

Die Chance der Ausbildung müssen Unternehmen verstärkt auch unter den heutigen nicht immer günstigen Gegebenheiten selbst ergreifen. Des Weiteren benötigen sie Strategien, um den frühen Ausstieg nicht nur aus dem Unternehmen, sondern vollständig aus dem Pflegeberuf zu verhindern. Nur so wird einem Unternehmen im Gesundheitswesen das mittel- und langfristig benötigte Humankapital zur Verfügung stehen, mit dem Anfragen zu

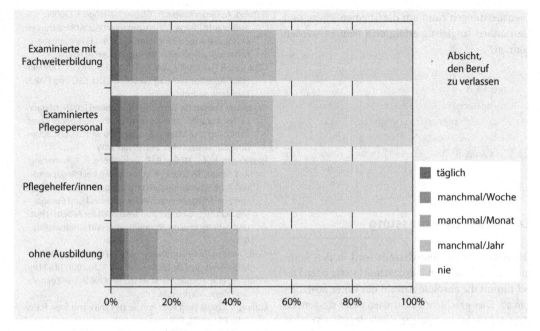

□ Abb. 2.8 Absicht, die Pflege zu verlassen nach Qualifikationen (Hasselhorn et al., 2005, S. 141)

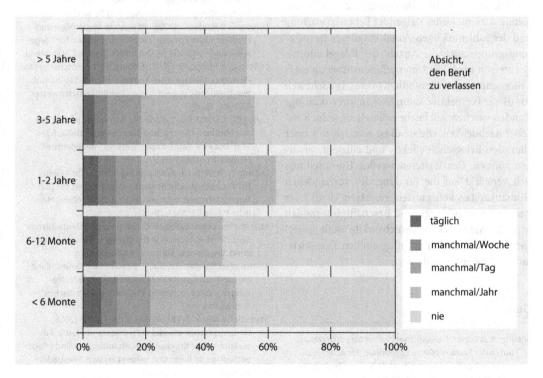

□ Abb. 2.9 Absicht, die Pflege zu verlassen nach Berufsjahren (Hasselhorn et al., 2005, S. 142)

Dienstleistungen rund um die Themen Pflege und Gesundheit langfristig erfolgreich bedient werden können.

> **Idee Nr. 6 – »Task-force«**
> Unternehmen sollten rechtzeitig eine »Task-force« einrichten, die sich mit der Frage beschäftigt, wie das benötigte pflegerische Personal zukünftig bereitgestellt werden kann.

2.4   Zusammenfassung

Die Bevölkerung Deutschlands wird in den kommenden 40 Jahren im Durchschnitt stetig älter. Dabei nimmt die absolute Anzahl der unter 20-Jährigen ab. Dies geschieht zu Gunsten einer steigenden Zahl der 20- bis 65-Jährigen sowie der über 65 Jahre alten Menschen. Gerade unter Berücksichtigung der zuletzt genannten Altersgruppe bleibt festzuhalten, dass mit weiter steigender Lebenserwartung und der zahlenmäßigen Zunahme dieser Bevölkerungsgruppe auch die Anzahl der Pflegebedürftigen steigen wird. Die Unternehmensführung eines Unternehmens im Gesundheitswesen braucht sich aus dieser Perspektive kaum Sorgen um zukünftige Kunden machen. Vielmehr müssen sie jedoch darüber nachdenken, wie sie diese Kunden mit einer alternden Belegschaft effektiv und effizient versorgen können. Des Weiteren werden Unternehmen sich verstärkt auf die Bindung des vorhandenen Humankapitals konzentrieren müssen, denn trotz steigender Ausbildungs- und Beschäftigungszahlen wird der Anteil der Nachwuchskräfte nicht ausreichen, um den Bedarf an pflegerischen Dienstleistungen langfristig zu decken.

Literatur

Büssing, A. & Glaser, J. (2000). Psychischer Stress und Burnout in der Krankenpflege. Ergebnisse der Abschlussuntersuchung im Längsschnitt. München: Technische Universität, Lehrstuhl für Psychologie.

Büssing, A., Giesenbauer, B., Glaser, J. & Höge, T. (2000). Ambulante Pflege: Arbeitsorganisation, Anforderungen und Belastungen. Eine Pilotstudie mit Erfahrungsberichten. Bremerhaven: Wirtschaftsverlag NW.

CDU, CSU & FDP (2009). WACHSTUM. BILDUNG. ZUSAMMENHALT. Koalitionsvertrag zwischen CDU, CSU und FDP. 17. Legislaturperiode. Berlin.

Deutsches Institut für Wirtschaftsforschung (2003). Impact of demographic development on the number of cases in nursing care Estimations for 2020 with a perspective on 2050. Abstract No. 240. Berlin: DIW.

Hasselhorn, H.-M., Müller, B.H., Tackenberg, P., Kümmerling, A. & Simon, M. (2005). Berufsausstieg bei Pflegepersonal. Arbeitsbedingungen und beabsichtigter Berufsausstieg bei Pflegepersonal in Deutschland und Europa. Ü15 Schriftenreihe der Bundesanstalt für Arbeitsschutz und Arbeitsmedizin. Bremerhaven: Wirtschaftsverlag NW.

IGSF - Institut für Gesundheits-System-Forschung (2007). http://www.igsf.de (abgerufen am 10.10.2007, 18:30 Uhr).

Initiative Neue Soziale Marktwirtschaft (2009). Die Zukunft der Pflege. Köln: INSM.

Loffing, C. (2001). Weg vom Prinzip des »hire and fire«. Häusliche Pflege, 03, PDL praxis.

Loffing, C., Bode, S. & Wilhelm, J. (2008). contec Vergütungsstudie: Leitungskräfte in der Pflege. Ausführliche Ergebnisdarstellung (contec Studie Band 11). Bochum: contec.

Loffing, C. & Haider, C. (2008). Pflegende Angehörige und Ehrenamtliche schulen – Arbeitsmaterialien für Pflegekurse nach § 45 SGB XI. Unterschleißheim: CW Haarfeld.

Loffing, C. & Philipp, D. (2008). Erfolgsfaktor Mensch. Human Ressource Management kommt heute und in Zukunft entscheidende Bedeutung zu. Die Rotkreuzschwester 05/2008, 18–19.

Loffing, C. (2009a). Psychologische Betreuung pflegender Angehöriger – So machen Sie aus einem beiläufigen Angebot eine Kernkompetenz Ihres Pflegedienstes. Neuwied: Luchterhand.

Loffing, C. (2009b). Ein Apfel pro Tag reicht nicht – Ganzheitliches Gesundheitsmanagement sichert Beschäftigungsfähigkeit auch von älteren Mitarbeitern. Häusliche Pflege 03/2009, 28–30.

Statistisches Bundesamt (2006). Bevölkerung Deutschlands bis 2050. 11. koordinierte Bevölkerungsvorausberechnung. Wiesbaden: Statistisches Bundesamt.

Statistisches Bundesamt (2009). Bevölkerung Deutschlands bis 2060. Ergebnisse der 12. koordinierte Bevölkerungsvorausberechnung. Wiesbaden: Statistisches Bundesamt.

Statistische Ämter des Bundes und der Länder (2008). Demografischer Wandel in Deutschland. Heft 2: Auswirkungen auf Krankenhausbehandlungen und Pflegebedürftige im Bund und in den Ländern. Wiesbaden: Statistisches Bundesamt.

Statistisches Bundesamt (2008). Pflegestatistik 2007. Pflege im Rahmen der Pflegeversicherung. Deutschlandergebnisse. Wiesbaden: Statistisches Bundesamt.

Statistisches Bundesamt (2009). Statistisches Jahrbuch 2009 für die Bundesrepublik Deutschland. Wiesbaden: Statistisches Bundesamt.

Die sieben Erfolgsfaktoren der Mitarbeiterbindung

Unternehmenskultur – Eine mitarbeiterorientierte Philosophie als gelebte Bindungs-Grundlage

3.1   Einleitung

Interessiert man sich näher für ein Unternehmen und schaut sich Leitlinien und Grundsätze einmal genauer an, lässt sich sehr häufig etwas Ähnliches lesen, wie etwa:

>> Bei uns steht der Mensch im Mittelpunkt. «

Nicht nur im gesundheitswirtschaftlichen und sozialen Bereich, auch branchenübergreifend ist dies sicher ein wünschenswerter Ansatz. Doch wie sieht die Realität aus? Handelt es sich bei einem solchen Grundsatz um eine gelebte Kultur mit konkreten Handlungsempfehlungen und Richtlinien oder versteckt sich dahinter eine »leere Kultur«. Wenn dem Mitarbeiter nicht eindeutig klar ist, dass und wie die Kultur, die sein Unternehmen nach außen prägt, gelebt wird, ist ein erster potenzieller Moment innerer Unzufriedenheit geschaffen. In den wenigsten Fällen sagt ein neuer Mitarbeiter auf die Frage, warum er sich ausgerechnet für dieses Unternehmen entschieden hat, dass er sich besonders gut mit der Kultur (die er ja zunächst nur auf dem Papier bzw. aus dem Internet kennt) identifizieren konnte. Unbewusst spielt die Kultur jedoch eine sehr viel größere Rolle. Ein neuer Mitarbeiter in diesem Unternehmen zu werden, bedeutet auch, ein Teil dieses Unternehmens zu sein. Wie beim Anschluss an eine soziale Gruppe oder einen Verein, wird auch bei der Wahl eines neuen Arbeitgebers genau geprüft, inwiefern die Unternehmensidentität zur eigenen passt. Der neue Mitarbeiter prüft also von Anfang an die »Passung« zwischen der Unternehmenskultur bzw. -identität und seinen eigenen Werten. Bei der Entscheidung bleibt ihm dabei kaum eine andere Wahl, als sich auf die vom Unternehmen dargestellten Grundsätze zu verlassen. Werden diese im Alltag jedoch nicht erfüllt, kann der Arbeitgeber für den Mitarbeiter sehr schnell an **Glaubwürdigkeit** verlieren. Und dies ist fast schlimmer, als gar keine Philosophie zu haben.

Die Kultur beeinflusst in vielfacher Weise direkt und indirekt die Motivation, die Zufriedenheit, die Qualität der Arbeit und vieles andere mehr. Instrumente der Mitarbeiterbindung können nur dann implementiert und gelebt werden, wenn sie sich auf ein stabiles, ehrliches und gelebtes Fundament stellen können, wie es die Unternehmenskultur im Idealfall sein sollte. Die Unternehmenskultur und die Identifikation eines Mitarbeiters mit dieser bieten eine große Chance, grundlegende Bedürfnisse nach (sozialer) Zugehörigkeit und Sicherheit zu befriedigen. Hat ein Arbeitgeber dieses geschafft, ist bereits ein wesentlicher Meilenstein für die Bindung seiner Mitarbeiter gesetzt. Wie diese Grundlagen geschaffen werden können und welche Möglichkeiten es gibt, die Unternehmensidentität zu transportieren und zum Leben zu erwecken, wird auf den folgenden Seiten ausführlich dargestellt.

3.2   Die Unternehmensvision konkretisieren

■■ Unternehmenskultur? Nur nicht die Katze im Sack kaufen

Oftmals ist die Frage nach einer »Kultur« eher schwierig zu beantworten – zu viele unklare Begrifflichkeiten, wenig konkrete Dinge, die vor dem inneren Auge erscheinen könnten. Die Definitionen von Unternehmenskultur sind zugegebenermaßen sehr abstrakt. Die Kunst und die Verantwortung von Unternehmen und Führungskräften besteht darin, genau diese Abstraktheit in verständliche, konkrete Bausteine zu übersetzen und diese anschließend mit Leben zu erfüllen. Doppler und Lauterburg (2002, S. 451) beschreiben Unternehmenskultur als Gesamtheit aller Normen und Werte, die den Geist und die **»Persönlichkeit« eines Unternehmens** ausmachen. Nach dieser Vorstellung könnte das Unternehmen einen eigenen Charakter haben, den es zu transportieren gilt. Für die Bindung der Mitarbeiter ist dieser Charakter essenziell. Denn wäre eine langfristige Partnerschaft möglich, wenn das Gegenüber beim Kennenlernen seinen Charakter versteckt hätte?

Mitarbeiterbindung ist ein dynamischer Prozess, der von beiden Seiten (Arbeitnehmer und Arbeitgeber) beeinflusst wird. Ob beide zusammenpassen, kann nur dann herausgefunden werden, wenn beide ausreichend voneinander wissen. Der Arbeitgeber bekommt Bewerbungsunterlagen, führt ein Gespräch und stellt Fragen. Doch auch der potenzielle Mitarbeiter sollte ausreichend echte

Informationen einfordern, mit deren Hilfe er sich ein reales Bild von seinem auserwählten Unternehmen machen kann.

Eine langfristige Verbindung zwischen Unternehmen und Mitarbeiter setzt voraus, dass beide eine ausreichende Menge an Informationen übereinander haben.

❯❯ Spiegeln diese Informationen jedoch nicht die Realität wider (beispielsweise besteht eine große Differenz zwischen geschriebener und gelebter Kultur), können falsche Erwartungen geweckt werden – Enttäuschung und auf längere Sicht eine Trennung werden somit wahrscheinlicher.

Es gibt jedoch weitere Ausführungen, wie die Unternehmenskultur genau verstanden werden kann. In einer interessanten Darstellung wird die Unternehmenskultur als **Organisationsrahmen** bezeichnet (Müller-Vorbrüggen, 2004, S. 361). Ein Rahmen, an dem sich auch Instrumente der Mitarbeiterbindung orientieren und halten sollen. Je klarer sich dieser Rahmen und die Ziele, die mit seiner Hilfe verfolgt werden, gestalten, desto ausgeprägter ist die Kultur des Unternehmens. Ein solch eindeutig definierter Rahmen kann potenzielle Mitarbeiter oft vom Unternehmen überzeugen, da sie das Gefühl haben, mit Offenheit und Transparenz empfangen zu werden.

❯❯ Eine ausgeprägte Unternehmenskultur, bei der durch konkrete Maßnahmen deutlich wird, dass sie mit Leben erfüllt ist, kann auf den Mitarbeiter höchst attraktiv und überzeugend wirken. Nicht umsonst hat sich das Sprichwort »Nur nicht die Katze im Sack kaufen« über Jahrzehnte gehalten und trifft heute auch auf den Bereich der Unternehmenskultur zu.

■■ Von der Unternehmensvision zu Regeln und Strategien im Alltag

Die allermeisten Grundsätze, die im Rahmen der Mitarbeiterbindung verwirklicht werden sollen, sollten in der Unternehmenskultur verwurzelt sein. Dies ermöglicht eine **interne Stabilität** und das **Zusammenwirken** der verschiedenen Instrumente und Maßnahmen des Personalmanagements.

Grundsätzliche Elemente dieser Art können beispielsweise die Folgenden sein (Müller-Vorbrüggen, 2004, S. 358 f.):

= Mitarbeiterorientierung
= Offene Kommunikationskultur
= Flache Hierarchien
= Respekt und Wertschätzung
= Toleranz
= Leistungsanerkennung
= Selbstverantwortung
= Sozialraumorientierung

Jedes unternehmerische Handeln geschieht, um einem gesetzten Ziel ein Stück näher zu kommen. Die Vielzahl der hierfür zu beschreitenden Teilstufen müssen zusammenlaufen – grundlegend im Organisationsrahmen der Unternehmenskultur. Da verschiedene Menschen für das eine Ziel arbeiten, müssen die Aufgaben, für die sie verantwortlich sind, transparent und eindeutig sein. Hierfür sollten die Leitbilder und Grundsätze des Unternehmens in Regeln und Strategien umgewandelt werden. Für das gesamte Unternehmen ebenso, wie für die Ziele und Grundsätze der Mitarbeiterbindung im Speziellen (◘ Abb. 3.1).

Der Weg von einer Unternehmensvision hin zu verständlichen Handlungsempfehlungen ist kein einfacher. Wichtig ist zum einen die konkrete **Operationalisierung**, so dass aus Leitbild und (Führungs-)Grundsätzen konkrete, im Alltag anwendbare Strategien werden. Diese müssen für alle Mitarbeiter transparent sein. Besonders sind jedoch die Führungskräfte gefragt, diese Regeln im Alltag zu transportieren und verbindlich zu leben. Voraussetzung dafür ist, dass die Führungskräfte hinter den Regeln stehen, diese verstehen und unterstützen. Zum anderen ist es wichtig, auch die Leitbilder und Ziele für das Segment Mitarbeiterbindung zu definieren, festzuhalten und ebenfalls für die Führungskräfte und Mitarbeiter in Strategien und Handlungsrichtlinien zu konkretisieren. All dies erfolgt im organisationalen und inhaltlichen Rahmen der Unternehmenskultur. Zu beachten ist die genaue Abstimmung zwischen den operationalisierten Regeln und Alltagsstrategien aller Unternehmensbereiche. Dies erfordert sowohl die strategische Planung der Geschäftsführung, als auch die tägliche Überprüfung der Umsetzung und

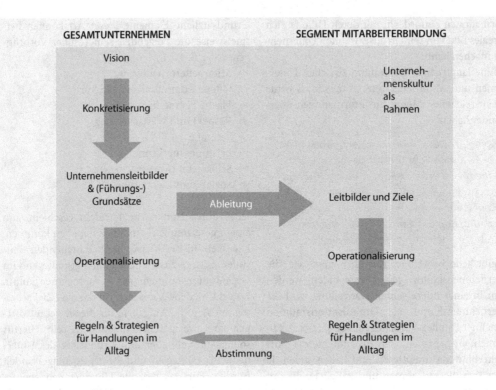

Abb. 3.1 Von der Vision zur konkreten Handlung

des Zusammenspiels durch die verantwortlichen Führungskräfte. Besonders in der Anfangsphase, wenn Instrumente neu implementiert worden sind, ist mit Hindernissen und Wechselwirkungen – die nicht unbedingt alle planbar sind – zu rechnen. Hier sind die genaue Beobachtung sowie die Flexibilität für Anpassungen und Veränderungen von Seiten der Geschäftsführung und Führungskräften gefordert.

Die Entwicklung einer Vision, die Definition des Organisationsrahmens sowie all die Inhalte, wie Leitbilder, Grundsätze und Regeln, sind komplexe Prozesse, die gut durchdacht werden sollten. In einem großen Unternehmen kann eine solche Entwicklung unter Umständen mehrere Jahre dauern. Eine immer wieder gestellte Frage ist die, inwiefern Mitarbeiter mit einbezogen werden können und sollten. Für die Bindung der Mitarbeiter ist es sicherlich von Vorteil, wenn diese bei grundlegenden Prozessen mit einbezogen werden. Dennoch ist es die Entscheidung der Unternehmensführung, ob überhaupt, und wenn ja, wie viele und in welcher

Form Mitarbeiter an dem Prozess teilhaben (▶ Praxis-Beispiel: Vision und Umsetzung von »Großartige Menschen – Großartige Einrichtung«).

Ebenso wie die Mitarbeiterbindung ist auch die Unternehmensvision ein Prozess, der fortwährender Pflege bedarf. Wie Knut Jahndorf, Pflegedienstleiter der Ambulante Dienste Gelsenkirchen gGmbH, im Interview betonte, sollte eine Unternehmensphilosophie auf **Kontinuität** aufgebaut sein. Eine Unternehmensphilosophie muss verlässlich sein. Dennoch ist es notwendig, die Philosophie Veränderungen anzupassen und neue Visionen und Leitlinien mit einzubeziehen. Eine Möglichkeit, dies zu gewährleisten, ist beispielsweise die Einrichtung einer Projektgruppe, die sich alle sechs Monate trifft und aktuelle Regeln und Strategien mit den Leitlinien und der Vision des Unternehmens vergleicht. In diesem Rahmen können auch Veränderungen mit eingearbeitet werden. Bei einem kleinen Unternehmen besteht statt der Einführung einer Projektgruppe natürlich auch die Möglichkeit, dass sich die Geschäftsführung (zum Beispiel im Rahmen einer jährlichen Klausurtagung) diesen Fragen und einer evtl. Anpassung widmet.

Praxis-Beispiel: Vision und Umsetzung von »Großartige Menschen – Großartige Einrichtung« in der Senioreneinrichtung
Die Senioreneinrichtung »An der Waldlichtung« [Name geändert] beschäftigt 220 Mitarbeiter. Nach der Gründung vor ca. 20 Jahren entschied sich die Unternehmensleitung nun dafür, die Vision sowie die Unternehmensziele zu überarbeiten. In einer Klausurtagung überlegten Geschäftsführer und Leitungskräfte gemeinsam, wie der Prozess umzusetzen sei. Viele der Leitungskräfte und auch ein Großteil der Mitarbeiter arbeiteten schon viele Jahre in der Einrichtung und kannten sowohl die positiven als auch die kritischen Schnittstellen des täglichen Arbeitsablaufes sehr gut. Mit diesem Hintergrundwissen und der Einstellung, dass die eigentlichen Experten direkt im Hause sind, wurde beschlossen, alle Mitarbeiter an dem Prozess zu beteiligen. So wurde eine Mitarbeiterversammlung einberufen, in der über das Projekt und die beschlossene Vorgehensweise informiert wurde. Die vom Leitungsgremium inhaltlich vorbereiteten Projektgruppen wurden ebenfalls vorgestellt. Dies waren Gruppen zu Themen wie Kommunikationskultur, Anerkennung von Leistung, Wertschätzung etc. Zahlreiche inhaltliche und organisatorische Fragen wurden gestellt und beantwortet, bevor sich alle Mitarbeiter einer Projektgruppe zuordnen mussten. Im zweiten Schritt setzten sich die Gruppen zusammen, diskutierten ein erstes Vorgehen und wählten einen Gruppensprecher und einen Vertreter. Die nachfolgenden Treffen fanden alle sechs bis acht Wochen während der Arbeitszeit statt. Die Gruppensprecher (oder ihre Vertreter) trafen sich alle drei Monate gemeinsam mit der Geschäftsführung, um den Stand der Dinge zusammenzutragen und gemeinsam zu überprüfen, ob sich alle im vorgegebenen Rahmen befanden. Auch die wichtige Abstimmungsarbeit an den Schnittstellen erfolgte in diesem Gremium. Die Mitarbeiter wurden angeregt, ihre eigenen Wünsche, die der Geschäftsführung, aber auch die der Angehörigen sowie von Kooperationspartnern in ihre Überlegungen mit einzubeziehen.

Der gesamte Prozess dauerte etwas über zwei Jahre. Die intensive, gemeinsame Arbeit der Mitarbeiter hatte zur Folge, dass sich der Leitspruch »Großartige Menschen – Großartige Einrichtung« im Unternehmen einprägte. Die Mitarbeiter hatten das Gefühl bekommen, dass das Unternehmen auf ihr Engagement zählte und dass sie alle gemeinsam einen für sich idealen Arbeitsplatz schaffen konnten. Dieser neu entwickelte Rahmen kam auch den Führungskräften im Alltag zu Gute. Regeln und Maßnahmen, die ursprünglich von den Mitarbeitern selbst initiiert waren, fanden verständlicherweise eine viel höhere Akzeptanz, als auferlegte, fremdbestimmte Spielregeln. Auch bei auftretenden Fehlern oder Beschwerden von Kunden oder Angehörigen wusste der einzelne Mitarbeiter sich gut darzustellen, da er den Hintergrund und die Begründung vieler Handlungsstrategien selbst mit entwickelt hatte. Heute – ein Jahr später – haben sich nachhaltig positive Ergebnisse herausgestellt, wie eine kürzlich durchgeführte Mitarbeiterbefragung zeigte:

- Erhöhte Zufriedenheit im Team
- Erhöhte Identifikation mit dem Unternehmen
- Wertschätzende, bereichsübergreifende Kommunikation (zum Beispiel zwischen Mitarbeitern aus der Küche, dem Pflegebereich und dem Reinigungsbereich)
- Das Gefühl erhöhter Verantwortung sich selbst und dem Unternehmen gegenüber

Auch wenn die für das Projekt investierten Kosten noch nicht messbar wieder in das Unternehmen zurückgeflossen sind, so hat sich die Investition in jedem Fall bereits heute gelohnt, so die Geschäftsführerin. Sie könne einen intensiven Prozess dieser Art »wärmstens« empfehlen.

■■ Zieltransparenz und Informationsfluss
Eine Pilotstudie von Philipp (2008) untersuchte die psychische Belastung von Pflegekräften an ihrem Arbeitsplatz. Die Studie zeigte, dass die Pflegekräfte unter anderem mangelnde Zielklarheit, mangelnde Transparenz von Strukturen und Veränderungen sowie unzureichende Informationsübermittlung als primär belastend empfanden (▸ Kap. 6.1.1). Auch die Ergebnisse der aktuellen Erhebung von

Loffing (2009) unterstreichen, wie grundlegend wichtig diese Themen im Alltag der Gesundheitsbranche sind. Mehrere der befragten Führungskräfte gaben auf die Frage, welche Elemente der Unternehmenskultur für die Mitarbeiterbindung aus ihrer Sicht grundlegend wichtig sind, vor allem die verlässliche und intensive **Informationspolitik** an. Die Mitarbeiter sollten sich zu jeder Zeit gut über die Ziele, neue Entwicklungen, Veränderungen etc. informiert fühlen. Dies sei grundlegend wichtig, damit sie sich konzentriert ihrer Arbeit widmen können. Darüber, wie ein solcher Informationsfluss gut funktionieren kann, gibt es unterschiedliche Ansichten: In jährlich oder halbjährlich stattfindenden Mitarbeiterversammlungen können die Mitarbeiter etwas über den aktuellen Stand von Zielen, Entwicklungen und Veränderungen erfahren sowie ggf. Fragen stellen und Anregungen zur Verbesserung des Informationsflusses geben. Auch in regelmäßig stattfindenden Stations- oder Teambesprechungen sollte die Leitung Informationen weitergeben.

Wie in ▶ Kap. 1 erläutert, ist Sicherheit ein grundlegendes Bedürfnis eines jeden Menschen. Durch die Transparenz von wirtschaftlichen Daten kann der Arbeitgeber dieses Bedürfnis bereits grundlegend befriedigen (▶ Praxis-Beispiel: Transparenter Informationstransfer im Klarastift: »Zahlen, Daten, Fakten«). Ein sinnvoller Schritt für eine offene und partnerschaftliche Unternehmenskultur, in der ein Mitarbeiter gerne bleibt.

Praxis-Beispiel: Transparenter Informationstransfer im Klarastift: »Zahlen, Daten, Fakten«
Im Altenzentrum Klarastift in Münster zeigen sich die ca. 100 Mitarbeiter sehr zufrieden mit dem Informationsfluss im Haus. Von der Geschäftsführung wird einmal im Jahr zu einer großen Mitarbeiterversammlung eingeladen. Die Versammlung trägt den Titel »Zahlen, Daten, Fakten«. Das bedeutet, dass der Geschäftsführer Michael Lucas nicht nur über die aktuelle Situation des Unternehmens, über erreichte Ziele und neue Pläne und Entwicklungen spricht, sondern auch die Gewinn-und-Verlust-Rechnung (in vereinfachter Darstellung), Bilanzen und einen wirtschaftlichen Ausblick auf das nächste Jahr vorstellt. Die Mitarbeiter haben die Möglichkeit, Fragen zu stellen und sich mit den

wirtschaftlichen Faktoren des Unternehmens auseinanderzusetzen. Sie gewinnen somit auch einen eigenen Einblick bezüglich der Sicherheit ihres Arbeitsplatzes. Ergänzend wird im Klarastift in den jährlich stattfindenden Mitarbeitergesprächen besprochen, was sich der Mitarbeiter bezüglich der Kommunikation mit seinem Vorgesetzten anders wünscht. So können die Mitarbeiter neben den regelmäßigen Mitarbeiterbefragungen auch persönlich Bedarf und Wünsche in der Verbesserung der Kommunikation nennen.

Idee Nr. 7 – Wirtschaftlichkeit transparent machen
Überlegen Sie, inwiefern Ihre Mitarbeiter die wirtschaftliche Situation Ihres Unternehmens einschätzen können – unter Umständen fragen Sie auch direkt danach. In welchem Rahmen könnten Sie sich vorstellen, Ihren Mitarbeitern weitere Informationen über die wirtschaftliche Situation zu geben? Probieren Sie verschiedene Optionen aus (Mitarbeiterversammlung, Informationen in Mitarbeitergesprächen, Newsletter).

Gerade in großen Einrichtungen, in denen unter Umständen innerhalb kurzer Zeit viel Veränderung stattfindet, kann es sinnvoll sein, solche Informations-Elemente für die Mitarbeiter zu initiieren, die jederzeit abrufbar sind. Gut nutzbar sind hierfür vor allem auch neue Medien, wie beispielsweise das Internet oder das hauseigene Intranet. Wird ein solches Medium regelmäßig gepflegt und aktuell gehalten, so bietet sich ein modernes Instrumentarium, mit dem sich die Mitarbeiter selbstständig über sämtliche Neuigkeiten oder Änderungen informieren können.

Idee Nr. 8 – Neue Informationsmedien nutzen
Nutzen Sie zur Weitergabe von Informationen auch neue Medien, wie ein unternehmensinternes Intranet. Besonders für größere Einrichtungen ist dies eine lohnende Investition. Die Mitarbeiter können zu jeder Zeit aktuelle

Informationen nutzen. Dabei können sie selbstverantwortlich entscheiden, inwiefern sie sich nur über ihren Bereich, über andere Bereiche, das gesamte Haus oder eine andere Station informieren möchten.

Praxis-Beispiel: Informationsfluss per Intranet bei Klinik-Umbau

In einem großen Klinikum war bereits seit längerer Zeit ein Umbau geplant. Fast alle Stationen und Bereiche waren im Laufe der zehn Monate für eine Zeit in die Umbaumaßnahmen involviert. Selbstverständlich kamen – je näher der Umbau an einen Bereich heranrückte – mehr und mehr Fragen von den Mitarbeitern und auch den Leitungskräften. Die bei einer Mitarbeiterversammlung dargereichten allgemeinen Informationen reichten nun nicht mehr aus. Die Unternehmensführung beschloss, die EDV-Abteilung gemeinsam mit dem Umbauleiter zu verpflichten, in einem separaten Teil des Intranets täglich die neuesten Informationen, Änderungen und Daten des Umbaus zu hinterlegen. So fanden sich dort genaue Baupläne, stets aktualisierte Zeitpläne, Angaben darüber, wann wo gearbeitet werden sollte und wo es zu Verzögerungen gekommen war. Auch die Ansprechpartner vor Ort sowie die für den Umbau verantwortlichen Personen waren dort aufgelistet. Nicht nur die Leitungskräfte, sondern auch die Mitarbeiter konnten sich so jederzeit darüber informieren, was wann bei ihnen passieren würde. Dieses Angebot wurde rege genutzt. Auch wenn der Umbau nicht ohne Verzögerungen verlief, so fühlten sich die Mitarbeiter zu jeder Zeit gut informiert und in den Prozess mit einbezogen.

Eine weitere innovative Methode, die Mitarbeiter über aktuelle Veränderungen, Entwicklungen und Neuigkeiten zu informieren, ist der Einsatz eines internen **Newsletter**s für die Mitarbeiter. Bei der Arbeit und/oder zu Hause verfügt heutzutage fast jeder über einen Zugang zum Internet. Ein Newsletter ist sehr viel kostengünstiger als eine Mitarbeiter- oder Unternehmenszeitung. Selbstverständlich bietet auch eine solche Zeitung viele Vorteile, doch können sich besonders kleine Unternehmen diesen Luxus oftmals nicht leisten. Ein Newsletter fordert

ebenfalls zeitliche Ressourcen zum Schreiben der Inhalte, deren Umfang und Länge jedoch sehr variabel sind. Das letztendliche Verschicken ist dann kostenlos. Möglich ist zudem die Einstellung, dass jeder Mitarbeiter persönlich mit Namen angesprochen wird – eine freundliche Art der Begrüßung.

Idee Nr. 9 – Interner Newsletter
Ein interner Newsletter ist eine kostengünstige Alternative zur Mitarbeiterzeitung. Die Mitarbeiter werden so ebenfalls persönlich über aktuelle Projekte und Neuigkeiten informiert. Je nach Unternehmensgröße kann ein Newsletter alle ein bis drei (oder auch sechs) Monate verschickt werden. Die Länge und die Inhalte des Newsletters sind ebenfalls variabel. Wichtig ist jedoch die Verlässlichkeit, dass der versprochene Rhythmus eingehalten wird.

Das LVR-Klinikum in Essen hat sehr erfolgreich eine wöchentliche **Sprechstunde** für seine Mitarbeiter etabliert, die rege angenommen wird. Es gibt dabei eine feste Stunde in der Woche, in der abwechselnd je eine der drei Betriebsleitungen den Mitarbeitern Rede und Antwort steht. Die Mitarbeiter können dabei Fragen jeglicher Art stellen, die sie beschäftigen. Das Angebot richtet sich an alle Mitarbeiter sämtlicher Professionen.

Idee Nr. 10 – Offene Sprechstunden
Bieten Sie als Unternehmensleitung oder als Führungskraft eine regelmäßige, offene Sprechstunde an. Auch wenn Sie nach dem Prinzip der offenen Tür arbeiten, bietet die Sprechstunde noch einmal ein konkreteres Angebot für den Mitarbeiter, mit seinem Anliegen zu Ihnen zu kommen. Mehrere Leitungen können sich dabei abwechseln.

Die Erfahrungen zeigen, dass sich die investierte Zeit, um Informationen bereitzustellen oder Fragen persönlich zu beantworten, auszahlt. Besonders auch die Informationsweitergabe in regelmäßigen Abständen (Newsletter oder regelmäßige Sprechstunden) bietet eine praktikable Lösung, um

Zieltransparenz und Informationsfluss als Teil der Unternehmenskultur im Alltag umzusetzen.

■ ■ Mitarbeiterorientierte Personalpolitik

Was bedeutet mitarbeiterorientierte Personalpolitik? Nach Reuschenbach (2004, S. 38 ff.) beinhaltet mitarbeiterorientierte Personalpolitik, im Unternehmen Bedingungen zu schaffen, die dafür sorgen, dass die gegenwärtigen Mitarbeiter gerne und langfristig im Unternehmen bleiben. Der Unternehmer, der Geschäftsführer und die Leitungskräfte kümmern sich somit aktiv um die Belange ihrer Mitarbeiter. Sie beziehen die Mitarbeiter in das Unternehmen betreffende Entscheidungen – wann immer es möglich ist – aktiv mit ein. Der bundesweiten Pilotstudie zur psychosozialen Belastung von Pflegekräften (Philipp, 2008) zufolge, wünschen sich Mitarbeiter neben einem guten Team von ihren Arbeitgebern vor allem (transparente) Kommunikation, Wertschätzung und Partizipation. Dies macht deutlich, wie gerne sich Mitarbeiter mit ihrem Unternehmen identifizieren möchten und die Chance zur Mitsprache und zu einem erweiterten **Eigen-Engagement** gerne annehmen. Voraussetzungen hierfür sind Optionen, in denen eine Aus- und Mitsprache möglich, erwünscht und gefördert wird. Dies kann nur durch einen gelebten Grundsatz der Führungsriege geschehen, die sich aktiv und nah an den Mitarbeitern ins Geschehen einbringt. Doch wie kann dies in der Praxis aussehen? Eigentlich selbstverständlich in der Pflege ist das Instrument der **Teambesprechung**. Diese werden meist zum Schichtwechsel mit allen anwesenden Mitarbeitern beider Schichten absolviert. Leider ist in diesen Sitzungen in den meisten Fällen jedoch kaum ausreichend Zeit, über alle Bewohner bzw. Kunden und über Aktuelles zu sprechen, geschweige denn über außerfachliche, zusätzliche Themen. Um dennoch Möglichkeiten der Mit- und Aussprache zu geben, bietet es sich beispielsweise an, einen Anteil der Teamsitzungen zu einem außerfachlichen Teil zu etablieren. Hier können sowohl mit einem »Blitzlicht« die aktuelle Befindlichkeit der Mitarbeiter abgefragt werden als auch bestimmte Themen (z. B. Kommunikation, Umgang miteinander, Partizipation, etc.) diskutiert werden.

> **Idee Nr. 11 – Außerfachliches »Blitzlicht«**
> Etablieren Sie in Ihren Teamsitzungen oder Übergaben eine »Blitzlicht-Runde«. Hier können die Mitarbeiter zu aktuellen Themen ihre Meinung loswerden und fühlen sich wertgeschätzt und einbezogen – vorausgesetzt, die jeweilige Führungskraft nimmt die Rückmeldungen ernst und kommuniziert eindeutig, was sie tun kann und was nicht.

Generell sollten die Mitarbeiter im Rahmen der mitarbeiterorientierten Personalpolitik ins aktuelle Geschehen einbezogen werden. Dies kann mittels Projektgruppen geschehen, aber ebenso bei Rekrutierungsmaßnahmen, Marketing- und Veränderungsprojekten. So kann sich nicht nur das Unternehmen um die Interessen der Mitarbeiter kümmern, sondern auch die Mitarbeiter selbst bekommen durch einen ausreichenden Informationsfluss die Möglichkeit, sich für die Belange des Unternehmens zu engagieren. Hierbei variieren die Möglichkeiten von der Unterstützung für ein kleines Projekt bis hin zur verantwortlichen Leitung eines Teilbereiches des Unternehmens.

Decker (2000, S. 58) schreibt in diesem Zusammenhang:

» Sozialeinrichtungen und Hilfsorganisationen besitzen ein wirkungsvolles Know-how, anderen Menschen sozial und medizinisch zu helfen. Bieten Sie diese Hilfen auch nach innen an, Ihren Mitarbeitern! «

Wird dieser Grundsatz verfolgt und werden die **Mitarbeiter als Schlüssel zum Erfolg** betrachtet, wird auch das Unternehmen langfristig erfolgreich agieren können. Für die Mitarbeiter ist es zudem hilfreich, wenn sie anhand des gelebten Leitbildes des Unternehmens eine Orientierung für ihr Handeln und ihr Engagement erfahren. Solche Leitlinien können eine große Wirkung haben und ein Gefühl von »gemeinsam für ein Ziel« erreichen. Hierfür müssen sie jedoch verständlich, klar, eindeutig, positiv und emotional ansprechend formuliert sein. Nur so können darauf aufbauend Maßnahmen der Mitarbeiterbindung implementiert und Ziele realisiert werden.

3.3 Identifikation und Commitment

■■ **Passung zwischen Mitarbeiteridentität und Unternehmensidentität**

Langfristig an ein Unternehmen binden wird sich vor allem der Mitarbeiter, der sich gut mit den Zielen und Leitbildern seines Unternehmens identifizieren kann. Das Bedürfnis nach **Zugehörigkeit** zu einer bestimmten sozialen Gruppe wurde bereits in ▸ Kap. 1 ausführlich dargestellt. Gerade in einer Zeit, in der eine zunehmende Individualisierung zu beobachten ist, gewinnen die Themen Identität und Zugehörigkeit wieder vermehrt an Bedeutung. Eine große Rolle spielt hierbei natürlich auch das **Wertesystem**, das mit der Unternehmenskultur geprägt wurde. Identifiziert man sich als Mitarbeiter mit den Werten seines Unternehmens, so müssen diese verlässlich sein. Zum einen müssen sie zur Tradition des Unternehmens passen, zum anderen sollten sie auch bei Veränderungen und Umstrukturierungen im Grundsatz erhalten bleiben. Gelingt einem Unternehmen dies und fühlt sich der Mitarbeiter mit dieser Identität verbunden, so kann bereits ein wesentlicher Teil der Mitarbeiterbindung erreicht sein.

> **Werte**
>
> Kann sich ein Mitarbeiter mit den Werten seines Unternehmens identifizieren, fühlt er sich meist bereits grundlegend wohl. Eine solche Identifikation kann als ein wesentlicher Bindungsfaktor bezeichnet werden und ist gerade in heutigen Zeiten der Schnelllebigkeit und Unverbindlichkeit von großer Bedeutung.

Um als Mitarbeiter herauszufinden, ob die eigene Identität zu der des Unternehmens passt, müssen beide deutlich definiert sein. Erst dann sind ein Abgleich sowie eine Antwort auf die Frage »Passen wir überhaupt zusammen?« möglich. Hierzu müssen grundlegend zwei **Voraussetzungen** erfüllt sein:

1. Kenntnis der eigenen Identität und der eigenen Werte
2. Kenntnis der Unternehmensidentität und seiner Werte

Die eigene Identität ist ein psychologisch breit erforschtes Feld. Die Kenntnis darüber ist von vielen Persönlichkeitseigenschaften und auch vom Lebensalter abhängig. Ein junger Mitarbeiter wächst jedoch auch durch seine Arbeit in seiner eigenen Identität. Mit Angeboten zu Teamentwicklung, Fort- und Weiterbildung, aber auch mit psychosozialen Unterstützungsangeboten kann der Arbeitgeber den Mitarbeiter zusätzlich unterstützen, die eigene Identität klarer zu erkennen und zu stärken. Auch regelmäßige Zielvereinbarungsgespräche können dem Mitarbeiter interessante Hinweise zu seinen Stärken und Entwicklungspotenzialen geben.

Um den Mitarbeitern Kenntnis über die Unternehmensidentität, die Werte und die Leitlinien des Unternehmens zu geben, müssen diese Inhalte transparent für jeden Mitarbeiter zugänglich und auch verständlich sein. Auch hier steht das gemeinsam zu erreichende Ziel im Vordergrund. Wird all dies von Unternehmensleitung und den Führungskräften jedoch nicht authentisch vorgelebt, so wird sich ein Mitarbeiter allein aus dem Grund nicht binden wollen bzw. können, weil er die genaue Identität des Unternehmens gar nicht kennt.

> ❯ Ein Mitarbeiter kann sich nur dann an ein Unternehmen binden, wenn er seine eigene Identität mit der des Unternehmens vergleichen kann. Die Kenntnis über Werte und Leitlinien des Gegenübers reichen jedoch nicht wirklich aus – nur wenn im Unternehmen die Kultur auch spürbar gelebt wird, kann und wird sich der Mitarbeiter auf die Einrichtung einlassen.

■■ **Identifikation mit dem Unternehmen**

Wie es in der Sozialpsychologie die »Theorie der Sozialen Identität« gibt, gibt es in der Organisationslehre den Begriff der »**Organisationalen Identifikation**«, mit der die Identifikation im Arbeitskontext beschrieben werden kann. Von Dick (2007, S. 288) beschreibt diese wie folgt:

> ❯❯ Organisationale Identifikation ist das Wissen eines Mitarbeiters, einer bestimmten Organisation anzugehören, zusammen mit den Gefühlen und

der subjektiven Wertschätzung, die der Mitarbeiter dieser Zugehörigkeit beimisst. **«**

In der Definition wird deutlich, dass bei der Identifikation mit dem Unternehmen das Wissen, zu diesem Unternehmen dazuzugehören, und die eigenen Gefühle eine Rolle spielen. Als Beispiel identifiziert sich eine professionelle Pflegekraft mit ihrem Arbeitgeber, dem Klinikum Sonnenschein [Name geändert], dann, wenn sie weiß, dass sie zum Klinikum Sonnenschein gehört und sie dieses Wissen mit positiven Gefühlen verbindet. Die Zugehörigkeit zum Klinikum ist ihr wichtig. Aus diesem Grunde ist sie bei ihrer Arbeit sehr engagiert. Sie möchte, dass die Klinik nach außen in einem guten Licht erscheint und positiv über die Arbeit vor Ort gesprochen wird. Da sich die Pflegende als ein Teil des Klinikums Sonnenschein fühlt, kommt ein gutes Image auch ihrem eigenen Selbstwert zugute. Eine positive Spirale, die sowohl für den Mitarbeiter als auch für den Arbeitgeber von Vorteil ist.

> ❯ Ziel eines Unternehmens sollte es sein, dass sich der Mitarbeiter (organisational) mit dem Unternehmen identifiziert. Ist dies der Fall, wird der Mitarbeiter »automatisch« gut für sein Unternehmen arbeiten und bei ihm bleiben wollen – da er sich selbst als Teil dessen fühlt.

▪▪ Unternehmensbindung

Unternehmensbindung, Organisationsbindung oder auch (organisationales) Commitment bezeichnen das Ausmaß der Identifikation eines Mitarbeiters seinem Unternehmen gegenüber. Hierbei kann unterschieden werden, auf welcher Ebene die Identifikation primär vorherrscht. Eine Unterteilung in **drei Komponenten** ist möglich (von Dick, 2007, S. 288):

1. Affektives Commitment: emotionale Bindung an die Organisation
2. Normatives Commitment: moralisch-ethische Bindung an die Organisation; Werte der Organisation werden akzeptiert
3. Fortsetzungsbezogenes Commitment (rationale Komponente): Bindung an die Organisation aufgrund entstehender Kosten beim Verlassen dieser

Ein Unternehmen sollte insbesondere der affektiven Unternehmensbindung Beachtung schenken. Eine hohe Ausprägung dieser emotionalen Bindung zeigt die große persönliche Bedeutung, die ein Mitarbeiter für sein Unternehmen empfindet. Da der Mitarbeiter sich als Teil dessen fühlt, möchte er aus seiner Sicht das Unternehmen »nie« verlassen. Einer Studie (u. a. mit Altenpflegekräften) von Schmidt und Wegge (2008) zufolge steigt sogar die Lebensqualität, wenn sich ein Mensch mit seinem Unternehmen emotional verbunden fühlt. Eine besonders **hohe Unternehmensbindung** lässt sich ihrer Forschung nach durch Folgendes erreichen:

- Soziale Unterstützung und Rückendeckung durch das Unternehmen
- Ausreichend Autonomie für den einzelnen Mitarbeiter
- Ganzheitliche Tätigkeiten
- Faire Bezahlung
- Größere Handlungsspielräume

> **Idee Nr. 12 – Ideensammlung Unternehmensbindung**
>
> Initiieren Sie eine eintägige Klausurtagung oder reservieren Sie einige Stunden einer Besprechung für das Thema »Unternehmensbindung«. Schauen Sie sich gemeinsam kurz die dahinter liegende Theorie und evtl. einige Forschungsergebnisse an. Überlegen Sie anschließend gemeinsam, in welchen Bereichen Ihr Unternehmen bereits gute Unterstützung für den Mitarbeiter leistet, so dass dieser sich zugehörig fühlen kann. Im Anschluss können Sie – evtl. mit Hilfe einer kreativen Methode – Ideen sammeln, was Sie sich als Mitarbeiter noch vorstellen oder wünschen könnten, damit Sie sich möglichst stark mit Ihrem Unternehmen identifizieren. Versuchen Sie dabei, sich in viele verschiedene Mitarbeiter hineinzuversetzen. Zum Schluss wählen Sie zusammen die Ideen aus, die Sie weiter verfolgen möchten, und planen (im Rahmen dieser Besprechungsrunde oder mit einem kleinen Projektteam) das weitere Vorgehen sowie Optionen zur Umsetzung.

Die Forschungsergebnisse unterstreichen, wie wichtig das Wissen, dass die Unternehmensführung beziehungsweise die Führungskraft das eigene Handeln für gut befindet, für den Mitarbeiter ist. Zudem möchten sich Mitarbeiter für ihre Einrichtung engagieren können, sie möchten Verantwortung übernehmen und auch kreative oder innovative Ideen einbringen können. Der Rahmen hierfür muss von der Leitung vorgegeben und umgrenzt sein, wie es das ▶ Praxis-Beispiel »Gemeinsame Gestaltung des Mitarbeiterpausenraumes« zeigt.

Praxis-Beispiele: Gemeinsame Gestaltung des Mitarbeiterpausenraumes

In einer sozialpsychiatrischen Einrichtung in Bayern befanden die Mitarbeiter im Rahmen einer Mitarbeiterversammlung, dass sie stärker an der Gestaltung des Hauses und ihrer Arbeit beteiligt werden sollten. Als die Leitung nach konkreten Ideen oder Vorstellungen fragte, kam der karge Mitarbeiterraum zur Sprache, den das Haus schon seit einem Jahr verändern wollte. Nach gemeinsamen weiteren Überlegungen wurde beschlossen, dass die Einrichtung alle Materialien sowie neues Mobiliar (in Summe maximal X Euro) finanzieren würde. Die Mitarbeiter dürften eigenständig über die Gestaltung entscheiden. Im Gegenzug würden sie sich die Zeit, die sie für die Veränderung bräuchten, in ihrer Freizeit nehmen.

Nach nur kurzer Zeit und zahlreichen Vorschlägen wurde unter den Mitarbeitern über die Art der Gestaltung entschieden. In den folgenden Wochen trafen sich mehrere Mitarbeiter, um den Raum zu renovieren und zu streichen. Am Wochenende brachten einige Mitarbeiter sogar ihre Familien mit. Das Ergebnis macht die Mitarbeiter bis heute täglich von Neuem stolz und froh. Ihre Anfrage wurde ernst genommen und sie konnten gemeinsam einen Teil ihrer Einrichtung zu ihrem eigenen machen.

▪▪ Maßgeblichen Einfluss hat die Führungskraft…
Der Anspruch nach einer gelebten Unternehmenskultur, in der Identifikation und Unternehmensbindung möglich sind, ist ein hoher. Für die einzelne Führungskraft bedeutet dies eine zusätzliche Anforderung. Die Unternehmenskultur hängt von der Führung ab wie von keinem zweiten Bereich. Die

Führungskräfte gelten als **Vorbilder**, als Vorzeigepersonen, sowohl nach innen als auch nach außen. Je höher sie sich in der Hierarchieebene befinden, desto mehr zählt ihre Haltung.

> **Verantwortung**
>
> Die Führungskultur prägt die Unternehmenskultur so sehr wie kein zweiter Bereich. Die Verantwortung der Führungskräfte, als Vorbild zu fungieren und die Werte und Leitlinien authentisch zu leben, ist somit sehr hoch.

Der Anspruch an die Führungskräfte ist auch deshalb so hoch, weil vieles von dem, was im Unternehmensleitbild steht, nicht für jeden Mitarbeiter mit **konkreten Handlungsempfehlungen** verbunden ist. Möchte sich ein Mitarbeiter dennoch mit seinem Unternehmen identifizieren und nach dessen Leitlinien arbeiten, sucht er – ob bewusst oder unbewusst – nach einem Vorbild. Aus der Psychologie ist der **Effekt der Nachahmung** weitgehend bekannt. Insbesondere bei Unsicherheiten des eigenen Verhaltens oder Unsicherheit, was das Gegenüber für Erwartungen hat, braucht der Mensch eine Person, bei der er sich Verhaltensweisen und Handlungen abschauen kann. Eine Führungskraft wird automatisch intensiv beobachtet. Aus Sicht der Mitarbeiter sollte sie fair sein und ihre Mitarbeiter aktiv in das Geschehen einbeziehen. Vor allem jedoch sollte die Führungskraft **authentisch** sein und auch auf Rückfragen oder kritische Anmerkungen souverän im Sinne der Kultur des Unternehmens Stellung beziehen können. Sie sollte hinter den Konzepten und Leitlinien stehen und zudem wissen, wie diese im Alltag umzusetzen sind. Besonders die für die Mitarbeiterbindung wichtigen Anforderungen beinhalten komplexe Details, deren Umsetzung von einer Führungskraft erwartet wird. Eine ausführliche Darstellung der Führungskultur als ein Erfolgsfaktor der Mitarbeiterbindung findet sich in ▶ Kap. 8.

3.4 Der politische Gipfel: (Arbeits-) Klima, (Arbeits-)Sicherheit und (Arbeits-)Umwelt

■■ Organisationsklima

Auch wenn im allgemeinen Sprachgebrauch die Begriffe Unternehmenskultur und Organisationsklima oft synonym verwendet werden, bezeichnen sie genau genommen unterschiedliche Dinge. Während die Unternehmenskultur die Grundhaltungen, Normen und Werte eines Unternehmens beinhaltet, beschreibt der Begriff Organisationsklima primär die subjektiv erlebte Qualität der Zusammenarbeit und des Zusammenwirkens in einem Unternehmen (Weinert, 2004, S. 641 ff.). So geht es hier um die Art und Weise, wie die Organisation arbeitet und funktioniert. In der Praxis wird unter Organisations- oder auch Betriebsklima zumeist die »**Wetterlage**« verstanden, nämlich inwiefern die Stimmung in der Einrichtung als gut, mäßig oder weniger gut zu bezeichnen ist. Auch wenn dieser Zustand von zahlreichen Faktoren beeinflusst ist, spielt er in der täglichen Arbeit eine große Rolle. Für die Entscheidung eines Mitarbeiters, sich langfristig an das Unternehmen zu binden, kann er sogar maßgeblich sein.

> **Klima**
>
> So subjektiv das Konstrukt »Organisationsklima« zunächst scheint, umso wichtiger ist es für die Bindung von Mitarbeitern. Denn für die Entscheidung, sich an ein Unternehmen zu binden oder es zu verlassen, sind auch subjektive Empfindungen, wie beispielsweise die Stimmung im Unternehmen, von großer Bedeutung.

Wenn ein solch subjektiver Bereich eine so große Bedeutung hat, stellt sich natürlich die Frage, wie eine Konkretisierung vorgenommen werden kann? Eine interessante Arbeit diesbezüglich stellt die Analyse des »psychologischen Klimas« von James und James (1989, in Weinert, 2004, S. 649 f.) dar. In dieser Arbeit wurden vier Faktoren identifiziert, die für das Organisationsklima von **entscheidender Bedeutung** sind:

1. Rollenstress und das Fehlen von Harmonie
2. Herausforderung bei der Arbeit und Autonomie
3. Unterstützung und Erleichterung durch die Führungskraft
4. Kooperation in einer Arbeitsgruppe, Freundlichkeit und Wärme

Die vier Faktoren verdeutlichen einmal mehr das Zusammenspiel verschiedener Bereiche, die für ein Gesamtkonstrukt wie das des Organisationsklimas gleichsam wichtig sind. So sind sowohl die eigene Rolle als auch die Führungskultur und die Zusammenarbeit im Team für die Stimmung im Unternehmen bedeutend. Auch die Bindung eines Mitarbeiters ist nicht nur von Faktoren abhängig, die ihn allein betreffen, auch wenn Rollenkonflikte und die Wichtigkeit der eigenen Arbeit eine hohe Relevanz haben. Ebenso entscheidend sind die Partner, mit denen die alltägliche Arbeit gestaltet wird. Hierbei ist der Rückhalt der Führungskraft ebenso relevant wie die Kooperation im und mit dem Team. James und James (1989, in Weinert, 2004, S. 651 ff.) stellen in ihrer Arbeit zudem heraus, dass die vier dargestellten Faktoren für den einzelnen eine weitgehende psychologische Bedeutung haben und über das Wohlbefinden der Person im Unternehmen entscheiden können (◨ Abb. 3.2).

> **Vier Faktoren**
>
> Die vier Faktoren des Organisationsklimas dienen nicht nur der besseren Handhabbarkeit des Konstruktes Organisationsklima. Alle Faktoren sind für das Wohlbefinden eines Mitarbeiters mit entscheidend – und bestimmen somit maßgeblich auch seinen Wunsch, sich langfristig an das Unternehmen zu binden oder nicht.

■■ Eine sichere Arbeitsumgebung

Die Relevanz der Arbeitsumgebung für die Mitarbeiterbindung ist unumstritten ebenso hoch wie die des Organisationsklimas. Auf die Arbeitsumgebung haben nicht nur das Unternehmen, die Führungskräfte und die Mitarbeiter mit- und untereinander Einfluss, sondern auch übergeordnete (Leistungs-)Träger und Gesellschafter. Aber auch

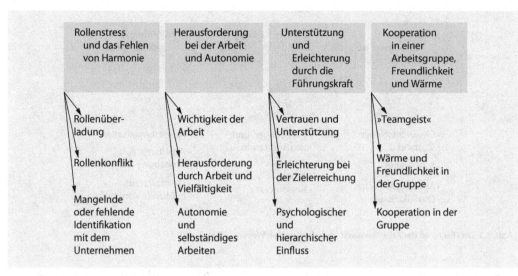

☐ **Abb. 3.2** Die vier Faktoren des Organisationsklimas

rechtliche und politische Bedingungen spielen eine große Rolle. Ein speziell in der Gesundheitsbranche wichtiger Bereich ist zudem der der **Arbeitssicherheit**. Hier sind verschiedene Inhalte als wichtig zu beachten, wie beispielsweise:

- Arbeitsanforderungen
- Arbeits- und Hilfsmittel
- Prävention von Verletzungen
- Prävention von Gewalt

Bei einer sicheren Arbeitsumgebung geht es dabei sowohl um die Sicherheit der Mitarbeiter als auch um die Sicherheit der Patienten und Kunden. Der enge Zusammenhang zwischen Arbeitsbelastung und Behandlungsfehlern ist keineswegs neu. Auch die Qualifikation der Kollegen sowie eine erhöhte Anzahl examinierter Kräfte in der Pflege kann die Arbeitssicherheit und den Qualitätsstandard nach oben korrigieren. Das heißt, dass sowohl menschliche als auch organisatorische ebenso wie kundenorientierte und technische Faktoren zusammenspielen und sich zudem wechselseitig beeinflussen.

❯ Fühlt sich ein Mitarbeiter an seinem Arbeitsplatz nicht sicher, so wird er weder qualitativ gute Arbeit leisten können, noch sich in seinem Unternehmen wohl fühlen. Für ein Zugehörigkeitsgefühl und die

Bindung an ein Unternehmen sind sichere Arbeitsbedingungen eine Grundvoraussetzung.

Zur weiteren Absicherung sollte ein **Risikomanagement-System** installiert sein. Zudem sollten Richtlinien und Anweisungen für Sofortmaßnahmen bzw. ein Krisenmanagement für verschiedene Notfälle selbstverständlich sein. Auf langfristige Sicht sind Verantwortliche, evtl. in Zusammenarbeit mit einer Arbeitsgruppe, zu benennen, die sich um die fortwährende Sicherheit vor Ort kümmern. In jedem Fall sollte es Arbeitsanweisungen und Handlungsrichtlinien geben, die für jeden Mitarbeiter verbindlich sind. Sicher sind auch das **Qualitätsmanagement** im Haus sowie die Hygiene in Gesundheitsbetrieben von elementarer Wichtigkeit für die Sicherheit der Mitarbeiter und Kunden. So kann das Unternehmen selbst einiges tun, um eine möglichst sichere Arbeitsumgebung zu gewährleisten. Vor Ort und im Alltag muss jedoch auch jeder Mitarbeiter eigenständig die Verantwortung für sich selbst und seinen Kunden übernehmen. Hier kann das Unternehmen seine Mitarbeiter lediglich unterstützen und ihm alles bereitstellen, was seiner Sicherheit dienen könnte – sei es Hilfsmittel, Fortbildungen oder konkrete Handlungsrichtlinien (Greiml, 2009). Werden Arbeitsanweisungen jedoch nicht befolgt, sollten zuverlässig Konsequenzen folgen.

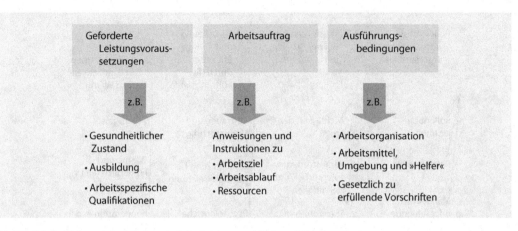

☐ Abb. 3.3 Drei Faktoren der Arbeitsumwelt (in Anlehnung an Weinert, 2004, S. 650)

■ ■ **Die Arbeitsumwelt**

Auch die Arbeitsumwelt ist keineswegs ein ein-
dimensionales Konstrukt. Nach Frieling (1999, S.
468 ff.) gibt es drei Bereiche, die die Arbeitsumwelt
primär ausmachen, nämlich
═ die geforderten Leistungsvoraussetzungen,
═ den Arbeitsauftrag und
═ die Ausführungsbedingungen.

Diese drei Bereiche kennzeichnen die Anforderung, die die Arbeit an den Mitarbeiter stellt
(☐ Abb. 3.3).

Natürlich variiert die Wahrnehmung dieser
Anforderung von Mensch zu Mensch erheblich.
Sowohl individuelle Fähig- und Fertigkeiten als
auch die Motivation, Gesundheit und Einstellung
beeinflussen die Wahrnehmung, ob die Aufgabe als
Belastung oder Beanspruchung empfunden wird.
Diese Bewertung, die einen direkten Einfluss auf
das jeweilige Arbeitsergebnis hat, ist höchst individuell. Dennoch ist sie ein wichtiger Teil der
Arbeitsumwelt. Denn wie die private Umwelt wird
auch die Umwelt im Arbeitskontext verschieden
wahrgenommen, gefiltert und bewertet. Wiederum gibt es auch hier einige Faktoren, auf die das
Unternehmen oder seine Führungskräfte keinen
beziehungsweise kaum einen Einfluss haben, und
andere, auf die sie einen großen Einfluss ausüben
können: So kann vor allem der Arbeitsauftrag eindeutig und klar beschrieben, Arbeitsmittel können
zur Verfügung gestellt und Abläufe wohl strukturiert sein. Auch die **Ausführungsbedingungen**

für die einzelnen Tätigkeiten und Aufgaben sollten
bestmöglich vorbereitet und erfüllt sein. Bietet das
Unternehmen seinen Mitarbeitern diese Unterstüt-
zungen kompetent und zuverlässig, so ist ein weiteres Fundament als Bindungsgrundlage geschaffen.
Vorsicht ist jedoch auch hier im Punkt Zufriedenheit geboten: Zufriedenheit wird sich erst dann
einstellen, wenn die Erwartungen des Mitarbeiters
übertroffen werden. Die Bereitstellung der genannten Maßnahmen und Bedingungen allein führt
zunächst nur dazu, dass der Mitarbeiter nicht unzufrieden ist. Grund genug, die Bedingungen für
eine individuelle Arbeitsumwelt bestmöglich zu erfüllen beziehungsweise bereitzustellen.

3.5 Wie reden wir eigentlich miteinander? Kommunikation als Kultur

Ganz gleich, ob der Alltag geplant und ruhig verläuft
oder ob ein hoher Krankenstand bzw. Personalmangel und zusätzliche Anforderungen jeglicher Art
die Belastung steigen lassen – die Kommunikation
untereinander kann jederzeit zum Reibungspunkt
werden. Doch die Art und Weise, wie im Unternehmen miteinander gesprochen wird, ist ein es-
senzieller Bestandteil der Unternehmenskultur. In
einer Branche wie unserer, die der Gesundheit und
Pflege, herrscht im Alltag nur selten »Normalität«.
Die psychische und physische Belastung ist hoch,
teilweise steht nicht ausreichend Personal zur Ver-

3.5 · Wie reden wir eigentlich miteinander? Kommunikation als Kultur

57

3

fügung. Hinzu kommt die Anforderung, täglich mit verschiedensten Berufsgruppen eng zusammenzuarbeiten. Die konstruktive gemeinsame Arbeit wird auf die Probe gestellt, was zu Reibereien oder Unstimmigkeiten, Schuldzuweisungen, Vorwürfen oder auch zum Schweigen von Mitarbeitern führen kann. Diese **Kommunikationsblockaden** können das Arbeitsklima, und unter Umständen auch die Qualität der Arbeit, beeinträchtigen.

Besonders in der Gesundheits- und Pflegebranche bringt der Alltag hohe Ansprüche an die Kommunikation mit sich.

Dialog

Wird die Kommunikation (auch unterschwellig) von den Mitarbeitern und/oder den Führungskräften als nicht positiv und konstruktiv empfunden, so besteht Handlungsbedarf. Zu groß ist sonst die Gefahr, dass sich das Arbeitsklima und die Qualität der Arbeit verschlechtern.

■■ Konstruktive Kommunikationsstandards

Da der Bereich der Kommunikation ein Bereich ist, der alle Personen und alle Unternehmensbereiche gleichermaßen betrifft, ist auch eine Veränderung nur schwer beziehungsweise langsam durchzusetzen. Unstimmigkeiten und eine negative Kommunikationskultur können sich schleichend entwickeln – deren Folgen auch. Ebenso können neu implementierte Maßnahmen oder Kommunikationsstandards nur über die Zeit wachsen und sich nach und nach etablieren. Einmal mehr tragen hier die Leitungskräfte eine **große Verantwortung**. Sie müssen als Vorbild der Kommunikationskultur fungieren und tragen maßgeblich zu einer erfolgreichen Kommunikation bei. Dies inkludiert gleichermaßen die Gesprächsführung, konstruktive Kritik und Feedback, aber auch Streitgespräche, Diskussionen und die Besprechungskultur. All diese Punkte tragen für den Mitarbeiter dazu bei, sich im Unternehmen mehr oder weniger wohl zu fühlen. Doch wie ist es möglich, diese tief sitzenden Kommunikationsmuster und evtl. auch -barrieren zu erneuern? Auch wenn es ein grundsätzliches Vorgehen hierbei nicht geben kann, so ist es doch stets empfehlenswert, zunächst den aktuellen Stand zu evaluieren.

So können Schwierigkeiten bereits etwas genauer definiert und umrahmt werden, doch auch die positiven Seiten der Kommunikation können und sollten heraus gestellt werden. Anschließend können die **Kommunikationsstandards** überarbeitet werden, bevor es dann zur konkreten (Wieder-)Einführung bestimmter Kommunikationsinstrumente kommen kann (Tinnenfeldt, 2003, S. 81 ff.).

Maßnahmen zur Überprüfung der Kommunikationskultur
1. Bestandsaufnahme: aktueller Stand, Eindrücke, Stellungnahmen
2. Überprüfung der Kommunikationsstandards, bei Bedarf Überarbeitung bzw. Neugestaltung der Standards
3. (Wieder-)Einführung von Kommunikationsinstrumenten

Möchte ein Unternehmen seine Kommunikationsstandards überprüfen und gegebenenfalls überarbeiten, so sind zeitliche und personelle Ressourcen dafür zu schaffen. Um eine erste Bestandsaufnahme zu bekommen, bietet sich die Möglichkeit, als Ausgangspunkt Arbeitsgruppen zu schaffen. Diese können sich mit verschiedenen **Fragestellungen** beschäftigen bzw. diese ausarbeiten:

– Positive Beispiele der Kommunikation (erwünscht, erfreuend, hilfreich)
– Verbesserungswürdige Beispiele der Kommunikation (belastend, ungenau, (ver-)störend)
– Wünsche für die Kommunikation

In einem größeren Unternehmen sowie bei einer Betrachtung im Detail empfiehlt es sich außerdem, die analysierten Bereiche und Muster noch einmal aufzuteilen in

– Kommunikation und Umgang unter Kollegen und Mitarbeitern sowie
– Kommunikation und Umgang mit Führungskräften bzw. Vorgesetzten.

Möglicherweise ist die Kommunikation in einem der Bereiche für die meisten Beteiligten sehr zufrieden stellend, in dem anderen jedoch punktuell verbesserungswürdig. Dann kann entweder am Umgang der Mitarbeiter untereinander oder an den

Kommunikationsmustern der Leitungen (evtl. auch in den Leitlinien der Führung) intensiver gearbeitet werden. In solchen Arbeitsgruppen kann zudem Raum geschaffen werden, um auch unterschwellige Stimmungen wahrzunehmen und zu hinterfragen. Erfahrungsgemäß ist dies besonders gut möglich, wenn die Gruppe von einer externen Person begleitet und in ihrer Arbeit unterstützt wird.

Kommunikation ist ein sehr sensibles, unter Umständen heikles und wichtiges Thema zugleich.

Unterstützung

Um bei einer Arbeit an der internen Kommunikationskultur auch unterschwellige Meinungen und Eindrücke zu erfragen, ist es empfehlenswert, sich durch eine externe Begleitung unterstützen zu lassen. So fällt es unter Umständen leichter, mehrere Perspektiven einzunehmen und versteckte Deutungen anzusprechen und aufzudecken.

Welche Ergebnisse auch immer nach einer Bestandsaufnahme vorherrschen – durch die gemeinsame Arbeit wird meist schon deutlich, dass zur Veränderung von Kommunikationsmustern jeder Einzelne einen Beitrag leisten muss. Dieses Bewusstsein kann nur durch die **aktive Beteiligung** entstehen und bietet dann einen entscheidenden Vorteil für die letztendliche Umsetzung. Nach einer erfolgten Bestandsaufnahme können die bisher üblichen Kommunikationsstandards überprüft werden. Hierbei sollte zwischen den im Leitbild definierten Richtlinien und den im Alltag üblichen Kommunikationsstandards unterschieden werden. Mitunter können sich große Differenzen zwischen beiden Bereichen ergeben. Möglicherweise können gute Alltagsmuster, die von den Mitarbeitern als positiv bewertet worden sind, vertieft werden und anteilig ins Leitbild einfließen. So können neue oder veränderte **Leitlinien für die Kommunikation** unter den Mitarbeitern sowie mit den Leitungskräften erarbeitet beziehungsweise bestehende Leitlinien angepasst werden. Bevor die Leitlinien von der Arbeitsgruppe an die anderen Mitarbeiter gehen, sollte überprüft werden, ob die Ideen konkret, auf ein bestimmtes Verhalten bezogen und handlungsrelevant sind. Dies sind grundlegende Voraussetzungen für die Verwirklichung von Leitlinien. Nach der Veröffentlichung der Entwürfe sollten alle Mitarbeiter die Möglichkeit haben, Änderungsvorschläge oder Anmerkungen einbringen zu können. Nach einer weiteren Überarbeitung durch die Arbeitsgruppe sollte in einer Mitarbeiterversammlung über die Umsetzung der Leitlinien abgestimmt werden. Zudem können optional Möglichkeiten diskutiert werden, was passiert, wenn jemand die (beschlossenen) Leitlinien nicht einhält. Nach einem groben Verstoß könnte eine Entschuldigung gefragt sein. Wiederum liegt eine große Verantwortung für die Kontrolle der Umsetzung bei den Leitungskräften. Sie sind als Vorbild gefragt und müssen auch disziplinarische Maßnahmen ergreifen, wenn sich ein Mitarbeiter an die beschlossenen Leitlinien nicht hält.

Ist eine solche Umrahmung der Kommunikationskultur geschaffen, ist es Aufgabe eines jeden, diese dauerhaft einzuhalten. Gewinne aus diesem Prozess können die höhere Zufriedenheit der Mitarbeiter mit dem Arbeitsklima und dem Unternehmen als Ganzes sein, zudem auch die **erhöhte Identifikation** und eine langfristig ausgerichtete Unternehmenszugehörigkeit.

Idee Nr. 13 – Meinungen erfragen

Befragen Sie Ihre Mitarbeiter entweder in Mitarbeitergesprächen, in außerfachlichen Teamsitzungen oder in einer Meinungsumfrage, mit welchen Faktoren in der unternehmensinternen Kommunikation sie zufrieden sind und wo sie Verbesserungsbedarf sehen. Lassen Sie sich überraschen, was Ihre Mitarbeiter zudem für Ideen haben, wie Veränderungen konkret aussehen können.

Praxis-Beispiel: Kommunikationskultur im Pflegedienst Grünwinkel

Im Pflegedienst Grünwinkel [Name geändert] sind 40 Mitarbeiter beschäftigt. Der Geschäftsführerin fiel auf, dass in den diesjährigen Mitarbeitergesprächen immer wieder das Thema Kommunikation auf der Tagesordnung stand. Auch die mangelnde Konfliktbereitschaft der Kollegen untereinander wurde des Öfteren bemängelt. In einem Beruf, in dem täglich viele Informationen ausgetauscht werden müssen, kommt es auch mal zu Ungereimtheiten. Diese müssten jedoch konstruktiv besprochen werden können, ohne dass sich ein Kollege dadurch beleidigt fühlte. So initiierte die Geschäftsführerin gemeinsam mit ihrer Pflegedienstleitung eine Arbeitsgruppe, die sich dem Thema einmal genauer zuwenden sollte. Die Arbeitsgruppe stellte eine Planung auf, in der sie festlegten, zunächst eine Bestandsaufnahme zu machen. Parallel beschäftigten sich zwei Personen aus der Gruppe mit den im Leitbild beschriebenen Richtlinien zur Kommunikation im Unternehmen, um anschließend vergleichen zu können, welche Unterschiede zwischen Leitbild und aktueller Realität vorherrschend waren. Für die Bestandsaufnahme luden die Mitglieder der Arbeitsgruppe zu einer Mitarbeiterversammlung ein. Erst im Plenum und anschließend in Kleingruppen wurde zu vorbereiteten Themen diskutiert. Die Ergebnisse wurden diskutiert und es wurden zahlreiche positive Beispiele zusammengetragen. Besonders die Kommunikation mit den Leitungskräften wurde äußerst positiv beurteilt. Im verbesserungswürdigen Bereich ergaben sich hauptsächlich zwei Punkte:

- Sehr häufig beschwerte man sich bei einem Kollegen über eine dritte Person, anstatt mit dieser direkt zu sprechen
- Wenn Unstimmigkeiten direkt bei der betreffenden Person angesprochen wurden, so war die Art und Weise problematisch und führte unter Umständen zu einem weiteren Konflikt bzw. einer weiteren Unstimmigkeit

Beide Punkte betrafen die Kommunikation der Mitarbeiter untereinander. Einigkeit herrschte zudem darüber, dass beide Punkte Unzufriedenheit auslösten und indirekt zu einer unangenehmen Arbeitsatmosphäre führten.

Für die Mitarbeiter dieser Einrichtung war die Erfahrung sehr hilfreich, diejenigen Punkte zu identifizieren und zu kennen, die zu der unangenehmen Arbeitsatmosphäre beigetragen hatten, und auch die Punkte, die sie in der Kommunikation als sehr positiv empfunden hatten. Im weiteren Verlauf war es ihnen dadurch leichter möglich, konkrete Handlungs- und Verhaltensalternativen zu erarbeiten. In einer nächsten Runde erarbeiteten die Mitglie-

der der Arbeitsgruppe Richtlinien in Anknüpfung an die Leitlinien des Unternehmens. Gleichzeitig versuchten sie, anhand von Beispielen konkrete Möglichkeiten aufzuzeigen, wie eine Verhaltensalternative gemäß den neuen Richtlinien aussehen könnte. Die Richtlinien bzw. Ziele, die die Gruppe erarbeitet hatte, waren

- eine positive Grundeinstellung den Kollegen gegenüber (alle haben das gleiche Ziel, nämlich die bestmöglich Versorgung der Kunden) und
- die Offenheit für Rückmeldungen und Feedback bzw. der konstruktive Umgang mit diesen.

Die hierauf bezogenen Beispiele beschäftigten sich mit genau diesen Punkten. Unter anderem wurde ein Beispiel zum Thema »Konstruktiver Umgang mit Kritik« erarbeitet. Es wurden detaillierte Hinweise ausgearbeitet, wie beispielsweise

- die betreffende Person direkt anzusprechen,
- die betreffende Person am gleichen Tag anzusprechen,
- die betreffende Person allein, ohne Anwesenheit Dritter, anzusprechen und
- einen Wunsch bzw. einen Vorschlag zur Verbesserung beizufügen.

In einer weiteren Mitarbeiterbesprechung wurden die überarbeiteten Leitlinien der Kommunikation sowie die Beispiele besprochen. Ein Ergebnis war der Wunsch der Mitarbeiter, Zeit zu bekommen, diese konkreten Beispiele üben zu können. Dieser an die Geschäftsführerin herangetragene Wunsch wurde erfüllt – wenn auch erst im nächsten Jahr, da das Fort- und Weiterbildungsbudget für das laufende Jahr bereits verbraucht war. Der Kompromiss wurde angenommen, es fanden begleitete Übungstage statt und die Rückmeldungen ein halbes Jahr später waren positiv. Die Atmosphäre sei durch den Prozess offener geworden, vieles sei den Mitarbeitern wieder bewusst geworden. Das Unternehmen habe aktiv in das Wohl seiner Mitarbeiter investiert – auch diese Tatsache rechtfertige die Ressourcen für dieses wichtige Projekt und erhöhte die Zufriedenheit und die Identifikation mit dem Arbeitgeber.

Das Beispiel des Pflegedienstes Grünblick macht deutlich, wie wichtig eine ausführliche Auseinandersetzung mit der internen Kommunikation sein kann. In den meisten Fällen lohnt sich der Aufwand nachhaltig – womit ein entscheidender Vorteil der Kommunikation verbunden ist, nämlich, dass sie in allen Bereichen gleichsam bedeutend ist und sich die Erfolge überall dort widerspiegeln.

3.6   Zusammenfassung

Die Unternehmenskultur ist die Summe aus gemeinsam getragenen Wertevorstellungen, Normen und Verhaltensmustern (Berthel & Becker, 2007, S. 555). Ist die Unternehmenskultur eines Unternehmens für die Mitarbeiter nicht konkret fassbar, so fällt die Identifikation mit dem Unternehmen entscheidend schwerer. Günstig für die Mitarbeiter und für die nachhaltige Mitarbeiterbindung ist es, wenn der »Charakter« des Unternehmens mit eindeutigen Handlungsempfehlungen und Richtlinien hinterlegt ist. So kann ein Mitarbeiter von Anfang an besser prüfen, ob diese Kultur zu ihm passt oder nicht. Doch auch nach der Entscheidung für einen bestimmten Arbeitgeber möchte sich der Mitarbeiter zuverlässig informiert fühlen. Hier stehen insbesondere auch die »neuen Medien«, wie Intranet oder Newsletter, zur Verfügung, um die Mitarbeiter kostengünstig auf dem Laufenden zu halten und über Veränderungen oder neue Projekte zu informieren. Der Informationsfluss und auch die allgemeine Kommunikationskultur als Faktoren für die Mitarbeiterbindung sind in ihrer Wichtigkeit keinesfalls zu unterschätzen. Sie tragen zur Zufriedenheit maßgeblich bei. Die Bindung der Mitarbeiter an die Organisation wird wahrscheinlicher. Eine solche Organisationsbindung ist gut fürs Unternehmen und kann zu höheren Leistungen, geringerer Fluktuation und motivierteren Mitarbeitern führen. Eine große Verantwortung, die Unternehmenskultur im Alltag umzusetzen, liegt bei den Führungskräften. Sie fungieren zum einen als Vorbild, zum anderen, um Richtlinien und Leitbilder in konkrete Handlungsempfehlungen oder Anweisungen umzusetzen. Diese sollten realistisch und eindeutig formuliert sein, so dass die Mitarbeiter das Gefühl haben, fair behandelt und unterstützt

zu werden. Dies schafft gegenseitigen Respekt und Vertrauen – ebenfalls Grundvoraussetzungen für die Identifikation mit einem Unternehmen und eine gelebte Unternehmenskultur.

Literatur

Berthel, J. & Becker, F. G. (2007). Personalmanagement – Grundzüge für Konzeptionen betrieblicher Personalarbeit (6. Aufl.). Stuttgart: Schäffer-Poeschel.

Decker, F. (2000). Personalmanagement und Mitarbeiterführung im Sozialbetrieb. Starnberg: R. S. Schulz.

Doppler, K. & Lauterburg, C. (2002). Change Management. Frankfurt: Campus.

Frieling, E. (1999). Arbeitsanalyse und Arbeitsgestaltung. In C. G. Hoyos & D. Frey (Hrsg.), Arbeits- und Organisationspsychologie – Ein Handbuch. Weinheim: Beltz.

Greiml, E. (2009). Trägt eine positive Arbeitsumgebung zur Patientensicherheit bei? http://www.oegkv.at/fileadmin/docs/Kongress2009/greiml.pdf (abgerufen am 04.11.2009, 22:49 Uhr).

Loffing, D. (2009). Mitarbeiterbindung in der Pflege. Unveröffentlichte Studie. Essen: INSPER – Institut für Personalpsychologie.

Müller-Vorbrüggen, M. (2004). Best-Practice – Personalbindungsstrategien in internationalen Unternehmen. In R. Bröckermann & W. Pepels (Hrsg.), Personalbindung – Wettbewerbsvorteile durch strategisches Human Resource Management. Berlin: Erich-Schmidt.

Philipp, D. (2008). Psychische Belastungen von hauptamtlich beschäftigten Pflegekräften in der stationären Kinderhospizarbeit. Unveröffentlichte Diplomarbeit. Universität Bremen.

Schmidt, K.-H. & Wegge, J. (2008). Wirtschaftspsychologie: Arbeitnehmer mit emotionaler Bindung an ihre Firma leben gesünder. In E. Rohmann, M. J. Herner & D. Fetchenhauer (Hrsg), Sozialpsychologische Beiträge zur Positiven Psychologie. Lengerich: Pabst.

Tinnefeldt, G. (2003). Gestaltung der Unternehmenskultur in Zeiten des Wandels oder die Notwendigkeit, offen und konstruktiv miteinander zu reden – von Kommunikationsstandards und Rückkehrgesprächen zur Fehlzeitenreduktion. In Kuratorium Deutsche Altershilfe (KDA) (Hrsg.), Personalgewinnung und Personalbindung in der Altenhilfe. Dokumentation der KDA-Fachtagung 2003. Köln: KDA.

Von Dick, R. (2007). Identifikation und Commitment. In H. Schuler & K. Sonntag (Hrsg.), Handbuch der Arbeits- und Organisationspsychologie. Göttingen: Hogrefe.

Weinert, A., (2004). Organisations- und Personalpsychologie (5. Aufl.). Weinheim Weinheim: Beltz.

Personalmarketing – (Wunsch-) Mitarbeiter wirkungsvoll anziehen

4.1   Einleitung

Die Problematik des demographischen Wandels sowie des zu erwartenden Fach- und Führungskräftemangels bei steigenden Personalkosten sind in der Praxis derzeit entscheidende Probleme in der Gesundheitswirtschaft. Die weniger werdenden qualifizierten Fach- und Führungskräfte bekommen stetig wachsende Möglichkeiten, aus verschiedenen Arbeitsplätzen den für sich attraktivsten auszuwählen. Bei der Besetzung zahlreicher Positionen suchen mittlerweile nicht mehr Unternehmen ihre Kandidaten aus, sondern Kandidaten das für sie attraktivste Unternehmen. In einem solchen »war for human resources« werden insbesondere in der Gesundheitsbranche die systematische und zukunftsträchtige Personalgewinnung und (langfristige) Mitarbeiterbindung immer wichtiger, gleichzeitig jedoch auch immer schwieriger. Um dem Personalnotstand vorzubeugen bzw. diesen bewältigen zu können, ist ein **systematisches Personalmarketing überlebenswichtig**. Ein zielgerichtetes Personalmarketing sollte die gesamte Personalpolitik umfassen – dementsprechend die Bedürfnisse von gegenwärtigen und zukünftigen Mitarbeitern. Durch geeignete Maßnahmen können sowohl das Image als auch die Bekanntheit des Unternehmens nach außen gefördert werden. Intern können die Motivation und die Arbeitszufriedenheit der Mitarbeiter gestärkt werden – mit dem Ergebnis, qualifizierte Mitarbeiter langfristig an das Unternehmen zu binden und einer erhöhten Fluktuation vorzubeugen.

Ebenso wie die Identifikation bzw. die Organisationsbindung eines Mitarbeiters an sein Unternehmen ist die »Corporate Identity« als Unternehmensidentität sowohl für den bestehenden als auch für jeden zukünftigen Mitarbeiter äußerst wichtig. Anders als noch vor wenigen Jahren müssen sich auch kleinere Unternehmen mit dem Thema Markenbildung beschäftigen, um sich als attraktiver Arbeitgeber auf dem Markt zu positionieren und abzusetzen. So wird es in dieser Branche – wie auch in anderen – zukünftig eine Unterscheidung zwischen denjenigen Unternehmen geben, die im Hinblick auf ihr Personal und ihre Außenwirkung zukunftsträchtig und zielführend aufgestellt sind, und denjenigen, deren unscharfes Profil ihre Exis-

tenz gefährdet. Dabei gibt es zahlreiche Möglichkeiten, die eigene Arbeitgebermarke herauszustellen und die Besonderheiten sowie die Attraktivität als Arbeitgeber wirkungsvoll in unterschiedlichsten Bereichen und Medien zu präsentieren. Diese sollten intensiv genutzt werden, denn für die Zielgruppe neuer Mitarbeiter ist das Image eines Unternehmens das Einzige, was sie erleben und bewerten können.

4.2   Personalmarketing in der Praxis

Eine Befragung der Deutschen Gesellschaft für Personalführung e.V. (DGFP) im Jahre 2004 zum Thema Personalmarketing hat ergeben, dass 94% der Befragten unter Personalmarketing primär das »Finden neuer Mitarbeiter« verstanden. 63% nannten zudem die »Integration neuer Mitarbeiter« als bedeutsam und 71% beschrieben auch die »Bindung bestehender Mitarbeiter an das Unternehmen« als wichtig (DGFP, 2004, S. 9). Die Eindrücke der Befragten liegen der Definition in der Literatur nicht allzu fern. So definiert Reuschenbach (2004, S. 39) Personalmarketing wie folgt:

>> Personalmarketing wird verstanden als Ausrichtung der Personalpolitik eines Unternehmens an den Bedürfnissen und Wünschen aktueller und potenzieller Mitarbeitender zum Zweck, gegenwärtige Fach- und Führungskräfte zu halten, zu binden und zukünftige zu gewinnen. «

Die Literatur betont beim Thema Personalmarketing oftmals vor allem die Bereiche Personalmanagement, Personalbeschaffung und Personalwerbung. Nach Simon, Wiltinger und Sebastian (1995, S. 13 f.) umfasst Personalmarketing jedoch die gesamte Personalpolitik. Sie fordern somit

>> ein »umfassendes Denk- und Handlungskonzept«, welches »…die Orientierung der gesamten Personalpolitik eines Unternehmens an den Bedürfnissen von gegenwärtigen und zukünftigen Mitarbeitern mit dem Ziel, gegenwärtige Mitarbeiter zu halten, zu motivieren und neue Mitarbeiter zu gewinnen«, zum Inhalt hat. «

◻ Tab. 4.1 Zielgruppen und Ziele von Personalmarketing

	Internes Personalmarketing	Externes Personalmarketing
Zielgruppe	Bestehende Mitarbeiter	Zukünftige Mitarbeiter
Ziele	– Hohe Arbeitsmotivation – Hohe Arbeitszufriedenheit – Hohe Identifikation mit dem Unternehmen – Langfristige Bindung an das Unternehmen	– Hoher Bekanntheitsgrad – Unverwechselbare »Marke« – Attraktive Außenwirkung als Unternehmen und Arbeitgeber – Neugewinnung passender Mitarbeiter
	→ Reziproke Wechselwirkung ←	

Die Erfolge durch systematisches Personalmarketing können zahlreich sein. Ein **positives Image** der Einrichtung dient der Akquisition neuer Mitarbeiter, der Mitarbeiterbindung, der Kundenbindung und der Außenwirkung auf potenzielle Neukunden und Angehörige sowie auf Lieferanten und Kooperationspartner. Ein **höherer Bekanntheitsgrad** des Unternehmens – beispielsweise durch Veröffentlichungen in der regionalen Presse – erfüllt ähnliche Zwecke.

Um passgenau ansetzen zu können, benötigen die verschiedenen Zielgruppen jedoch unterschiedliche Maßnahmen. Für die Zielgruppe »vorhandene Mitarbeiter« kann mit Maßnahmen des internen Personalmarketings das Ziel erreicht werden, die Mitarbeiter langfristig zu motivieren und an das Unternehmen zu binden. Um die Zielgruppe »zukünftige Mitarbeiter« zu erreichen, können Instrumente des externen Personalmarketings zu einer attraktiveren Außenwirkung und stärkeren Bekanntheit verhelfen. Beide Bereiche bedingen und fördern einander, so dass keiner isoliert betrachtet werden sollte (Koziol, Pförtsch, Heil & Albrecht, 2006). Die ◻ Tab. 4.1 stellt eine Übersicht der Zielgruppen und Ziele von internem und externem Personalmarketing gegenüber.

Da in zahlreichen Kapiteln dieses Buches ausführlich über Inhalte und Ziele des internen Personalmarketings diskutiert wird, wird der Fokus hier auf das klassische, externe Personalmarketing gelegt. Dabei wird zuerst das strategische, anschließend das taktische Personalmarketing betrachtet.

4.2.1 Strategische Aspekte

Für ein Unternehmen ist es von großer Bedeutung, bei Personalmangel schnell und flexibel agieren zu können und längeren Vakanzen vorzubeugen. Dies ist nur möglich, wenn Strategien vorbeugend und langfristig geplant und umgesetzt werden. Nach Simon et al. (1995, S. 16) geht es hierbei darum, ein möglichst positives Image bei einer möglichst großen Anzahl potenzieller Mitarbeiter zu erlangen. Einige große Unternehmen versuchen heute, **Bewerberpools** aufzubauen und ihre Talente möglichst früh zu finden. Diese werden mit Trainee-Programmen und Boni ausgestattet, gefördert und so im Sinne des Unternehmens ausgebildet und gebunden. Für die Gesundheitswirtschaft ist dies in solchem Maß nur selten möglich. Dennoch sollte ein Umdenken erfolgen. Auch in der Pflege ist es zunehmend wichtig, frühzeitig mit (zukünftigen) Fach- und Führungskräften Kontakt aufzunehmen und individuelle Ziele einer Person sowie die Möglichkeiten einer potenziellen Zusammenarbeit zu eruieren. Hierfür können beispielsweise **Kooperationen** mit regionalen Aus-, Fort- und Weiterbildungsanbietern hilfreich sein. Eine Zusammenarbeit ist für diese oftmals sehr willkommen, da auch sie auf Unternehmen in der Praxis angewiesen sind, um aus- und weiterzubilden. Besonders wichtig ist ein frühes Zusammenkommen auch, um die Erwartungen junger bzw. neuer Arbeitnehmer kennen zu lernen. Potenzielle neue Mitarbeiter können sich hinsichtlich ihrer Anforderungen an einen Arbeitgeber von den Vorstellungen des Unternehmens stark unterscheiden. Wie bereits im ersten Kapitel erläutert, ist der Vergleich der Erwar-

◘ **Tab. 4.2** Bereiche des Absatz- und Personalmarketings

Absatzmarketing	Personalmarketing
Produktpolitik	Angebotspolitik
Preispolitik	Entgeltpolitik
Kommunikationspolitik	Kommunikationspolitik
Distributionspolitik	Akquisitionspolitik

In Anlehnung an Kayatz, 2006, S. 21

tungen mit dem dann vorgefundenen realen Zustand maßgeblich für die spätere Zufriedenheit am Arbeitsplatz. Eine frühzeitige Auseinandersetzung mit aktuellen Bedarfen und Zielen junger Arbeitnehmer ist somit eine strategische Investition, die sich auszahlt – wenn auch nicht unmittelbar, so doch aber nachhaltig.

Idee Nr. 14 – Kooperation mit Aus-, Fort- und Weiterbildungsanbietern

Wie gut ist Ihr Kontakt zu regionalen Aus-, Fort- und Weiterbildungsanbietern? Planen Sie, welche Kontakte besonders wichtig sind und wann und wie Sie diese intensivieren können. Die Kooperationsmöglichkeiten sind zahlreich. So könnten Sie selbst bei einer Veranstaltung eines Instituts einen Vortrag halten, einen Informationsstand aufstellen oder auf der anderen Seite Teilnehmer aus der Aus-, Fort- und Weiterbildung zu einem Tag der offenen Tür Ihres Hauses einladen und über die Besonderheiten des Unternehmens informieren.

4.2.2 Taktische Aspekte

Ziel bei der Arbeit des taktischen Personalmarketings ist es, den Einsatz von Personalmarketinginstrumenten in Abstimmung mit der Unternehmensstrategie zu planen und einzusetzen. Dabei kann in Anlehnung an die klassischen Bereiche aus dem Absatzmarketing gearbeitet werden (◘ Tab. 4.2).

Instrumente aus den vier Bereichen des Personalmarketings sollten so kombiniert und eingesetzt werden, dass sowohl strategische Wettbewerbsvorteile als auch das angestrebte Image als Arbeitgeber erreicht werden können. Im Rahmen der Angebotspolitik geht es dabei um sämtliche Facetten, die das Unternehmen bezüglich der Gestaltung am Arbeitsplatz von anderen unterscheidet. Dies inkludiert Arbeitsprozesse, die Arbeitsumgebung, aber auch arbeitsplatzübergreifende Faktoren wie Arbeitszeitmodelle, Fort- und Weiterbildungsmöglichkeiten oder Einarbeitungskonzepte (Kayatz, 2006, S. 21 ff.). Die Entgeltpolitik, im Personalmarketing teilweise auch als Preispolitik bezeichnet, umfasst die Leistungen, die der Arbeitgeber seinen Mitarbeitern zukommen lässt. Hierzu zählen Lohn und Gehalt ebenso wie tarifliche und freiwillige betriebliche Sozial- und Nebenleistungen, Boni und Prämien. Die Kommunikationspolitik beinhaltet primär Werbemaßnahmen und Medieneinsätze, um die für das Unternehmen wichtigsten Aussagen prägnant zu transportieren. Maßnahmen, die nach außen wirken sollen, sind beispielsweise Stellenanzeigen oder die Präsenz in Fachzeitschriften. Innerhalb des Unternehmens wirkende Instrumente sind Teambesprechungen, Mitarbeiterversammlungen oder eine offene Feedbackkultur. Die Akquisitionspolitik, die das Finden adäquater Kanäle für die Personalsuche zum Ziel hat, steht in unmittelbarem Zusammenhang mit den Maßnahmen der Kommunikationspolitik. Unterschieden wird hier zwischen direkter (das Unternehmen sucht selber) und indirekter (externe Personaldienstleister suchen) Personalsuche, sowie zwischen interner (im Unternehmen selbst) und externer (außerhalb des Unternehmens) Suche. Je nach Größe des Unternehmens kann hier auch eine Kombination der Methoden empfohlen werden (◘ Tab. 4.3).

4.2.3 Beliebte Instrumente und Erfolgsindikatoren

■■ Häufig eingesetzte Instrumente

In ihrer Befragung zum Thema Personalmarketing hat die DGFP (2004, S. 23 f.) die 472 Teilnehmer unter anderem auch danach befragt, welche Instrumente des Personalmarketings sie am häufigs-

□ Tab. 4.3 Instrumente des taktischen Personalmarketings – Beispiele

Vier Bereiche des taktischen Personalmarketings	Angebotspolitik	Entgeltpolitik	Kommunikationspolitik (extern)	Akquisitionspolitik
Mögliche Instrumente	– Arbeitszeiten – Träger – Lage/Region – Ausstattung – Kinderbetreuung – Pflegeselbstverständnis	– Lohn/Gehalt – Leistungsprämien – Zusatz- und Sozialleistungen – Vergünstigungen, Dienstfahrzeug, etc.	– Stellenanzeigen – Internetauftritt – Präsenz in Fachzeitschriften, auf Messen, etc. – Kooperation zu Aus-, Fort- und Weiterbildungsinstituten, Hochschulen	– Durch das Unternehmen selber – Mit externen Arbeitsagenturen/Personalberatern – Ausschreibung im Unternehmen – Externe Ausschreibung

ten nutzen. Die Antworten ergaben, dass laut der befragten Personalleiter (u. a.) vor allem **Stellenanzeigen** und der **Internetauftritt des Unternehmens** zu den erfolgversprechendsten Maßnahmen zählten und am häufigsten angewendet wurden. Weitere häufig genannte Instrumente des externen Personalmarketings waren spezielle Praktikantenprogramme und Imageanzeigen. Im Bereich des internen Personalmarketings zählten Mitarbeitergespräche und Mitarbeiterbefragungen zu den meist angewendeten Instrumenten (□ Tab. 4.4).

In der Gesundheitswirtschaft werden Instrumente wie **Imageanzeigen** oder auch Informationsbroschüren über das Unternehmen zumeist zum Zwecke der Kundengewinnung produziert. Warum aber nicht spezifisch auf die Mitarbeiter zugeschnittene Anzeigen, Plakate oder Flyer gestalten? Der finanzielle Aufwand kann hierbei durchaus gering gehalten werden – besonders dann, wenn es durch gute Kooperationspartner, wie z. B. Aus-, Fort- und Weiterbildungsinstitute, Ärzte etc., zahlreiche Multiplikatoren gibt.

□ Tab. 4.4 Die am häufigsten eingesetzten Personalmarketinginstrumente

Instrumente des internen Personalmarketings	Instrumente des externen Personalmarketings
Mitarbeitergespräche (83%)	Stellenanzeigen (94%)
Mitarbeiterbefragungen (66%)	Internetauftritt (91%)
Anreizsysteme (54%)	Praktikantenprogramm (75%)
Sonstige	Sonstige
In Anlehnung an DGFP, 2004, S. 23 f.	

Vervielfältigung der Produkte unterstützen könnten. Dann kann das Projekt starten!

Idee Nr. 15 – Werbung für Mitarbeiter
Haben Sie Flyer, Plakate oder Broschüren Ihres Unternehmens, die auf die Bedürfnisse bestehender und/oder potenzieller Mitarbeiter zugeschnitten sind? Kalkulieren Sie grob die hierfür entstehenden Kosten und notieren Sie sich die möglichen Orte bzw. Kooperationspartner, die Sie bei der Veröffentlichung und

■ ■ **Den Erfolg »messen«**
Natürlich kann der Erfolg einer Maßnahme nur dann unter Beweis gestellt werden, wenn er messbar ist. Im Personalmarketing gibt es mehrere mögliche Faktoren, mit denen der Erfolg eingesetzter Instrumente evaluiert werden kann. So sollte ein Unternehmen für seine eigene Statistik und die Erfolgsmessung eingesetzter Personalmarketinginstrumente dokumentieren, wie viele Bewerbungen (initiativ und nach einer Stellenanzeige) eintreffen

◩ **Tab. 4.5** Erfolgsindikatoren im Personalmarketing (Auswahl)

Internes Personalmarketing	Externes Personalmarketing
Fehlzeitenquote, Krankheitstage	Anzahl an Bewerbungen (initiativ und auf Stellenanzeige)
Fluktuation (in Probezeit und gesamt)	Qualität der Bewerbungen
Mitarbeiterzufriedenheit	Dauer des Besetzungsprozesses einer vakanten Stelle
Mitarbeiterengagement (bei Zusatzaufgaben, Veranstaltungen, etc.)	Bekanntheitsgrad des Unternehmens als Arbeitgeber

und welche Qualität diese haben. Auch die Dauer, wie lange der Prozess einer Neubesetzung für eine Stelle in Anspruch nimmt, sollte festgehalten werden. Hier können Rückschlüsse gezogen werden, ob die ausgewählten Akquisitionskanäle sowie die Art der Ausschreibung erfolgreich gewesen sind. Die genannten Methoden evaluieren den Erfolg der – hier im Fokus stehenden – Instrumente des externen Personalmarketings. Um den Erfolg von internem Personalmarketing, eines der Hauptziele der Mitarbeiterbindung, zu »messen«, stehen natürlich auch **Kennzahlen** zur Verfügung, wie etwa Fehlzeiten, die Fluktuationsquote oder die mittels Befragungen evaluierte Mitarbeiterzufriedenheit. Doch auch hier sollten die Bereiche nicht als unabhängig voneinander betrachtet werden. Maßnahmen und Instrumente des externen (strategischen und taktischen) sowie des internen Personalmarketings stehen stets in einer sich gegenseitig bedingenden, reziproken Beziehung zueinander (◩ Tab. 4.5).

Idee Nr. 16 – Eingesetzte Instrumente optimieren

Evaluieren Sie die in Ihrem Unternehmen eingesetzten Maßnahmen des Personalmarketings, indem Sie die z. B. Anzahl und Qualität der Bewerbungen und die Fehlzeitenquote dokumentieren. Eine solche »Messung« fordert nur geringe Ressourcen im Alltag, kann dafür aber interessante Auskunft geben, welche Maßnahmen erfolgreich sind und wo noch etwas verändert werden muss, um das optimale Ergebnis zu erzielen. Auch wenn durch die wechselseitige Beeinflussung der Maßnahmen nur selten die genaue Ursache zu definieren

ist, so können Hinweise in diesem Bereich bereits sehr wertvoll sein.

4.3   Gelebte Corporate Identity

Stührenberg (2004, S. 44) bezeichnet die Corporate Identity als

>> eine der wohl bekanntesten und mit dem Konzept der [Mitarbeiter-]Bindung kompatiblen Strategien. «

Bekanntermaßen müssen alle Strategien eines Unternehmens mit der Corporate Identity, der Unternehmensidentität, zusammenpassen. Doch was ist die Corporate Identity genau? Die Corporate Identity basiert auf dem Leitbild des Unternehmens und füllt dieses sozusagen mit Leben. Verhalten, Kommunikation und das Erscheinungsbild – sowohl nach außen gerichtet, als auch innerhalb des Unternehmens – sind aufeinander abgestimmt und machen so die **»Persönlichkeit« des Unternehmens** aus. Ziel hierbei ist zum einen, das Unternehmen nachhaltig (weiter) zu entwickeln, zum anderen, ein authentisches, einheitliches Bild der Werte und Leitlinien zu leben (Stührenberg, 2004, S. 44 f.).

❯ Die Corporate Identity als »Persönlichkeit« des Unternehmens hat maßgeblichen Einfluss auf die Bindung der Mitarbeiter. Sie sollte ausführlich ausgestaltet und transparent sein.

Die Corporate Identity verfolgt zwei Schwerpunkte:

1. Die einheitliche, auf ein Ziel gerichtete Gestaltung der **äußeren Erscheinung**
2. Die gemeinsame **innere Werthaltung** sowie deren Umsetzung durch die Mitarbeiter und Leitungskräfte

Besonders der zweite Punkt der inneren Werthaltung verdeutlicht die Relevanz des »Wir-Bewusstseins« im Unternehmen. In Zeiten heutiger Unverbindlichkeit steigt das Bedürfnis nach Identität in der sozialen Gemeinschaft (Arbeitsplatz, Arbeitgeber, Kollegen), da der Mensch sehr viel Zeit am Arbeitsplatz verbringt. Schon Maslow zeigte dieses Bedürfnis nach sozialer Zugehörigkeit und Gemeinschaft als für jeden Menschen grundlegend in seiner Bedürfnispyramide auf (▶ Kap. 1.2). Ein Unternehmen kann hier mit seiner gelebten Corporate Identity ansetzen und seinen Mitarbeitern Verantwortung übertragen, so dass sie sich als Teil eines Ganzen fühlen. Hat ein Unternehmen das geschafft, so hat es in seiner Branche bereits ein **Alleinstellungsmerkmal** gewonnen.

❯ Die Corporate Identity ist sowohl für die Außenwirkung als auch für den Zusammenhalt und das Leben innerhalb des Unternehmens wichtig. Mit verschiedenen Maßnahmen sollten die Leitlinien der Unternehmenskultur und Philosophie mit Leben gefüllt werden.

Bevor ein Unternehmen mit Identität gefüllt werden kann, müssen Antworten auf mehrere Fragen eindeutig beantwortet werden. In der Psychologie wird davon ausgegangen, dass der Mensch erst im Alter von etwa 50 Jahren seine wirkliche Identität kennt (und lebt?). Je zeitnaher ein Arbeitgeber dies also auch von seinen Arbeitnehmern verlangt, desto besser sollte er sie informieren, was er erwartet und was die Identität des Unternehmens ausmacht. Antworten auf unter anderem folgende Fragen sind somit unerlässlich (Horst, 2006, S. 14):

— Wer sind wir?
— Was wollen wir?
— Was können wir?
— Welcher Philosophie folgt unser Unternehmen?

— Welche Werte haben wir?
— Wie sehen uns unsere Kunden?
— Wie werden wir von der Umgebung/der Gesellschaft/unserem Umfeld wahrgenommen?

Idee Nr. 17 – Corporate Identity zum Leben bringen

Beantworten Sie die oben stehenden Fragen für sich. Haben auch Ihre Mitarbeiter Antworten auf diese Fragen? Welche? Sind die Antworten für alle diese Fragen für die Mitarbeiter transparent und eindeutig? Machen Sie das Thema Corporate Identity zum Schwerpunkt einer Mitarbeiterversammlung oder einzelner Teambesprechungen. Was wissen und denken Ihre Mitarbeiter über ihr Unternehmen? Was ist für sie offensichtlich und erkennbar, was ist noch verschwommen bzw. unklar? So können Sie konkrete Punkte erkennen, an denen Arbeit gefordert ist, um die Unternehmensidentität transparenter zu machen und leben zu lassen.

4.3.1 Umsetzung in Teilbereichen

■ ■ Prinzipien zur Orientierung

Um die Vision eines Unternehmens zu verwirklichen und die dort arbeitenden Menschen aktiv zu beteiligen, muss die Corporate Identity ähnlich wie ein Kompass die Richtung, in die es gehen soll, sehr genau vorgeben. Ein Unternehmen ist bezüglich seiner Identität meist sehr komplex. Umsetzbar für den Einzelnen ist jedoch nur das, was eindeutig und kommunizierbar ist. So sollten vier grundlegende Prinzipien beachtet werden, um eine eigenständige, klare Identität vorzugeben:

— Zielorientierung
— Kommunikationsfähigkeit
— Faszinationsfähigkeit
— Unverwechselbarkeit

Ziele zu haben, ist eine Grundvoraussetzung für jedes Unternehmen und jedes unternehmerische Handeln. Um Ziele, Leitlinien, Werte, etc. transportieren zu können, ist ein prägnantes Kommunikationsdesign notwendig, das kurz und klar die wesentlichen Punkte transportiert. Je klarer die Unternehmensidentität ist, desto eindeutiger können die Mitarbeiter meist auch beschreiben, warum sie sich ausgerechnet für dieses Unternehmen entschieden haben, warum sie dieses Unternehmen fasziniert. Je eindeutiger Sie sich positionieren, desto eher werden Sie und Ihr Unternehmen zur Persönlichkeit, die **unverwechselbar** ist. Dann haben Sie eine gute Chance, dass sich Ihre Mitarbeiter, die von diesen Werten überzeugt sind, für die gemeinsamen Ziele begeistern und für das Unternehmen engagieren – beste Voraussetzungen für die Identifikation und die Bindung der Mitarbeiter.

> **Eindeutigkeit**
>
> Je eindeutiger Sie sich und Ihr Unternehmen aufstellen, desto klarer sind auch für Ihre Mitarbeiter Ziel und Identität des Unternehmens. Entscheidet sich ein Mitarbeiter mit diesem Hintergrundwissen für Ihr Unternehmen, so erhöht sich die Wahrscheinlichkeit einer guten Passung und einer langfristigen, vertrauensvollen Zusammenarbeit.

Bevor die einzelnen Bereiche der Corporate Identity betrachtet und gegebenenfalls optimiert werden, sollte noch einmal geprüft werden, ob die **Grundvoraussetzungen von Vision und Zielen** erfüllt sind:

1. Sind die Ziele des Unternehmens sorgfältig erarbeitet und nach den Kriterien der Zielformulierung (eindeutig, positiv, spezifisch, messbar, etc.) niedergeschrieben?
2. Sind die Hauptziele in mehrere Teilziele untergliedert, in denen sich jeder Fachbereich und Mitarbeiter mit seiner Arbeit wieder findet?
3. Werden die Ziele und die Unternehmenspersönlichkeit durch Sie und Ihre Führungskräfte vorgelebt, so dass die Mitarbeiter ein tägliches Vorbild haben?

Können diese Fragen mit Ja beantwortet werden, so können Sie gezielt an den untergeordneten Bereichen:
- Corporate Design,
- Corporate Behaviour und

- Corporate Communication

arbeiten, um die Corporate Identity weiter auszubauen und zu stärken.

■ ■ Corporate Design

Das Corporate Design bezeichnet **das optische Auftreten** eines Unternehmens – sowohl nach innen als auch nach außen. Als Bespiel hierfür können das Logo, der Schriftzug, die Hauptfarben, aber auch die Arbeitskleidung und in ambulanten Pflegediensten die Dienstwagen genannt werden. Auch wenn diese »praktischen« Dinge auf den ersten Blick nicht typischerweise mit dem Thema Mitarbeiterbindung in Zusammenhang gebracht werden, so ist die Verbindung dennoch sehr eng. Das für das Leben der Corporate Identity wichtige **Prinzip der Unverwechselbarkeit** ist zu großen Teilen optisch zu verwirklichen. Die meisten Menschen sind sehr visuell orientiert und merken sich gesehene Farben, Formen und Symbole besser als gelesene oder gehörte Inhalte. Mit einem eindeutigen, gut abgestimmten Corporate Design kann die Identifikation der Mitarbeiter mit ihrem Unternehmen erhöht werden bei gleichzeitiger Stärkung der Kommunikation nach außen. Besonders in der Pflege ist es nicht leicht, sich gegenüber der Konkurrenz abzusetzen. Aber nur mit einer unverwechselbaren Gestaltung, die die Haltung und die Identität des Unternehmens optimal widerspiegelt, kann das Unternehmen ins Auge fallen und Eindruck hinterlassen, auf den die Mitarbeiter stolz sind (vgl. Horst, 2006, S. 52 ff.).

> **Identität**
>
> Unterschätzen Sie nicht die Wirkung eines aussagekräftigen, unverwechselbaren Corporate Designs in Bezug auf die Identifikation Ihrer Mitarbeiter mit dem Unternehmen. Als Teil eines Ganzen wird sich ein Mitarbeiter dann fühlen, wenn er unter anderem eine eindeutige, ansprechende und unverwechselbare optische Identität seines Arbeitgebers vorweisen kann.

Inwiefern eine solche Verbundenheit für die Mitarbeiter möglich ist, kann die ehrliche Beantwortung folgender Fragen zeigen:

- Drücken Logo und Slogan die Kernaussagen des Unternehmens aus?
- Findet sich die Werthaltung des Unternehmens in Design, Schrift und Farbe wieder?
- Ist das Design konsequent in allen Unternehmensbereichen präsent?
- Wird das Corporate Design von den Kunden wiedererkannt?
- Orientieren sich die Mitarbeiter an den Richtlinien für ein äußeres Erscheinungsbild?
- *Identifizieren sich die Mitarbeiter mit dem Corporate Design?*

■ ■ Corporate Behaviour

Das Corporate Behaviour ist im Gegensatz zum Corporate Design ein eher vernachlässigter Bereich, der oft keine explizite Beachtung im Unternehmen findet. Dennoch spielt das Corporate Behaviour, **das Unternehmensverhalten**, eine wesentliche Rolle. Sowohl für die Unternehmensrepräsentation nach außen als auch für das Betriebsklima im Unternehmen selbst hat das Verhalten entscheidenden Einfluss. Das Verhalten einer Person zu beeinflussen, ist nicht leicht. Noch schwerer jedoch ist es, wenn die Mitarbeiter nicht einmal ganz genau wissen, wie sie sich denn idealerweise verhalten sollten. Fragen Sie einmal einen Ihrer Mitarbeiter, was aus Unternehmenssicht dem gewünschten Verhalten entsprechen würde. Oftmals lautet die Antwort: »Irgendwie mit Respekt, freundlich, ...« Doch meist wünscht sich das Unternehmen nach seinem Leitbild sehr viel mehr bzw. spezifischeres Verhalten. Besonders in der Gesundheitswirtschaft werden Unternehmen als Dienstleister schnell danach beurteilt, wie sie mit ihren Kunden umgehen. Die Kunden nehmen dies sehr genau wahr, ebenso wie sie das Verhalten der Mitarbeiter untereinander (un-)bewusst unter die Lupe nehmen. Wenn Sachgegenstände bemängelt oder umgetauscht werden, ist die Qualität beispielsweise nicht so, wie erwartet. Wendet sich jedoch ein Kunde von einem Krankenhaus oder Pflegedienst ab, so können mangelndes Einfühlungsvermögen oder Unfreundlichkeit entscheidende Gründe sein, die im Verhalten der Angestellten liegen. Auch hier gilt, dass sich mit dem Unternehmen identifizierte Mitarbeiter, die hinter den Leitlinien stehen und diese verstehen, verantwortlicher und bewusster verhalten werden,

als solche, denen die Unternehmensidentität entweder unklar ist oder unpassend zum eigenen Verhalten erscheint.

> **Idee Nr. 18 – Passung des Verhaltens prüfen**
> Durch klare Richtlinien und Hinweise zum erwünschten Unternehmensverhalten können auch neue Mitarbeiter von vornherein prüfen, ob ein solches Verhalten zu ihnen passt oder nicht. Nur wenn Mitarbeiter diese Anforderungen kennen, können sie aktiv entscheiden, ob sie sich entsprechend verhalten können und wollen oder nicht. Versuchen Sie also möglichst früh, die Erwartung des Unternehmens zu vermitteln und zu prüfen, ob der Bewerber diese erfüllen kann oder nicht.

Wie so oft haben auch hier die Führungskräfte entscheidenden Einfluss auf das tägliche Verhalten ihrer Mitarbeiter. Die **gelebten Führungsprinzipien**, der Umgang miteinander im Alltag, Wertschätzung und Achtung haben einen wesentlichen Einfluss auf das Verhalten der Mitarbeiter. Die Führungskraft muss als Vorbild fungieren – sowohl für den Umgang im Unternehmen untereinander als auch im Verhalten Kunden gegenüber. Ist dies nicht der Fall, wird die Bereitschaft der Mitarbeiter, ihr Verhalten den Leitlinien des Unternehmens anzupassen und eine entsprechende Leistung zu zeigen, deutlich sinken.

Auch in Bezug auf das Corporate Behaviour haben die Führungskräfte eines Unternehmens die entscheidende Vorbildfunktion.

> **Vorbild**
>
> Erneut haben die Führungskräfte eine entscheidende Vorbildfunktion. Zum einen sollten sie die Prinzipien der für das Unternehmen wichtigen Verhaltensweisen kennen und leben, zum anderen sollten sie ihre Mitarbeiter stärken und ihre Arbeit wertschätzen, um ihnen Verantwortung für sich und das Unternehmen zu übertragen.

Aufschluss darüber, welchen Stand Ihr Unternehmen in Bezug auf das Corporate Behaviour hat, können Antworten auf die folgenden Fragen geben (Horst, 2006, S. 57 f.):

- Wie ist der Umgang der Mitarbeiter untereinander?
- Wie verhalten sich die Führungskräfte den Mitarbeitern gegenüber und untereinander?
- Wie treten Mitarbeiter und Führungskräfte gegenüber Kunden auf?
- Wie tritt das Unternehmen (bzw. seine Repräsentanten) in der Öffentlichkeit auf?
- *Inwiefern wissen die Mitarbeiter, welche Verhaltensweisen dem Unternehmen wichtig/am wichtigsten sind?*
- *Inwiefern wissen die Mitarbeiter, ihr Wissen über das Corporate Behaviour des Unternehmens anzuwenden?*

■ ■ Corporate Communication

Ein dritter, ebenfalls sehr wichtiger Bereich der Corporate Identity ist die Corporate Communication. Diese umfasst die gesamte **Unternehmenskommunikation** nach innen wie nach außen. Das mittels der Corporate Identity und dem Corporate Design definierte Image des Unternehmens wird durch die Unternehmenskommunikation vermittelt und transportiert. Sowohl für öffentliche Maßnahmen und die Werbung für das Unternehmen als auch für die interne Kommunikation gelten die Richtlinien der Corporate Communication. Je intensiver diese mit den anderen Bereichen abgestimmt ist, desto besser werden Mitarbeiter und Außenstehende das Gefühl haben, dass das Unternehmen »aus einem Guss« ist. Neben der Öffentlichkeitsarbeit dienen auch regelmäßige Kundeninformationen oder Publikationen der Kommunikation nach außen. Für eine eindeutige interne Corporate Communication sind regelmäßige Besprechungen, Mitarbeiterversammlungen oder Informationen (Newsletter u. a.) dienlich. Aber auch arbeitsinhaltliche Kommunikationsmedien sind hier inbegriffen, wie beispielsweise Übergabe-Sitzungen, Protokolle und Dokumentationen. Was auch immer ein Unternehmen als Standard und seiner Philosophie entsprechend festgelegt hat – diese Maßnahmen sollten transparent, verbindlich und von gleich bleibend hoher Qualität sein. Kommunikation ist im Alltag ein Dreh- und Angelpunkt, an dem sowohl die Qualität der Arbeit als auch die Zufriedenheit der Mitarbeiter gemessen werden kann. Transparente Instrumente und die Einhaltung dieser dienen als Grundlage für die tägliche Arbeit. Doch nicht nur die Mitarbeiter, sondern auch die Kunden haben hohe Ansprüche, wie und mit welchen Botschaften sie angesprochen werden wollen. Relevant ist auch hier, dass die Kommunikation einheitlich und verbindlich ist, so dass sich Kunden und Mitarbeiter darauf einlassen und verlassen können.

> **Ansprüche**
>
> Jedes Unternehmen sollte versuchen, die hohen Ansprüche der Mitarbeiter und Kunden an die Kommunikation (intern und extern) zu erfüllen. Es gewinnt dadurch an Transparenz und Glaubwürdigkeit, kann seine Ziele und Werte angemessen zum Ausdruck bringen und Mitarbeitern und Kunden ein einheitliches Bild vermitteln.

Fragen, die Aufschluss über die Corporate Communication geben, lauten wie folgt:

- Inwiefern gibt es eine einheitliche Sprachregelung für immer wiederkehrende Begriffe (z. B. Kunde vs. Patient vs. Bewohner)?
- Sind Werbemittel und Anzeigen in einheitlichem Sprachdesign aufgebaut?
- Gibt es Richtlinien für den Turnus und den Aufbau interner Besprechungen? Inwiefern sind diese den Mitarbeitern bekannt?
- Welche Richtlinien gibt es für Dokumentationen, Protokolle und Übergaben?
- Welche Richtlinien gibt es für die mündliche und schriftliche Korrespondenz mit Kunden und Kooperationspartnern?
- *Inwiefern kennen die Mitarbeiter die bestehenden Richtlinien der Corporate Communication?*

Für alle drei Bereiche der Corporate Identity gilt, dass die Inhalte einfach, konkret und einleuchtend sein sollten. Sie sollten **konsequent** umgesetzt werden und konstant bleiben. Sowohl für Inhalte des Designs als auch für Maßnahmen der Kommunikation sollte es keine Ausnahmen geben, die

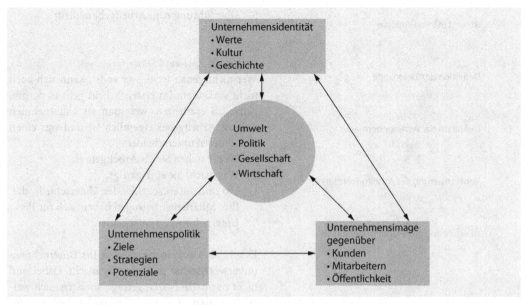

Abb. 4.1 Wechselwirkungen zwischen Unternehmensidentität, -image, -politik und Umwelt (in Anlehnung an Berthel & Becker, 2007, S. 559)

der Unternehmensidentität womöglich nicht zu 100% entsprechen. So gilt auch hier das Prinzip der Nachhaltigkeit und »weniger ist mehr«.

4.3.2 Partner der Unternehmens-identität

Natürlich steht auch die Corporate Identity nicht alleine und unverbunden da. Die enge Verbindung zur Unternehmenskultur und zum internen und externen Personalmarketing ist eindeutig. Schneller als gedacht wird durch die gelebte Unternehmensidentität das nach außen präsente Image des Unternehmens, das auf die Kunden, auf Kooperationspartner, die interessierte Öffentlichkeit und auch potenzielle, neue Mitarbeiter wirkt, transportiert. Nicht zuletzt ist dieses Image für die Bindung der vorhandenen Mitarbeiter wichtig, da das Image des Arbeitgebers natürlich auch auf das eigene, persönliche Image Licht oder Schatten wirft. Ein weiterer, bereits vorgestellter Part in diesem Geflecht ist die Unternehmenspolitik. Die übergeordneten Ziele und Strategien, ebenso wie die im Unternehmen vorhandenen Potenziale, beeinflus-

sen die Identität und das Image des Unternehmens ebenfalls wechselseitig. Da jedes Unternehmen zudem in seine **(un-)mittelbare Umwelt**, bestehend aus Gesellschaft, Region, Politik, Wirtschaft und Wissenschaft, eingebunden ist, stellt die Umwelt zudem einen zentralen Faktor dar, der wiederum alle genannten Bereiche beeinflusst (vgl. Berthel & Becker, 2007, S. 558 f.) (Abb. 4.1). Die Kenntnis über diese Verbindungen ist wichtig, um Veränderungen zu durchschauen und Einflüsse zu steuern. Durch die wechselseitigen Wirkungen zeigt sich zudem erneut die Relevanz aller Bereiche, so dass keiner isoliert betrachtet oder bearbeitet werden kann. Für die Unternehmensführung müssen die Bereiche und deren Wege untereinander transparent sein – für die Mitarbeiter ebenso.

4.4 Das Unternehmen als Arbeitgebermarke

Seit einigen Jahren gibt es das Phänomen des Employer Branding, also der Markenbildung des Arbeitgebers. Eine solche Marke soll ebenso auf potenzielle Bewerber nach außen wirken wie auf

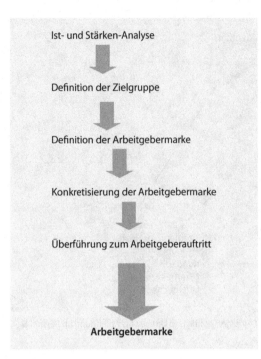

□ Abb. 4.2 Arbeitgebermarke (in Anlehnung an TOP JOB, 2009)

vorhandene Mitarbeiter nach innen, um die Identifikation und letztlich die Bindung zu stärken. Während vor allem das strategische Personalmarketing die Voraussetzungen für den Aufbau einer Arbeitgebermarke schafft, geht es nun darum, die Überlegungen mit Leben zu füllen und passgenau auf die Bedürfnisse der Zielgruppe(n) abzustimmen.

Die großen Profit-Unternehmen arbeiten schon länger an einer erfolgreichen Markenbildung als Unternehmen in der Gesundheitswirtschaft dies tun. Doch auch für diese steigt die Notwendigkeit, sich deutlich als attraktiver Arbeitgeber zu positionieren. Bevor **attraktive Merkmale** eines Arbeitgebers jedoch diskutiert werden können, sollten zunächst die Schritte betrachtet werden, die es auf dem Weg zu einer echten Arbeitgebermarke zu berücksichtigen gilt. Dieser weg kann effektiv in fünf Schritten vollzogen werden (vgl. TOP JOB, 2009; Meffert, Burmann & Kirchgeorg, 2008) (□ Abb. 4.2):

1. Ist- und Stärken-Analyse
2. Definition der Zielgruppe
3. Definition der Arbeitgebermarke
4. Konkretisierung der Arbeitgebermarke

5. Überführung zum Arbeitgeberauftritt

■■ **Schritt 1: Ist- und Stärken-Analyse**
Wer nicht genau weiß, wer er ist, kann sich auch nicht verkaufen. Im ersten Schritt geht es darum, genau zu erarbeiten, wer man als Unternehmen und als Arbeitgeber eigentlich ist und was einen von anderen unterscheidet:

━ Wofür stehen Sie als Arbeitgeber?
━ Was macht Sie einzigartig?
━ Wo sind die entscheidenden Unterschiede, die Ihre Mitarbeiter bewogen haben, sich für Ihr Unternehmen zu entscheiden?

Es gilt, alles aufzunehmen, was Ihr Unternehmen **unverwechselbar** und attraktiv macht. Dabei sind nicht nur harte Fakten gefragt, sondern auch weiche Faktoren, die unter Umständen bei der Entscheidung für oder gegen einen neuen Arbeitgeber das Zünglein an der Waage sein können. So sollten Sie auch den respektvollen Umgang miteinander oder das beliebte Sommerfest, an dem fast alle Mitarbeiter samt Familien teilnehmen, mit notieren. Entscheidend ist die Sicht der Mitarbeiter – und diese haben ein feines Gespür, was für sie wirklich wichtig ist. Versuchen Sie, sich auch in die Perspektive Ihrer gegenwärtigen oder zukünftigen Mitarbeiter hineinzuversetzen – oder fragen Sie Ihre Mitarbeiter direkt.

Idee Nr. 19 – Die Experten fragen
Sprechen Sie mit Ihren Mitarbeitern und fragen Sie sie, was für sie das Wichtigste ist, das sie hier am Arbeitsplatz vorfinden. Was macht die Attraktivität aus ihrer Sicht aus? Warum würden sie ihr Unternehmen einem Bekannten als Arbeitgeber empfehlen? Was sind die größten Stärken ihres Arbeitgebers, mit denen er sich von anderen absetzt? Was fällt ihnen ein, wenn sie an die Marke des Unternehmens denken? … Fragen über Fragen, die für die Mitarbeiter vielleicht neu sind und für Sie interessante Informationen bereithalten werden.

Analysieren Sie auch die **Werte**, die Sie vertreten, und die Art und Weise, wie diese im Alltag auftreten. Auch konkrete Angebote in Bezug auf Weiterbildung, psychosoziale Unterstützung, Kinderbetreuung, Karrierechancen, etc. für die Mitarbeiter sind wichtige Bereiche, die Sie als Arbeitgeber besonders machen und die Sie hervorheben sollten.

Ziel dieses ersten Schrittes ist es, zu analysieren, wofür Sie als Arbeitgeber stehen. Prüfen Sie von Anfang an die Echtheit und Glaubwürdigkeit Ihrer Einschätzungen. Denn nur auf einem stabilen, echten Fundament kann eine attraktive, starke Marke aufbauen.

> Beschönigen Sie die Analyse Ihrer Stärken und Vorzüge als Arbeitgeber nicht. Sie haben Qualitäten und Besonderheiten, die Ihre Mitarbeiter schätzen und mit denen Sie sich von anderen Arbeitgebern absetzen. Diese gilt es, eindeutig herauszuarbeiten. Auch hier gilt: weniger ist mehr und nur die tatsächlich vorhandenen Punkte wirken.

■ ■ Schritt 2: Definition der Zielgruppe
Nach der Analyse der aktuellen Stärken als Arbeitgeber sollte es im zweiten Schritt darum gehen, die Zielgruppe, die Sie sich als attraktiver Arbeitgeber wünschen, zu analysieren und festzulegen. Zumindest in der Planung sollten Sie sich auf die Personen konzentrieren, die Ihre **Wunschmitarbeiter** sind. Hier ist insofern ein kleiner Spagat gefragt, als dass Sie sowohl die zukünftigen Bewerber ansprechen sollten, aber auch die bestehenden Mitarbeiter. Da Sie Ihre eigenen Mitarbeiter jedoch kennen, gilt hier das Hauptaugenmerk der Gruppe der zukünftigen Mitarbeiter.

— Wen genau suchen Sie?
— Was macht einen Wunschkandidaten für Sie aus?
— Was ist für Sie Bedingung, wo könnten Sie Abstriche machen?

Hilfreich ist es, zunächst die ideale Zielgruppe zu definieren und anschließend zu hinterfragen, inwiefern Ihre Ansprüche realistisch sind. Die Investition in eine genaue Analyse wird sich rechnen.

Idee Nr. 20 – Was will die Zielgruppe (wirklich)?
Versuchen Sie zudem herauszufinden, was für Ihre Zielgruppe wichtig ist. Recherchieren Sie im Internet, gehen Sie auf eine Job-Messe oder erkundigen Sie sich in einem Aus-, Fort- und Weiterbildungsinstitut, worauf bei der Auswahl eines Unternehmens im Moment primär Wert gelegt wird.

Abschließend stellt sich die Frage, wo und wie die Wunschkandidaten erreicht werden können. Auch hier kann empfohlen werden, die Gewohnheiten der Zielgruppe in Erfahrung zu bringen, um sich dann auf deren Hauptmedien zu präsentieren.

■ ■ Schritt 3: Definition der Arbeitgebermarke
Nachdem die Möglichkeiten des Unternehmens und der Zielgruppe umrahmt worden sind, kann die Arbeitgebermarke definiert werden. Hierzu sollten die Werte, die Chancen und Möglichkeiten, die das Unternehmen seinen Mitarbeitern bereitstellt, konkret ausformuliert werden. Es sollten Prioritäten erkennbar sein, was für das Unternehmen an erster Stelle steht. Inbegriffen können sowohl konkrete Zahlen und Fakten sein (z. B. Zahl der Weiterbildungen pro Mitarbeiter pro Jahr, geringe Fluktuationsquote, Maßnahmen zur Karriereentwicklung) als auch Stimmen der Mitarbeiter darüber, wie sie das Arbeitsklima empfinden und was sie motiviert, genau hier zu arbeiten. Jede einzelne Aussage sollte der Wahrheit entsprechen. Es hilft niemandem, etwas beschönigend darzustellen. Da sich ein Unternehmen mit seiner Arbeitgebermarke auf dem Arbeitsmarkt »bewirbt«, darf man erwarten, ein **realistisches Bild** zu erhalten, das dem aktuellen Alltag des Unternehmens wirklich entspricht.

> Achten Sie genau darauf, dass Sie nur Merkmale einbeziehen, die heute bereits erkennbar sind. Alles, was Sie sich für die Zukunft wünschen und für Ihr Unternehmen planen, hat hier noch keinen Platz. Inhalte der Gegenwart sollten von Ideen

für die Zukunft klar getrennt werden. Übergänge können schnell verschwimmen und ein unechtes Bild entstehen lassen.

Die ausgearbeiteten Definitionen sollten mit den für die Zielgruppe wichtigen Werten verglichen werden. Sollten einige Punkte der Arbeitgebermarke mit den Erwartungen der Zielgruppe nicht zusammenpassen, so gilt es, abzuwägen und sich dann auf die wichtigsten Punkte festzulegen.

▪▪ Schritt 4: Konkretisierung der
    Arbeitgebermarke

Im vierten Schritt gilt es, die definierte Marke mit konkreten Botschaften für die Zielgruppe aufzubereiten und kommunizierbar zu machen. In jedem Fall sollten hier die grundsätzlichen Prinzipien der Corporate Identity berücksichtigt werden. Die für die Arbeitgebermarke wichtigsten Aussagen sollten möglichst in einem **Leitsatz** münden, der **eindeutig, unverwechselbar und anziehend** wirkt. Selbstverständlich muss dieser mit der Sprache der Corporate Communication sprechen und das Layout des Corporate Designs beinhalten. Durch die eingesetzten Farben und Formen wird auch eine Emotion beim Gegenüber ausgelöst, die die Attraktivität der Arbeitgebermarke unterstützen kann. Um den Leitsatz mit den weiteren prägnanten Inhalten, die die Arbeitgebermarke besonders machen, zu unterstützen, können und sollten weitere Kernaussagen hinzukommen, die den gleichen Prinzipien treu sind. Da diese Aussagen für den Mitarbeiter bestimmt sind, bietet es sich an, diesen auch direkt anzusprechen. Gerne kann er als Interessent das Gefühl bekommen, dass *Sie* um *ihn* werben! Seien Sie dabei ruhig persönlich – schließlich gilt es auch, die Unternehmens»persönlichkeit« zu transportieren.

Werbung

Sprechen Sie Ihre Adressaten mit Ihren Kernaussagen direkt an (»Wir bieten Ihnen…«, »Wir möchten, dass Sie sich bei uns wohl fühlen/dass Sie gesund bleiben, zur Unterstützung für Sie bieten wir Ihnen…«). Werben Sie um ihn und signalisieren Sie ihm von Anfang an Wertschätzung.

Bei der Konkretisierung der Arbeitgebermarke können auch Versprechen gegeben werden, die das Unternehmen seinen (bestehenden und zukünftigen) Mitarbeitern zusagt. Selbstverständlich ist dies nur dann möglich, wenn die Verwirklichung dieser Versprechen in jedem Fall eingehalten wird. Dann kann das Profil durch konkrete Aussagen jedoch noch einmal an Schärfe gewinnen, da es zeigt, dass sich sehr genau überlegt wurde, was seinen Arbeitnehmern als Arbeitgeber geboten werden soll.

Idee Nr. 21 – Mit den Worten der Mitarbeiter punkten

Unterstreichen Sie Ihre Botschaften mit wahren (!) Aussagen Ihrer Mitarbeiter. Diese können beispielsweise in einer Stellenanzeige oder auf der Webseite des Unternehmens unmittelbar bei den Kernaussagen zu finden sein. Für (potenzielle) Mitarbeiter zählt das Wort von Kollegen meist noch mehr als das des Arbeitgebers. Zudem zeigt dies, wie wertvoll die Meinung eines Mitarbeiters für das Unternehmen ist und dass zum Beispiel die Leitlinien der Partizipation gelebt werden.
(*Hinweis:* Holen Sie sich vor Veröffentlichung der Aussage eines Mitarbeiters in jedem Fall sein Einverständnis – egal, ob die Aussage anonym oder mit Namen veröffentlicht wird.)

▪▪ Schritt 5: Überführung zum Arbeitgeberauftritt

Schließlich sollten alle Planungen, Werte und Kernaussagen zum Leben erweckt werden. Die größte Priorität hat hierbei die sorgfältige Abstimmung der einzelnen Elemente aufeinander und miteinander. Egal ob im Alltag der Besprechungskultur im Unternehmen, auf der Internetseite, beim Auftritt des Unternehmens bei einer Messe oder beim Führen eines Bewerbungsgespräches: Die Arbeitgebermarke sollte einheitlich und authentisch präsentiert werden.

Praxis-Beispiel: Umgang mit Bewerbungen als Aushängeschild – positiv oder negativ

Ein oftmals vernachlässigter Bereich, der für das Image als Arbeitgeber jedoch äußerst wichtig ist, ist der Umgang mit Bewerbungen. Vermitteln Sie in Ihren Kernaussagen Werte wie Wertschätzung und Verlässlichkeit, so sollte nach Eingang von Bewerbungsunterlagen die kurze Mitteilung an den Bewerber versandt werden, dass die Unterlagen eingegangen sind und sich das Unternehmen für das Interesse bedankt. Zudem sollte mitgeteilt werden, wie die nächsten Schritte aussehen und wann der Bewerber mit einer weiteren Nachricht rechnen kann. Diese Angabe muss dann verbindlich eingehalten werden. Ist dies nicht der Fall, kann dem Arbeitgeber schnell der Ruf der Unzuverlässigkeit vorauseilen. Nicht sehr attraktiv und zudem langwierig ist es, ein solches Urteil wieder zu revidieren.

Grundlage ist auch hier die Corporate Identity, an der sich die Präsentation der Arbeitgebermarke orientieren muss. Welche Maßnahmen mit welchen Medien die Zielgruppe bestmöglich erreichen, sollte zu einem großen Teil bereits die Analyse der Zielgruppe und ihrer Gewohnheiten und Erwartungen ergeben haben. Zudem können kostengünstige Varianten auch einfach ausprobiert werden.

> **Idee Nr. 22 – Internetseite für Arbeitnehmer**
> Wenn Sie Ihre eigene Arbeitgebermarke zu Ihrer Zufriedenheit entwickelt und ausgestaltet haben, präsentieren Sie diese doch auf einer eigenen Seite Ihres Internetauftrittes. In den seltensten Fällen findet ein potenzieller Arbeitnehmer auf der Homepage eines Unternehmens Informationen, die ihm in Bezug auf das Unternehmen als Arbeitgeber weiterhelfen. Beschreiben Sie Ihre Besonderheiten als Arbeitgeber, Ihre Werte, Maßnahmen und Möglichkeiten. Machen Sie auch mit Hilfe von Bildern des Unternehmens und Aktivitäten oder Aussagen Ihrer Mitarbeiter deutlich, wie und warum Mitarbeiter von ihrem Arbeitgeber überzeugt sind und diesen wärmstens weiter empfehlen können. Auch für Auszubildende, Praktikanten und Zivildienstleistende können hier attraktive Informationen hinterlegt werden.

Das wichtigste Fundament ist die stabil aufgebaute Arbeitgebermarke. Weitere Ideen, wie ein attraktiver Arbeitgeber die Arbeitgebermarke und sein Image wirkungsvoll präsentieren kann, zeigt das nächste Kapitel auf (▶ Kap. 4.5).

4.5 Merkmale eines attraktiven Arbeitgebers

Ein attraktiver Arbeitgeber hat ein **positives Image**. Dass das Image eines Unternehmens – egal, in welcher Branche sich dieses befindet – von großer Bedeutung ist, darin sind sich viele Geschäftsführer einig (Loffing, 2009). Doch was genau bedeutet ein positives Image? Wie ist dies messbar und wie kann ich es verbessern? Leßmann (2007, S. 57) gibt die folgende Definition zum Arbeitgeberimage:

>> Arbeitgeberimage ist die Wahrnehmung eines Unternehmens, und zwar bezogen auf die Ausprägung derjenigen Eigenschaften und Merkmale, in denen sich seine Attraktivität als potenzieller Arbeitgeber in bestimmten Zielgruppen widerspiegelt. «

Beeinflusst wird das Arbeitgeberimage von der Branche, den angebotenen Leistungen und der Attraktivität des Standortes. Sicherlich ist der Auf- oder Ausbau einer attraktiven Arbeitgebermarke in einer modernen Großstadt einfacher als in einer ländlichen Region mit vielen Traditions-Unternehmen. Durch die Auswahl zahlreicher Instrumente ist es jedoch überall gut möglich.

Die Frage, wie bzw. auf welchen **Informationskanäle**n die Zielgruppe bestmöglich erreicht werden kann, ist immens wichtig. Nur mit einer intensiven Kenntnis über das Informationsverhalten der Personengruppe ist es möglich, diese auch gezielt anzusprechen. So können Senioren (also potenzielle neue Kunden) primär über die regionale Zeitung oder Aushänge in Gemeinderäumen erreicht werden. Die Zielgruppe neuer Arbeitnehmer wird primär über das Medium Internet oder mittels Aushängen an (Fach-)Hochschulen bzw. Bildungsinstituten informiert. Eine Kooperation mit regionalen Instituten und (Fach-)Hochschulen kann auch hierfür langfristig sehr erfolgversprechend sein.

Doch auch die Zusammenarbeit mit der Agentur für Arbeit, mit Veranstaltern von (regionalen) Messen oder Kongressen etc. kann unter Umständen dazu beitragen, dass der Bekanntheitsgrad steigt. Doch die erhöhte Bekanntheit reicht für ein positives Arbeitgeberimage natürlich nicht aus. Hierfür ist mehr notwendig.

Ein **Tag der offenen Tür** zum Beispiel kann sowohl potenzielle Bewohner einer Pflegeeinrichtung als auch potenzielle Pflegekräfte anziehen. Auch Kooperationspartner können hierfür eingeladen und begrüßt werden. Voraussetzung ist erneut, dass die jeweiligen Zielgruppen über ihr individuelles Medium informiert werden. So können Einladungen zu einem Tag der offenen Tür sowohl in der regionalen Tageszeitung annonciert werden als auch im Internet, an schwarzen Brettern von Aus-, Fort- und Weiterbildungsinstituten oder auch in einem Brief an mögliche Kooperationspartner. An einem solchen Tag können zudem für die verschiedenen Zielgruppen Gesprächstermine und/oder Besichtigungen angeboten werden, für die entweder Führungskräfte oder Bereichsleitungen zur Verfügung stehen. Bei der Investition in eine solche Veranstaltung kann von einem doppelten Effekt gesprochen werden, da sowohl potenzielle neue Mitarbeiter als auch Kunden angesprochen werden können.

Praxis-Beispiel: Aktionen und Außenwirkung der DRK-Schwesternschaft in Essen

Die DRK-Schwesternschaft in Essen ist mit 1900 Mitarbeitern die zweigrößte Schwesternschaft in Deutschland. Ihre Wirkung in der Öffentlichkeit und auf potenzielle neue Mitglieder ist ihr sehr wichtig, so dass hierfür Zeit und Engagement investiert werden. Um sich als attraktiver Arbeitgeber zu präsentieren, nutzt die DRK-Schwesternschaft ihre regelmäßige Präsenz auf Ausbildungs- und Job-Messen. Berufspolitisch engagiert sie sich bundesweit und tritt unter anderem für die Werte und Rechte der Pflegekräfte ein. Doch auch regional ist es der DRK-Schwesternschaft wichtig, in Essen präsent zu sein. So beteiligt sie sich an Straßenfesten und weiteren regionalen Veranstaltungen. Dies wirkt sowohl auf die bestehenden Mitarbeiter sehr positiv und zieht zudem oft auch interessierte zukünftige Mitarbeiter an, die die DRK-Schwesternschaft dort erleben. Zusätzlich werden auch Kunden mit Hilfe der Akti-

vitäten gebunden und neu geworben, so dass sich die Investition doppelt lohnt. Besonders im unmittelbaren Stadtteil kann sich so das Image eines Unternehmens schnell herumsprechen. Ergänzend legt die DRK-Schwesternschaft in Essen Wert auf Persönlichkeiten in ihrem Vorstand (der ehemalige Bürgermeister der Stadt, hochrangige Klinik-Professoren etc.), die zusätzlich einen positiven Eindruck für das Unternehmen nach außen spiegeln und die Wertigkeit unterstreichen.

Immer mehr Unternehmen bauen zudem zukunftsorientierte Systeme zur Betreuung der Kinder oder auch pflegebedürftiger Familienangehöriger ihrer Mitarbeiter auf und aus. Das Unternehmensnetzwerk **»Erfolgsfaktor Familie«**, gegründet vom Bundesfamilienministerium und dem Deutschen Industrie- und Handelskammertag (DIHK), unterstützt mit Fördermitteln beispielsweise den Aufbau betrieblicher Kinderbetreuungen. Mitglieder des Netzwerkes können sich zudem auf ihre Familienfreundlichkeit hin auditieren lassen. Durch eine Verbesserung der Vereinbarkeit von Beruf und Familie stiegen laut einer von berufundfamilie gGmbH in Auftrag gegebenen Studie in 85% der Fälle die Zufriedenheit und Motivation am Arbeitsplatz (Daneke, 2009, S. 426 f.). Das hier zu erwerbende Siegel ist ein erstklassiges Aushängeschild für das Image als familienfreundlicher Arbeitgeber.

> **Idee Nr. 23 – Familienfreundlichkeit**
> Viele Arbeitnehmer werden im Laufe ihres Arbeitslebens kleine oder ältere Familienmitglieder unterstützen. Zeichnet sich ein Unternehmen durch familienfreundliche Maßnahmen, wie z. B. flexible Arbeitszeiten, Unterstützung bei der Kinderbetreuung (betrieblich, in Kooperation o. Ä.) oder Unterstützung bei der Betreuung pflegebedürftiger Angehöriger aus, so wird dies auf das Interesse sehr vieler Mitarbeiter stoßen. Dazu gehört auch der aufrechterhaltene Kontakt zu den Mitarbeitern während der Elternzeit.

Um die eigene Attraktivität als Arbeitgeber zu erhöhen, stehen zahlreiche Möglichkeiten zur Verfügung. Hier ist der Kreativität des Unternehmens (oder auch der Mitarbeiter) keine Grenze gesetzt, wie das ▶ Praxis-Beispiel »Schnuppersamstag« zeigt.

Praxis-Beispiel: »Schnuppersamstag«
Das Krankenhaus Morgenstern [Name geändert] liegt im westlichen Schleswig-Holstein. Aufgrund der Ferne zu größeren, attraktiven Orten ist es hier sehr schwer, Fach- und Führungskräfte zu akquirieren. Die Unternehmensführung entschloss sich also für eine neuartige Methode und schaltete in mehreren Fachzeitschriften und regionalen Zeitungen eine Anzeige, in der sie zu einem »Schnuppersamstag« einlud. Für diesen Tag stellten sie ein buntes Programm zusammen, das sowohl eine Begehung des Krankenhauses unter Leitung der Personalleiterin umfasste, als auch ein gemeinsames Mittagessen im Traditionsgasthaus im Ort und eine zweistündige Rundfahrt an die nahe gelegene Küste. So wurden die Attraktivität des Hauses inklusive der dortigen Möglichkeiten bezüglich Karriere, Work-Life-Balance, Boni etc. und die Attraktivität der Region gemeinsam präsentiert. Im Ergebnis nahmen sieben Personen am »Schnuppersamstag« teil, drei arbeiten heute dort.

Welche Maßnahmen Sie auch immer für Ihr Unternehmen auswählen und kombinieren, es kann vom Grundsatz ausgegangen werden, dass die (Signal-)Wirkung von Interaktionen wirksamer ist als die Wirkung von Printmedien. Auch wenn (Inter-)Aktionen mit Sicherheit einen erhöhten Aufwand bedeuten, bewirken sie oftmals den gewünschten Effekt am besten, den Bekanntheitsgrad und das Arbeitgeberimage Stück für Stück zu steigern.

❯❯ Das Ziel als attraktiver Arbeitgeber aufzufallen, kann sehr viel leichter erreicht werden, wenn die Zielgruppe bei Interaktionen teilnimmt, wie beispielsweise einem Tag der offenen Tür. Je besonderer eine solche Aktion, desto eher bleiben die Erlebnisse im Gedächtnis.

Auch wenn der Anspruch der Arbeitnehmer an das ideale Unternehmen sehr hoch ist, so ist auch die Vielfalt an Maßnahmen und Merkmalen, um sich als attraktiver Arbeitgeber zu präsentieren, sehr ab-

wechslungsreich. Neben sich auf das soziale Umfeld orientierenden Maßnahmen stehen auch zahlreiche den Arbeitsinhalt betreffende Instrumente zur Verfügung, ebenso wie Möglichkeiten der beruflichen Weiterentwicklung oder auch der Gesundheits- und Altersvorsorge (▶ Kap. 9). Ein Beispiel des Wettbewerbs zum besten Arbeitgeber im Mittelstand (TOP JOB) zeigt ausführlich das ▶ Kap. 11. Eine Auflistung beispielhafter Möglichkeiten, sich als attraktiver Arbeitgeber zu präsentieren, zeigt abschließend die ◻ Tab. 4.6.

Praxis-Beispiel: Fachbereiche »ausprobieren«
Das LVR-Klinikum in Essen beherbergt alle psychiatrischen Fachbereiche, was bereits eine fachlich-inhaltliche Besonderheit darstellt. Zusätzlich bietet das Klinikum seinen Mitarbeitern an, dass – auch probeweise für drei bis sechs Monate – ein Bereichswechsel möglich ist, so dass jeder die Chance hat auszuprobieren, in welchem Bereich er auf Dauer gerne arbeiten möchte. Dieses Angebot nehmen etwa 10–15% der Mitarbeiter des LVR-Klinikums an. Gerade für neue, junge Mitarbeiter ist dieses Angebot oftmals sehr attraktiv, da es innerhalb des Unternehmens Möglichkeiten der eigenen Veränderung gibt.

4.6 Zusammenfassung

Sowohl die Ziele als auch die Auswahl geeigneter Instrumente des externen Personalmarketings sind höchst individuell und müssen sehr genau auf die Ziele eines Unternehmens und seine Corporate Identity abgestimmt werden. Wie bereits erwähnt, ist dringend davon abzuraten, Maßnahmen des Personalmarketings isoliert von der Unternehmensplanung und deren Zielen zu betrachten. Als wichtigste Instrumente im Personalmarketing gelten noch immer Stellenanzeigen, der Internetauftritt des Unternehmens, Mitarbeitergespräche und Praktikantenprogramme. Doch auch die Teilnahme und anschließende Veröffentlichung von Befragungen sowie die Teilnahme an Wettbewerben zur Arbeitgeberattraktivität oder Förderprogrammen zur Familienfreundlichkeit werden von den Arbeitnehmern zunehmend höher bewertet. Die Bedeutung einer transparenten Arbeitgebermarke

Tab. 4.6 Mögliche Merkmale attraktiver Arbeitgeber

Unternehmen	Arbeitsinhalt	Arbeitsklima	Führung	Entwicklungsmöglichkeiten	Rahmenbedingungen
Werte, Unternehmensphilosophie	Interessante Aufgabenfelder	Arbeitsatmosphäre (inkl. Meinungen der Mitarbeiter)	Führungsstil	Einarbeitungsprogramme, Mentoring	Unterstützung bei Kinderbetreuung
Ansprechendes Image	Der Qualifikation angemessene Tätigkeit	Methoden der Teamarbeit	Gelebte Wertschätzung	Fort- und Weiterbildung	Angemessenes/gutes Einkommen
Interessante Produkte/Spezialisierungen/Dienstleistungen	Konkrete Einflussmöglichkeiten	Maßnahmen der Teamentwicklung	Methoden der Anerkennung	Karrierewege (auch als Experte)	Neben- und Sozialleistungen
Sicherheit (Finanzkraft)	Verantwortungsübernahme	Supervision, Psychosoziale Beratung	Regelmäßigkeit von Gesprächen	Standards der Personalentwicklung	Boni/Gratifikationen
Veröffentlichung von Ergebnissen aus Befragungen, Wettbewerben und Qualitätsprüfungen	Gestaltungsmöglichkeiten	Kommunikationsstandards	Offene Sprechstunden o. Ä.	Coaching für bestehende und angehende Führungskräfte	Flexible Arbeitszeitmodelle
Berufspolitisches Engagement	Job-Rotation	Regelmäßige Fortbildungen zu Kommunikation, Konfliktmanagement, etc.	Standards der Leistungserfassung	Verantwortungsübernahme (u. a. in Projekten)	Betriebliches Gesundheitsmanagement
Regionales und/oder soziales Engagement	Besprechungskultur	Team- oder Unternehmens-»Events«	Beispiele der Führungskräfte in Vorbildfunktion	Workshops zur persönlichen Kompetenzentwicklung	Psychosoziale Beratung
Ausbildungsbetrieb	...	...	...	...	Work-Life-Balance
Zukunftsorientierte, innovative Ausrichtung					Geringfügige Weiterbeschäftigung in der Erziehungszeit
...					...

Zu Teilen in Anlehnung an Beck, 2009, S. 72

steigt hingegen in der Gesundheitswirtschaft nur langsam. Dabei wird der Ausbau einer transparenten Marke auf dem Fundament der Corporate Identity für die Aufstellung als attraktiver Arbeitgeber zunehmend wichtig. Insbesondere die Tatsache, dass sich die Arbeitgeber in Zukunft bei den Arbeitnehmern bewerben werden müssen (zumindest in unserer Branche), erfordert ein Umdenken und die intensive Arbeit an der eigenen Identität und Präsentation dieser. Die zahlreichen Möglichkeiten, sich in unterschiedlichen Bereichen und mit unterschiedlichen Methoden als attraktiver Arbeitgeber zu zeigen, bieten jedem Unternehmen – egal welcher Größe und welche Ressourcen zur Verfügung stehen – die Chance, sich ein Alleinstellungsmerkmal in Bezug auf ihre Mitarbeiter zu erarbeiten. Langfristigen Erfolg auf dem Arbeitsmarkt werden nur ganzheitliche, in der Gesamtstrategie des Unternehmens integrierte und transparente Konzepte aufweisen, die sich sowohl der Zielgruppe der bestehenden Mitarbeiter als auch der der zukünftigen Mitarbeiter widmen.

Literatur

Beck, C. (2009). Attraction – Arbeitgeberattraktivität. In W. Jäger & A. Lukasczyk (Hrsg.), Talent Management. Strategien, Umsetzung, Perspektiven. Köln: Wolters Kluwer.

Berthel, J. & Becker, F. G. (2007). Personalmanagement – Grundzüge für Konzeptionen betrieblicher Personalarbeit (6.Aufl.). Stuttgart: Schäffer-Poeschel.

Daneke, S. (2009). Attraktive Arbeitgeber. Familienförderung hat Zukunft. Die Schwester Der Pfleger 05/2009, 424–428.

Deutsche Gesellschaft für Personalführung e.V. (DGFP) (2004). Personalmarketing – Ein unterschätzter Erfolgsfaktor. Ergebnisse einer Tendenzbefragung. Düsseldorf: DGFP.

Focus Karriere Online (2008). Fünf Erfolgsfaktoren attraktiver Arbeitgeber. http://www.focus.de/karriere/berufsleben/tid-11528/studie-fuenf-erfolgsfaktoren-attraktiver-arbeitgeber_aid_325944.html (abgerufen am 17.11.2009, 13:13 Uhr).

Horst, M. (2006). Corporate Identity – Vom pflegenden ICH zum pflegenden WIR. Stuttgart: Kohlhammer.

Kayatz, E. (2006). Externes Personalmarketing in mittelständigen Unternehmen. Unveröffentlichte Dissertation. Universität Wuppertal.

Koziol, K., Pförtsch, W., Heil, S. & Albrecht, K. (2006). Social Marketing. Erfolgreiche Marketingkonzepte für Non-Profit-Organisationen. Stuttgart: Schäffer-Poeschel.

Leßmann, M. (2007). Personalentwicklung als Unternehmensstrategie: Voraussetzungen, Methoden, Chancen. Saarbrücken: Vdm Verlag.

Loffing, D. (2009). Mitarbeiterbindung in der Pflege. Unveröffentlichte Studie. Essen: INSPER – Institut für Personalpsychologie.

Meffert, H., Burmann, C. & Kirchgeorg, M. (2008). Marketing. Grundlagen marktorientierter Unternehmensführung. Konzepte – Instrumente – Praxisbeispiele (10. Aufl.). Wiesbaden: Gabler.

Reuschenbach, B. (2004). Personalgewinnung und Personalauswahl in der Pflege. München: Elsevier.

Simon, H., Wiltinger, K. & Sebastian, K.-H. (1995). Effektives Personalmarketing. Strategien – Instrumente – Fallstudien. Wiesbaden: Gabler.

Stührenberg, L. (2004). Ökonomische Bedeutung des Personalbindungsmanagements für Unternehmen. In R. Bröckermann & W. Pepels (Hrsg.), Personalbindung – Wettbewerbsvorteile durch strategisches Human Resource Management. Berlin: Erich-Schmidt.

TOP JOB (2009). Employer Branding für den Mittelstand. Leitfaden zur Top-Arbeitgebermarke. Zu bestellen unter www.top-arbeitgebermarke.de.

Personalauswahl –
Die Passenden finden

5.1   Einleitung

Aufgrund des hohen Bedarfes an Fach- und Führungskräften sind in der Gesundheitswirtschaft bereits einige Stimmen hörbar wie: »Ich bin froh, wenn ich überhaupt jemanden finde!« Aufgrund des Personalmangels »einfach jemanden einzustellen« rächt sich jedoch in den allermeisten Fällen nach nur kurzer Zeit. Der Auswahl von qualifizierten und passenden Mitarbeitern muss Arbeit und Zeit gewidmet werden. Besonders in einem Dienstleistungssektor, in dem die einzelnen Mitarbeiter die Qualität der Arbeit und die Zufriedenheit der Kunden entscheidend bestimmen, ist eine strukturierte Auswahl unerlässlich. Doch die Auswahl und die zu beachtenden Kriterien sind in den letzten Jahren zunehmend umfangreicher geworden. Zudem steigen die Ansprüche der Bewerber auf zusätzliche Leistungen, wie Gesundheitsfürsorge, Altersvorsorge, Weiterbildungen etc. – denn in zunehmendem Maße können die Mitarbeiter zwischen mehreren Unternehmen die Wahl selbst treffen. Durch flachere Hierarchien ändern sich die Anforderungen an die Mitarbeiter. Ein hohes Maß an Selbstverantwortung, die Bereitschaft, auch ungelernte Mitarbeiter anzuleiten, eine allgemeine Flexibilität und möglichst auch interkulturelle Kompetenzen sind heute gewünschte, wenn nicht sogar geforderte Fähigkeiten. Den Mitarbeitern wird viel abverlangt, doch wie kann anhand von Bewerbungsunterlagen und einem Gespräch entschieden werden, ob der Bewerber all diese Fähigkeiten mitbringt? Wie kann ein Arbeitgeber herausfinden, ob der Bewerber in sein Unternehmen passt? Wie wichtig ist es, vor einer Einstellung zu wissen, was den Bewerber eigentlich motiviert und was ihn interessiert? Welche Fähig- und Fertigkeiten sind aus Sicht des Unternehmens essenziell wichtig und was ist lediglich wünschenswert? Und wie sollte der Mitarbeiter sein, damit er möglichst gut in die Organisation passt und ihr lange erhalten bleibt?

Die Kosten für die Suche und Auswahl eines neuen Mitarbeiters steigen umso mehr, je weniger qualifiziertes Personal auf dem Markt zur Verfügung steht. Zudem frisst jede Neueinstellung viele zeitliche und personelle Ressourcen und bringt ein bestehendes Team zumindest kurzzeitig in Aufruhr. Gründe genug, Mitarbeiter so auszuwählen, dass letzten Endes mit gutem Gefühl der Vertrag unterzeichnet werden kann und von beiden Seiten die Zuversicht besteht, dass ein langes Arbeitsverhältnis bevorsteht.

> **Lesetipp**
>
> Dieses Kapitel zeigt primär die wichtigsten Grundschritte auf, die das Ziel verfolgen, die passendsten Mitarbeiter für das Unternehmen zu finden. Untermauert wird dies mit zahlreichen, aktuellen Beispielen aus der Praxis. Zusätzlich finden sich mehrere Literaturhinweise für eine vertiefende Auseinandersetzung mit einzelnen Inhalten

5.2   Anforderungsanalyse und »Interessen-Matching«

Bevor die Auswahl von Bewerbern möglich ist, muss sich das Unternehmen zunächst darüber klar werden, wen genau es eigentlich sucht. Die Suche nach einer professionellen Gesundheits- und Krankenpflegekraft beispielsweise kann einfach erscheinen. Doch was soll diese Pflegekraft noch mitbringen neben ihrem Examen? Eine ausgeprägte Kundenorientierung, Teamfähigkeit oder Organisationsvermögen? Die Bereitschaft an der Teilnahme der regelmäßig stattfindenden Supervisionen? Auch wenn mit einem klarer werdenden Bild der Anforderungen, die das Unternehmen an seinen Wunschkandidaten stellt, die Auswahl eines geeigneten Bewerbers schwieriger wird, so ist eine solche Grundlage für eine gute Auswahl unerlässlich. Kaum ein Arbeitgeber wird bestreiten, dass es wichtig ist, ob die Interessen, Werte und persönlichen Einstellungen eines Mitarbeiters zum Unternehmen passen oder nicht. Eine Passung kann jedoch erst dann überprüft werden, wenn Kriterien vorliegen, anhand derer eine Orientierung möglich ist. Bevor hierfür Möglichkeiten aufgezeigt werden, wird zunächst ein kurzer Seitenblick auf den Bedarf und die Planung von Personal gerichtet.

■■ Personalbedarf und Personalplanung
Die gezielte Suche und Auswahl von Mitarbeitern ist nur dann sinnvoll, wenn frühzeitig der veränderte Bedarf des Personalstandes erkannt und dementsprechend die Personalsuche, -entwicklung oder -freisetzung geplant wird. Die Personalbedarfsermittlung erfüllt ökonomische Ziele, um die Aufgaben des Unternehmens erfüllen zu können, aber auch soziale Ziele für die Arbeitnehmer bezüglich der Sicherung ihres Arbeitsplatzes. Um den Personalbedarf zu ermitteln, muss entschieden werden über

- die Anzahl (quantitativ),
- die Art (qualitativ),
- den Zeitpunkt und die Dauer (zeitlich) und
- den Einsatzort (lokal)

des gesuchten Personals (Hentze & Kammel, 2001, S. 189 f.). Empfohlen werden kann, zunächst den gegenwärtigen und anschließend den zukünftigen Bedarf zu ermitteln. In beiden Phasen sollte nicht nur der Einsatzbedarf, sondern auch der Reservebedarf in die Kalkulation einbezogen werden. Der **Einsatzbedarf** leitet sich aus dem Bedarf der menschlichen Arbeitsleistungen ab, die zur Erreichung der Ziele notwendig sind. Der Reservebedarf beinhaltet die zu erwartenden Ausfälle durch Krankheit, Urlaub, Erziehungszeit etc. Beim **Reservebedarf** sind sowohl das Verhalten der Mitarbeiter als auch betriebliche Faktoren entscheidend. So können mit einem betrieblichen Gesundheitsmanagement, einer Kinderbetreuung oder flexiblen Arbeitszeiten die Fehlzeiten erheblich gesenkt werden.

Unter Personalplanung werden sämtliche Entscheidungen über den zukünftigen Einsatz der Mitarbeiter im Unternehmen sowie die Vorbereitungen und die Kontrolle dieser Entscheidungen verstanden. Ziel hierbei ist es, die Wirksamkeit des Arbeitseinsatzes der Mitarbeiter systematisch zu optimieren. Der Personalplanung zugehörig sind neben der klassischen Bedarfsplanung auch die Planung von Beschaffung, Einsatz, Freisetzung und Entwicklung des Personals. Ein umfangreiches Feld also, sowohl für die Mitarbeiter als auch für die Wirtschaftlichkeit des Unternehmens von großer Tragweite. In die Planung müssen potenzielle, quantitative sowie qualitative Veränderungen des Personals einbezogen werden (Reuschenbach, 2004, S. 24 f.). Diese können jeweils entweder durch den Arbeitgeber bedingt sein oder durch den Mitarbeiter. Die Neueinführung von Pflegekonzepten mit einem erhöhten Qualifikationsbedarf wäre ein Beispiel für eine durch den Arbeitgeber verursachte qualitative Veränderung. Möchte ein Mitarbeiter hingegen aufgrund von Familienzuwachs seine Stundenanzahl reduzieren, so steht eine durch den Arbeitnehmer verursachte quantitative Veränderung an (■ Tab. 5.1). Um qualitativen Veränderungen zu begegnen, ist der strukturierte Einsatz von Maßnahmen der Personalentwicklung zu empfehlen. Quantitativen Veränderungen muss primär mit der Suche nach neuen Mitarbeitern oder der Veränderung des Arbeitsumfanges der Mitarbeiter entgegengekommen werden.

> **Lesetipp**
>
> Zu Personalbedarf und Personalplanung:
> - Berthel, J. & Becker, F. G. (2007). Personalmanagement – Grundzüge für Konzeptionen betrieblicher Personalarbeit. Stuttgart: Schäffer-Poeschel.

5.2.1 Aufgaben und Anforderungen des Arbeitgebers

■■ Inhalte und Aufbau einer Aufgabenanalyse
Eine Passung ist nur dann überhaupt möglich, wenn es Kriterien gibt, anhand derer bestimmte Punkte geprüft werden können. Hierbei kommt es jedoch weniger auf allgemeine (pflegerische oder organisatorische) Aufgaben an, sondern viel mehr auf die Anforderungen des ganz konkreten Tätigkeitsfeldes.

> **Konkret**
>
> Aufgaben und Anforderungen einer vakanten Stelle sollten sehr konkret auf das wirkliche Tätigkeitsfeld des zukünftigen Mitarbeiters abgestimmt sein. Allgemeine Anforderungen sind nur wenig hilfreich. Ein genaues Profil dagegen ist ein wichtiger erster Schritt für eine gelungene Passung zwischen Bewerber und Unternehmen.

◨ Tab. 5.1 Für die Personalplanung wichtige, mögliche Personalveränderungen

	Quantitative Veränderungen	Qualitative Veränderungen
Arbeitnehmer	– Reduktion der Arbeitszeit – Längerer Ausfall durch Krankheit, Elternzeit o. Ä. – Kündigung	– Verbesserung der Qualifikation durch Fort- und Weiterbildungen – Verbesserung der Arbeitsqualität und Erweiterung des Aufgabenspektrums durch Erfahrungen
Arbeitgeber	– Vergrößerung des Unternehmens/des Bedarfs – Umstrukturierung	– Qualifikationsbedarf aufgrund der Einführung neuer Pflegekonzepte – Gesetzlich veränderte Rahmenbedingungen zur Qualifikation

In Anlehnung an Reuschenbach, 2004, S. 25

Im Regelfall gibt es für eine vakante Stelle eine Stellenbeschreibung, in der die Aufgaben und Verantwortlichkeiten dokumentiert sind. Eine Neuausschreibung einer Position ist ein guter Zeitpunkt, um die Stellenbeschreibung auf ihre Aktualität hin zu überprüfen und ggf. Änderungen einzuarbeiten. Eine **Stellenbeschreibung** solle zumindest die folgenden Bereiche beinhalten (vgl. Beck, 2004, S. 32):

- Bezeichnung der Stelle
- Einordnung der Stelle in die Unternehmensorganisation
- Ggf. Stellvertretung
- Aufgaben
- Zielsetzung der Stelle
- Kompetenz/Befugnisse
- Verantwortungsbereiche
- Richtlinien/Vorschriften
- Leistungskriterien

Eine Stellenbeschreibung, die primär die organisational-inhaltlichen Aspekte beinhaltet, ist dementsprechend eine Grundvoraussetzung für die darauf aufbauende Aufgaben- und Anforderungsanalyse. Bevor mit einem Anforderungsprofil der künftige Stelleninhaber im Fokus steht, sollten die Aufgaben, die vom neuen Mitarbeiter erfüllt werden sollen und bereits in der Stellenbeschreibung stehen, noch einmal priorisiert werden. Bei einigen Positionen, vor allem im Bereich der Führungskräfte, sind viele zu erfüllende Aufgaben gleichermaßen wichtig und so muss ein Bewerber fähig sein, all diese Aufgaben zu bewältigen. Bei den meisten vakanten Positionen gibt es jedoch Spielräume und flexiblere Einsatzmöglichkeiten. In jedem Fall sollten die Aufgaben, die an den zukünftigen Stelleninhaber gestellt werden, mit Kernthemen oder Beispielen hinterlegt werden und in die Prioritätsstufen

- A (unverzichtbar),
- B (wichtig) und
- C (wünschenswert)

unterteilt werden. Ausschnitte eines beispielhaften Aufgabenprofils für eine Einrichtungsleitung zeigt das Beispiel in ◨ Tab. 5.2.

Besonders die mit A-Priorität bewerteten Aufgabenbereiche bzw. Kernthemen sollten sich auch in der Stellenausschreibung wieder finden. Je genauer die Angaben und Erwartungen der zu erfüllenden Aufgaben von Unternehmensseite im Vorfeld spezifiziert werden, desto besser kann der Bewerber abschätzen, inwiefern die Stelle zu ihm passt oder nicht.

Idee Nr. 24 – Prioritäten transparent machen
Nutzen Sie die Priorisierung der Aufgaben und Inhalte und teilen Sie diese Ihren Bewerbern mit – entweder in der Stellenanzeige oder auf Ihrer Homepage bei einer genaueren Beschreibung offener Stellen. Sowohl der Bewerber als auch das Unternehmen können von einer transparenten Darstellung der Erwartungen nur profitieren.

Tab. 5.2 Aufgabenprofil einer Einrichtungsleitung (Beispiel, Ausschnitte)

Aufgabenbereiche	Kernthemen	Priorität (A, B, C)
Fachaufsicht	– Konzeptentwicklung, Umsetzung, Optimierung – Hauswirtschaft, Verwaltung etc. – Bewohner- spezifische Aufgaben	
Organisation und Steuerung	– Entwicklung und Steuerung der Einrichtung (Ziele planen, umsetzen, kontrollieren) – Sicherung und Weiterentwicklung der Arbeitsqualität – Aufbau und Festigung von Kooperationen	
Personalmanagement und -führung	– Personalplanung und -beschaffung – Personalführung und -beurteilung – Personal- und Teamentwicklung	
Betriebswirtschaftliche Aufgaben	– Wirtschaftsplanung – Controlling	
Marketing	– Planung und Durchführung von Akquisitionsmaßnahmen – Öffentlichkeitsarbeit – Repräsentation der Einrichtung	

■ ■ **Inhalte und Aufbau einer Anforderungsanalyse**
Nach der Erstellung des auf die spezifische Position zugeschnittenen Aufgabenprofils sollten die fachlichen und persönlichen Anforderungen, die das Unternehmen an den Bewerber stellt, analysiert werden. Eine Anforderungsanalyse in der Personalauswahl ist sowohl für die Auswahl geeigneter Auswahlinstrumente als auch für die Auswahl der Kandidaten unterlässlich. Da die Auswahl von Mitarbeitern stets auch ein diagnostischer Prozess ist, ist sie ohne Kriterien nicht (valide) möglich. Erst ·im Anschluss an eine erfolgte Aufgaben- und Anforderungsanalyse kann zudem überlegt werden, welche Instrumente der Personalauswahl diese Kriterien »messen« können.

Analyse

Ohne die Analyse der (fachlichen und persönlichen) Anforderungen an den künftigen Stelleninhaber ist eine professionelle Personalauswahl nicht möglich. Eine Stelle kann nur dann passend besetzt werden, wenn die Voraussetzungen, die der Bewerber mitbringen soll, eindeutig beschrieben und definiert sind.

Ein Anforderungsprofil dient somit dazu, die für das spezifische Tätigkeitsfeld relevanten Merkmale aufzulisten, zu priorisieren und abschließend mit dem Qualifikationsprofil eines Bewerbers zu vergleichen (■ Abb. 5.1).

Doch was beinhaltet nun ein Anforderungsprofil und wie ist es aufgebaut? Im Allgemeinen kann von **vier Schritten** ausgegangen werden:

1. Sammlung grundlegend erforderlicher und gewünschter Qualifikationen und Kompetenzen
2. Systematisierung und Auswahl der Anforderungen
3. Hinterlegen konkreter Verhaltensindikatoren je Anforderung
4. Priorisierung der Anforderungen bzw. Festlegung der gewünschten Ausprägungen
– anschließend: Auswahl geeigneter Instrumente zur Prüfung der Anforderungen

Bei der erstmaligen Erstellung eines Anforderungsprofils sollten zunächst grundlegende Fragen beantwortet werden, bezüglich dessen, was für den Stelleninhaber wichtig ist. Setzen Sie sich dafür mit den entsprechenden Leitungskräften bzw. Kollegen zusammen. Erste **zu klärende Fragen** können unter anderem folgende sein (Reuschenbach, 2004, S. 147 f.):

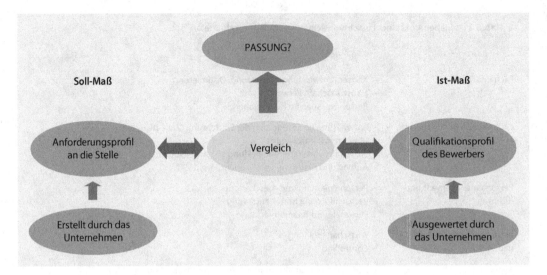

Abb. 5.1 Vergleich von Anforderungsprofil mit Qualifikationsprofil

- Welche Qualifikation(en) sollte die Person haben?
- Welche Kompetenzen sollte die Person mitbringen?
- Welche Erfahrungen sollte die Person mitbringen?
- Welche Eigenschaften sollte die Person mitbringen?

Auch wenn bei einer ersten Diskussion zunächst »alles« genannt werden sollte, was für die zu besetzende Stelle wichtig ist, so sollte bereits darauf geachtet werden, dass es sich um »messbare« Anforderungen handelt. Während die Fähigkeit, Entscheidungen zu treffen oder zeitnah Lösungen für ein Problem zu finden, relativ gut abzubilden ist, fällt dies für Ehrlichkeit und Loyalität beispielsweise schwerer.

> **Prüfbarkeit**
>
> Bei der Erstellung eines Anforderungsprofils ist es wichtig, darauf zu achten, Anforderungen zu sammeln, die prüfbar sind. Stellen Sie sich zeitnah die Frage, welche Optionen es für die »Messung« der jeweiligen Anforderung gibt.

Nach der Beantwortung oben stehender und weiterer, für die Stelle entsprechend wichtiger Fragen sollten die Antworten systematisiert werden. Grundsätzlich kann zwischen fachlichen und persönlichen Anforderungen unterschieden werden. Die beiden Gruppen lassen sich wie folgt aufstellen:

Fachliche Anforderungen:
- Fachwissen, z. B. pflegefachlich, betriebswirtschaftlich
- Fachkönnen, z. B. Organisation, Management

Persönliche Anforderungen:
- Kommunikationsfähigkeit
- Führungsverhalten
- Teamfähigkeit
- Durchsetzungsvermögen
- Konfliktfähigkeit
- Unternehmerisches Denken
- Eigenständigkeit etc.

Aus den gesammelten Anforderungen sollten im nächsten Schritt die für den zukünftigen Stelleninhaber wichtigsten ausgewählt werden. Bei einer Fülle von zusammengetragenen Punkten kann erfahrungsgemäß im Anschluss doch Einiges als »nicht wirklich so wichtig für diese Position« zur Seite geschoben werden. Für eine Konkretisierung sollten die verbleibenden Anforderungen nun mit Beispielen hinterlegt werden. Die Anforderungen sollten »messbare« Indikatoren beinhalten, die abbildbar und später im Verhalten des Bewerbers beobachtbar sind (▶ Praxis-Beispiel »Kommunikationsfähigkeit mit Verhaltensindikatoren »messbar« machen«).

Praxis-Beispiel: Kommunikationsfähigkeit mit Verhaltensindikatoren »messbar« machen

Das Konstrukt »Kommunikationsfähigkeit« ist ein für fast jede Stelle wichtiges. Um es in ein Anforderungsprofil zu integrieren, müssen Verhaltensweisen beschrieben werden, die möglichst konkret zeigen, dass eine Person (die diese Verhaltensweisen dann zeigt) »kommunikationsfähig« ist. Dies können beispielsweise folgende Verhaltensweisen sein:

- Aufmerksamkeit ist dem Gesprächspartner gewidmet, Blickkontakt
- Aktives Zuhören, gezeigt durch Nachfragen, Verbalisieren/Paraphrasieren
- Verständliche und prägnante Vermittlung von Inhalten
- Verständliche und angemessene Gestik und Mimik
- Nachvollziehbare Strukturierung v.a. bei längeren Sachverhalten
- Angemessene Wortwahl, Lautstärke und Betonung des Gesprochenen

Bei Leitungskräften können weitere Anforderungen gestellt werden:

- Kompetente Präsentation mit unterschiedlichen Medien
- Zielgerichtete Moderation von Gruppen und Besprechungen

Diese und weitere Verhaltensweisen sollten bei einem Bewerber beobachtbar sein, wenn er die Anforderung, »kommunikationsfähig« zu sein, erfüllen soll.

Die inhaltliche Ausgestaltung der Anforderungen mit Verhaltensindikatoren ist natürlich von Arbeitgeber zu Arbeitgeber sehr unterschiedlich. Aber in jedem Auswahlprozess geht es auch nur um die Besetzung in dem einen Unternehmen – und da der Bewerber in dieses passen soll, können als Maßstab nur die individuellen Indikatoren dieses Unternehmens gelten. Wichtig ist die grundsätzliche Definition der Kriterien, um einen fairen Auswahlprozess gewährleisten zu können.

Nach der Erfüllung der ersten drei Schritte zur Erstellung eines Anforderungsprofils muss nun entschieden werden, wie stark die einzelnen Verhaltensindikatoren bei dem zukünftigen Stelleninhaber ausgeprägt sein sollen. Für die Bezeichnung der Ausprägung eignen sich üblicherweise Zahlen von eins bis fünf, die mit folgenden Eigenschaften hinterlegt werden können:

- 1 = Merkmal muss nur wenig erkennbar sein
- 2 = Merkmal muss teilweise erkennbar sein
- 3 = Merkmal muss weitestgehend erkennbar sein
- 4 = Merkmal muss vollständig erkennbar sein
- 5 = Merkmal muss außerordentlich gut erkennbar sein

Die ausführliche Variante, die vor allem bei der Besetzung von Führungspositionen empfehlenswert ist, sieht vor, dass jeder einzelne Verhaltensindikator mit einer gewünschten Ausprägung hinterlegt wird. Wie im oben genannten Beispiel würde also die Aufmerksamkeit dem Gesprächspartner gegenüber, das aktive Zuhören etc. je mit einer, die gewünschte Ausprägung beschreibenden Ziffer gekennzeichnet werden. Alternativ kann auch lediglich das Hauptmerkmal (im oben genannten Beispiel die Kommunikationsfähigkeit) mit einer Soll-Ausprägung versehen werden. Dies lässt dann natürlich nicht so genaue Ergebnisse zu wie die Detail-Beschreibung.

Welche Instrumente die ausgewählten Aufgaben, Anforderungen und Kriterien bestmöglich abbilden, wird in ▶ Kap. 5.3) dargestellt. Da für die bestmögliche Passung stets beide Seiten – die des Arbeitgebers und die des Arbeitnehmers – angeschaut werden müssen, werden zuvor die Interessen und Potenziale des Bewerbers beleuchtet.

5.2.2 Interessen und Potenziale des Bewerbers

■■ Was möchte der Bewerber?

Menschen wählen, sofern sie die Freiheit dazu haben, meist Berufe, in denen sie ihre Interessen verwirklichen können. Zudem steigt die Arbeitszufriedenheit bei zunehmender Interessenkongruenz (Bergmann, 2007, S. 419). Je besser sie mit der Ausübung ihres Berufes ihre persönlichen Werte und Ziele erfüllt sehen, desto lieber und länger werden sie diese Tätigkeit ausüben wollen. Die Beschäftigung als Arbeitgeber mit diesen kann sich als äußerst sinnvoll erweisen.

Interessen

Je mehr persönliche Interessen eine Person mit seiner beruflichen Tätigkeit erfüllen kann, desto »passender« wird er diese für sich empfinden. Der Arbeitgeber sollte diese Interessen nachfragen und versuchen, diese in die Arbeit zu integrieren.

Da die Tätigkeit, z. B. als professionelle Pflegekraft zu arbeiten, in dem einen Unternehmen andere Schwerpunkte hat als in einem anderen, gilt es, sich vor der Entscheidung zu einem neuen Arbeitsverhältnis darüber klar zu sein, welche Interessen beide Seiten vertreten. Das Unternehmen kann dies in seinem Leitbild und im Anforderungsprofil für die spezielle Position verdeutlichen. Doch auch von den Bewerbern sollte es möglichst viel bezüglich ihrer Interessen erfahren, um letztlich eine für beide Seiten passende Wahl treffen zu können. Doch was für Interessen gibt es überhaupt und wie können diese erfasst werden? Zunächst ist wichtig zu wissen, dass Interessen der Forschung nach sehr stabil sind, sich also im Laufe des Lebens nur geringfügig verändern.

>> Interessen sind relativ stabile, kognitiv, emotional und werthaft in der Persönlichkeit verankerte Handlungstendenzen, die sich nach Art, Richtung, Generalisiertheit und Intensität unterscheiden. (Bergmann & Eder, 2005, S. 12) <<

Durch die langfristige Stabilität von Interessen ist die Auseinandersetzung mit den Interessen der Mitarbeiter für die langfristige Mitarbeiterbindung äußerst lohnenswert.

Die Interessen der meisten Personen sind nur selten offensichtlich und sofort greifbar. Es gibt verschiedene **Arten von Interessen** und verschiedene Möglichkeiten, wie diese erfasst werden können (Trapmann, 2007, S. 463 f.):

- **Geäußerte Interessen:** direkte, eigenständige Angaben über Präferenzen (z. B. Äußerung: »Ich möchte gerne…«)
- **Manifeste Interessen:** durch Tätigkeit und Verhalten beobachtbare Taten (z. B. Anmeldung zu bestimmter Fortbildung)
- **Erfragte Interessen:** nach konkreter Nachfrage geäußert
  - Unstandardisiert (z. B. in Bewerbungsgesprächen)
  - Standardisiert (z. B. in Testverfahren)

Was heißt das für die Personalauswahl? Auf geäußerte Interessen kann im Bewerbungsgespräch bereits besonders geachtet werden. In nachfolgenden Settings kann noch einmal im Speziellen eingehakt werden, um die Interessen verdeutlichen zu lassen. Zudem ist es möglich, in einer Stellenausschreibung um die Angabe der Motivation und individueller Interessen zu bitten. Im Gespräch kann dann besprochen werden, was das Unternehmen diesbezüglich bieten kann und möchte, der Bewerber kann seine ersten Äußerungen mit Beispielen bekräftigen und priorisieren.

Idee Nr. 25 – »Welche Interessen haben Sie, lieber Bewerber?«
Fragen Sie spätestens im Bewerbungsgespräch nach konkreten, berufsbezogenen Interessen des potenziellen Mitarbeiters. Sollte er zu Ihren Favoriten gehören, notieren Sie sich die genannten Interessen. So haben Sie einen individuellen Anknüpfungspunkt für die weitere Entwicklung.

Die durch das Verhalten und Tätigkeiten der Person beobachtbaren manifesten Interessen können am besten in einem oder mehreren Probearbeitstagen oder einem Assessment erfasst werden. Insbesondere in Situationen, in denen mehrere Dinge zur Auswahl stehen, die zum Beispiel im Laufe eines Vormittags erledigt werden sollen, können Interessen zumeist gut beobachtet werden. Zu empfehlen ist in jedem Fall die Erfassung der Interessen der Bewerber auf allen drei Ebenen (geäußerte, manifeste und erfragte Interessen). Daraufhin ist eine gute Einschätzung über die Interessen und die potenzielle Passung dieser mit dem Unternehmen möglich. Je größer ein Unternehmen ist, desto mehr Möglichkeiten wird es auch geben, flexible Einsatzorte zu eruieren.

Praxis-Beispiel: Interessen berücksichtigen
Viele Personalentscheider großer Kliniken bestätigten im Interview, dass sie viel Zeit investieren, um die tatsächlichen Interessen von Bewerbern ausfindig zu machen und die Wünsche bestmöglich zu berücksichtigen (Loffing, 2009). Aus Angst, als unflexibel verstanden zu werden, scheuen sich viele Bewerber, konkrete Angaben über ihre Interessen und Vorlieben zu machen, wenn es zum Beispiel darum geht, eine bestimmte Station oder einen Bereich zu favorisieren. Hier sind die Personalentscheider gefordert, aktiv nachzufragen und die Wichtigkeit zu betonen, die echten Interessen auszusprechen. Dass nicht jeder Wunsch zu erfüllen ist, kann hierbei klar vermittelt werden. Dennoch zeige die Erfahrung, dass es im Nachhinein für alle Parteien von großem Vorteil ist, sich offen über die Interessen des Bewerbers und die Möglichkeiten von Seiten des Arbeitgebers ausgetauscht und diese bestmöglich berücksichtigt zu haben.

Idee Nr. 26 – »Welche Interessen haben Sie, lieber Mitarbeiter?«
Inwiefern kennen Sie eigentlich die berufsbezogenen Interessen Ihrer Mitarbeiter? Wissen Sie, wer was interessant findet und gerne tut? Fragen Sie Ihre Mitarbeiter in Ihrem nächsten gemeinsamen (Mitarbeiter-)Gespräch. Notieren Sie sich die für Ihren Mitarbeiter wichtigsten Punkte und überlegen Sie ggf. gemeinsam, welche Möglichkeiten es gäbe, diese im Alltag mehr einzubeziehen.

▪▪ Was kann der Bewerber?
In der Personalauswahl ist einer der wesentlichen Punkte herauszufinden, welche **Potenziale** ein Bewerber hat. Sowohl die in den Bewerbungsunterla-

gen versteckten Potenziale aufzudecken als auch die fälschlicherweise hervor gestellten **Eigenschaften und Fähigkeiten** gilt es auseinander zu dividieren. Im Laufe der Zusammenarbeit mit einem Mitarbeiter ist dies gut möglich, doch in einem verhältnismäßig kurzen Auswahl-Prozess neuer Mitarbeiter erfordert dies strukturierte Arbeit.

Potenziale

Besonders die konkrete Einschätzung der Entwicklungspotenziale eines Bewerbers ist wichtig und darf einige zeitliche Ressourcen in Anspruch nehmen. Überschätzte, vorschnell oder falsch beurteilte Potenziale können das Unternehmen teuer zu stehen kommen.

Dennoch sollten die persönlichen, sozialen und fachlichen Kompetenzen und auch die Entwicklungspotenziale eines potenziellen neuen Arbeitnehmers möglichst gut erschlossen werden (Kahabka, 2004, S. 84). Hilfreich hierbei ist die Erstellung eines **Qualifikationsprofil**s. Ein solches Qualifikationsprofil setzt die Fähig- und Fertigkeiten eines Bewerbers mit den Anforderungen an die spezifische Tätigkeit in Beziehung. Ziel dabei ist es, die Ausprägung einzelner – zu den Anforderungsbereichen zugehöriger – Kompetenzen aufzuschlüsseln. Dies ist primär in zweierlei Hinsicht möglich:
1. Auswertung der Dokumente aus dem Bewerbungsschreiben (Zeugnisse, Tätigkeitsnachweise, Besonderheiten etc.)
2. Beobachtungen und Angaben in Bewerbungsgespräch, Interview und weiterer Auswahlinstrumenten

In einem Qualifikationsprofil (auch Potenzialprofil genannt) können die Bewertungen für die einzelnen Kompetenzbereiche festgehalten werden. Wie zuvor bereits beschrieben, kann im Anschluss dieser Ist-Zustand mit dem Soll-Zustand, dem Anforderungsprofil des Unternehmens, verglichen werden (◻ Abb. 5.1). Da im Anforderungsprofil bereits die für die entsprechende Tätigkeit wichtigsten Kompetenzen definiert sind, empfiehlt sich eine Orientierung daran. Hat der Bewerber zudem im Anforderungsprofil der Stelle nicht erwähnte, ausgeprägte Kompetenzen, so sollten diese selbstverständlich gesondert aufgenommen und bewertet werden. Dies wäre jedoch ein erster Hinweis auf eine genauere Betrachtung, inwiefern der Bewerber für diese Tätigkeit geeignet bzw. unter- oder überqualifiziert ist.

Natürlich sollten zudem klare Eingangsvoraussetzungen, wie eine bestimmte Qualifikation, fachliche Weiterbildungen, Erfahrung etc., definiert sein, die vom Bewerber erfüllt sein müssen. Konkrete Bedingungen helfen, den Auswahlprozess effizienter zu gestalten und Transparenz zu gewährleisten.

5.2.3   Passung zwischen Bewerber und Unternehmen

In der Personalpsychologie gibt es für die Passung zwischen Unternehmen und Bewerber den Begriff »**Person-Organisation-Fit**« (P-O-Fit). Weinert (2004, S. 160) bezeichnet dies als

>> …das Zusammenpassen der Merkmale einer Person (Persönlichkeit) und den Merkmalen der Organisation (Kultur). **«**

Dieses Zusammenpassen wird von Weinert (2004) als eines der wichtigsten Themen in der Organisations- und Personalpsychologie benannt, da ein gutes Zusammenpassen ebenso wie ein Nichtzusammenpassen enorme Auswirkungen auf die Qualität der Arbeit, die Arbeitszufriedenheit und die Dauer des Arbeitsverhältnisses hat.

| Passung | | |

Die Passung zwischen Person und Unternehmen gilt als eines der wichtigsten personalpsychologischen Themen.

Doch was genau muss zusammenpassen? In den oben genannten Ausführungen zum Anforderungs- und Qualifikationsprofil wurden bereits die wichtigsten Inhalte aufgezeigt (▶ Kap. 5.2.1 und ▶ Kap. 5.2.2). Zum einen geht es um das Fachwissen, die Fähig- und Fertigkeiten eines Bewerbers im Vergleich zu den Anforderungen der Stelle. Des Weiteren geht es jedoch auch um die Passung in die soziale Umwelt

des Unternehmens, in seine Werte und Kultur. Aus dem Zusammenpassen in einer Ebene kann deshalb noch kein unmittelbarer Schluss gezogen werden, dass die Person wirklich in das Unternehmen passt. Es ist somit sinnvoll, die verschiedenen Arten der Passung zu kennen und zu beurteilen. Selbstverständlich erhöht sich der Aufwand der Personalauswahl mit jedem Schritt – dafür steigen aber auch die Chancen, einen Mitarbeiter zu finden, der gut in das Unternehmen passt und mit dem eine lange Arbeitsbeziehung möglich ist.

Es gibt verschiedene Arten von Passung. Weinert (2004, S. 161 f.) unterscheidet **sechs Arten der Passung**:

- Passung, die Bedürfnisse zufrieden stellt: Bedürfnisse des Mitarbeiters werden zufrieden gestellt
- Passung, die Forderungen zufrieden stellt: Mitarbeiter kann durch seine Fähigkeiten die Erwartungen des Unternehmens zufrieden stellen
- Komplementäre Passung: Mitarbeiter bringt Wissen oder Fähigkeiten ins Unternehmen ein, die dort noch nicht vorhanden sind
- Supplementäre Passung: Mitarbeiter bringt unternehmensähnliche Werte und Persönlichkeitsmerkmale mit
- Wahrgenommene Passung: Mitarbeiter reagiert z. B. auf Nachfrage mit: »Ich passe hier hinein.«
- Objektive Passung: Reaktion von Mitarbeiter, Kollegen und Führungskräften

Um möglichst viele Arten und Bereiche der Passung im Auswahlprozess zu berücksichtigen, empfiehlt es sich, mehrere Instrumente in unterschiedlichen Situationen sowie mehrere Personen einzubeziehen: Ein telefonisches Interview der Pflegedienstleitung mit dem Bewerber, ein Gespräch und situatives Interview mit der Geschäftsführerin und ihrem Stellvertreter und ein Probearbeitstag mit der Teamleitung als Beispiel. Die Eindrücke der vier Personen über die Kompetenzen, Fähigkeiten und Entwicklungspotenziale des Bewerbers können zusammengetragen werden und ein umfangreiches, breites Bild abgeben. Wird dieses anschließend mit dem Anforderungsprofil verglichen, sollte die Passung gut zu bewerten sein.

Praxis-Beispiel: Passung Kunde – Mitarbeiter
Für die APD Ambulanten Pflegedienste Gelsenkirchen GmbH stehen die Kunden mit ihren Bedürfnissen und Interessen im Mittelpunkt des Geschehens. Dies spiegelt sich auch in der Auswahl der Mitarbeiter wider, die sich um die Perspektive der Kunden erweitern. Um ein »Person-Organisation-Fit« zu erreichen, geht die APD in drei Schritten bzw. mit drei Fragen vor:
1. Was erwarten unsere Kunden vom Mitarbeiter?
2. Was erwarten wir vom Mitarbeiter?
3. Passen die Erwartungen zusammen?

Mit diesem Vorgehen (▶ Praxis-Beispiel) wird der Kern des Unternehmensleitbildes, der Kunde im Mittelpunkt, in die Mitarbeiterauswahl aktiv mit einbezogen.

> **Idee Nr. 27 – Leitungskräfte einbeziehen**
> Beziehen Sie Ihre Leitungskräfte, inklusive Ihrer Gruppen- bzw. Teamleitungen, so früh wie möglich aktiv in den Auswahlprozess neuer Mitarbeiter mit ein. Die jeweiligen Leitungskräfte kennen die interne Gruppenstruktur meist am besten. So kann bereits geprüft werden, inwiefern ein neuer Mitarbeiter in eine Gruppe passt, und eine grundlegende Basis kann früh geschaffen werden.

Abschließend sollte man sich bezüglich des »Person-Organisation-Fit« jedoch die Fragen stellen, ob eine gute Passung auch *immer* gut ist? Besonders bei der Auswahl von Führungskräften kann auch die Wahl einer Person mit unterschiedlichen Neigungen und neuen Kompetenzen für ein Unternehmen sinnvoll sein. Dies kann besonders dann der Fall sein, wenn das Unternehmen wachsen oder sich verändern soll. Bei einem Neuanfang hingegen ist die Einheitlichkeit der Ziele und Werte sicher unerlässlich für den Aufbau einer Unternehmens- und Führungskultur. In jedem Fall sollte stets vor Auswahl bestimmter Methoden und Verfahren die aktuelle Situation betrachtet werden, so dass für diese optimale Voraussetzungen geschaffen werden können.

5.3 Bindungsorientierte Auswahlverfahren

Bei einem Großteil der Personalauswahlprozesse werden Auswahlgespräche geführt, teilweise standardisiert (leitfadenorientiert), größtenteils jedoch offen bzw. frei. Einige Unternehmen fügen Arbeitsproben hinzu und wieder andere Arbeitgeber setzen zusätzlich Assessment-Center oder andere Verfahren mit ein. Die Instrumente der Personalauswahl sind sehr bunt und vielfältig. Welche der Methoden aber sind am besten geeignet, um einen Mitarbeiter zu finden, der dem Unternehmen möglichst lange erhalten bleibt? Auch wenn ein offenes Bewerbungsgespräch sowohl am häufigsten angewandt wird als auch bei Personalverantwortlichen und Bewerbern das beliebteste Instrument ist, ist die Vorhersageleistung für das »Person-Organisation-Fit« gering (Reuschenbach, 2004, S. 20). Da ein Prozess von der Ausschreibung bis zu Neueinstellung sehr teuer ist, lohnt es sich, ausreichend personelle und zeitliche Ressourcen für die Auswahl neuer Mitarbeiter zur Verfügung zu stellen.

> **Auswahl**
>
> Im Verhältnis zum finanziellen Aufwand einer Neueinstellung lohnt sich die Investition in einen ausführlichen Auswahlprozess, in dem die Bewerber mittels Gesprächen, Arbeitsproben, Tests oder ähnlichem beurteilt werden können.

Um adäquat Instrumente der Personalauswahl auszuwählen und benutzen zu können, ist das nötige Know-how wichtig. Viele Unternehmen verlieren neue Mitarbeiter zeitnah wieder, da sich die Personalverantwortlichen mit den Instrumenten und Beurteilungsrichtlinien nicht ausreichend auskennen. Soll jedoch die Neueinstellung nach einem hohen Qualitätsstandard erfolgen, so müssen die auswählenden Personen auch entsprechend fort- und weitergebildet sein.

> **Idee Nr. 28 – Know-how Personalauswahl**
> Sind Sie und Ihre Mitarbeiter, die Sie in die Auswahl neuer Mitarbeiter einbeziehen, be-

◘ Tab. 5.3 Auswahlverfahren und mögliche Auswahlmethoden

Biographiebezogene Auswahlverfahren	Konstruktorientierte Auswahlverfahren	Simulationsorientierte Auswahlverfahren
Analyse der Bewerbungsunterlagen	Persönlichkeitstests	Arbeitsproben
Interviews	Interessentests	Assessment-Center und Einzel-Assessment
Biographische Fragebögen	Intelligenz- oder Leistungstests	Rollenspiele und Präsentationen

In Anlehnung an Schuler, 2007, S. 436

züglich der Instrumente und Methoden sowie Beurteilung und Beurteilungsfehlern bei der Mitarbeiterauswahl thematisch sicher und auf dem aktuellsten Stand? Eine Investition in eine Fortbildung dieser Art ist eine Investition in die Auswahl zukünftiger Mitarbeiter. Sowohl die Kenntnis neuer Methoden als auch die Diskussion klassischer Anwendung und möglicher Probleme kann eine Fortentwicklung für das Unternehmen und seine qualitativ hochwertige Personalauswahl bedeuten.

Der Berufseignungsdiagnostiker Heinz Schuler systematisiert die Auswahlverfahren in drei Gruppen (Schuler, 2007, S. 436 f.):
- Biographiebezogene Auswahlverfahren
- Konstruktorientierte Auswahlverfahren (Eigenschaftsansatz)
- Simulationsorientierte Auswahlverfahren

Mit Hilfe entsprechender Auswahlmethoden (◘ Tab. 5.3) können sowohl bisherige Leistungen und Fähigkeiten, als auch Persönlichkeitseigenschaften und Verhaltensweisen betrachtet werden. Dabei geht es bei den biographiebezogenen Auswahlverfahren ausschließlich um die bisherigen beruflichen Ergebnisse, während die konstruktorientierten Verfahren ein bestimmtes Konstrukt, wie beispielsweise Intelligenz, messen und simulationsorientierte Verfahren versuchen, Verhalten und Leistung der Zukunft, beispielsweise in einem Assessment-Center, abzubilden und zu evaluieren. Diese Unterscheidung ist für die Auswahl von Me-

thoden zur Personalauswahl äußerst wichtig, da mit einem biographischen Fragebogen als Beispiel nur (bisher erzielte) Ergebnisse abgeprüft werden können, nicht jedoch das zukünftige Verhalten am Arbeitsplatz (◘ Abb. 5.2). Vor der Wahl geeigneter Methoden muss klar sein, welches Ziel verfolgt wird und was gemessen werden soll.

❯ Eine Methode kann jeweils nur entweder Ergebnisse oder Eigenschaften oder das Verhalten einer Person messen. Sind für die Auswahl eines neuen Mitarbeiters mehrere dieser Bereiche wichtig, so ist es unerlässlich, mehrere geeignete Methoden zu kombinieren.

Praxis-Beispiel: Personalauswahl aktuell
Nach der Studie von Loffing (2009) vollzieht sich die Bewerberauswahl in der Gesundheitswirtschaft aktuell in nachfolgenden vier Schritten (einige Unternehmen verzichten dabei auf den Schritt drei). Die Anzahl der eingesetzten Instrumente variiert dabei stark.
1. Sichtung und Analyse der Bewerbungsunterlagen
2. Bewerbungsgespräch/Interview/Interner Fragebogen (teils mündlich zu besprechen, teils schriftlich auszufüllen)/Assessment Center
3. Arbeitsprobe/Hospitation (½ bis drei Tage)
4. Entscheidung (teils in Leitungskonferenz, teils allein) und Rückmeldung an den Bewerber

Die genauere Beschreibung einzelner Methoden erfolgt in den nächsten Unterkapiteln. Hierbei wer-

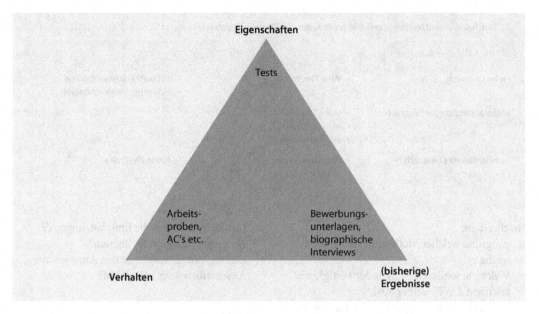

Abb. 5.2 Methoden der Berufseignungsdiagnostik (in Anlehnung an Schuler, 2002, S. 14)

den primär die Bereiche und Inhalte hervorgehoben, die für die Passung und spätere Mitarbeiterbindung von Bedeutung sind. Für weiterführende Informationen werden entsprechende Literaturhinweise gegeben.

5.3.1 Die schriftliche Bewerbung

In fast jedem Personalauswahl-Prozess stellt die Analyse der schriftlichen Bewerbung den ersten Schritt dar. Bei Sichtung der Unterlagen wird bereits ein erster Eindruck über die Struktur und die Vollständigkeit der Unterlagen gewonnen. In der Regel wird vom Unternehmen eine Eingangsbestätigung verschickt, in der sich das Unternehmen für das Interesse bedankt und angibt, bis wann der Bewerber die nächste Nachricht erhält.

> Die Relevanz des verlässlichen und standardisierten Umgangs mit Bewerbungsunterlagen wurde in ▶ Kap. 4 Personalmarketing ausführlich dargestellt.

Nach der ersten Durchsicht der Bewerbungsunterlagen sollte zunächst geprüft werden, inwiefern unverzichtbare Anforderung nach Qualifikationen, Kenntnissen etc. erfüllt sind. Vor dem Start eines

Personalauswahl-Prozesses sollten sich die Verantwortlichen geeinigt haben, ob die Nicht-Vollständigkeit der Bewerbungsunterlagen und/oder die Nicht-Erfüllung entscheidender Anforderungen zu einer sofortigen Absage führt. Ist dies bezüglich der Vollständigkeit der Bewerbungsunterlagen nicht der Fall, sollten gleich zu Beginn fehlende Unterlagen nachgefordert werden, um anschließend eine komplette Beurteilung vornehmen zu können.

Bei der nachfolgenden ausführlichen Bearbeitung und Begutachtung von Anschreiben, Lebenslauf, Zeugnissen etc. sollten bereits Notizen zu den im Anforderungsprofil definierten Kriterien gemacht werden. Zudem besteht die Möglichkeit, auch bezüglich formaler Anforderungen und inhaltlicher Bereiche Punkte zu vergeben (profiling). Dies setzt jedoch eine standardisierte Vorlage des Unternehmens voraus.

Um eine möglichst gute Einschätzung allein durch die schriftlichen Unterlagen vornehmen zu können, ist es hilfreich, einzelne Punkte kritisch zu hinterfragen. Offene oder undurchsichtige Angaben sollten notiert und ggf. bei einem späteren Gespräch besprochen werden. Mögliche Leitfragen für die **Analyse** der Bewerbungsunterlagen sind folgende (Beck, 2004, S. 55):

◘ Tab. 5.4 Vor- und Nachteile verschiedener Arten von Einstellungsinterviews

Art des Einstellungsinterviews	Vorteile	Nachteile
Freies Gespräch	– Volle Flexibilität	– Schlechte Auswertbarkeit – Schlechte Vergleichbarkeit
Halbstandardisiertes Gespräch	– Hohe Flexibilität – Auswertbarkeit – Vergleichbarkeit	
Standardisiertes Gespräch	– Auswertbarkeit – Vergleichbarkeit	– Keine Flexibilität

Anschreiben:
- Aufgrund welcher Motivation erfolgt die Bewerbung?
- Welche besonderen Fähig- oder Fertigkeiten zeichnen den Bewerber aus?
- Welche Erwartungen beschreibt der Bewerber?
- Welche Tätigkeit übt der Bewerber zurzeit aus?
- Wird auf die Angaben aus der Stellenanzeige Bezug genommen?
- Gibt es inhaltliche Widersprüche?
- …

Lebenslauf:
- Welche Qualifikation(en) zeichnen den Bewerber aus?
- Inwiefern ist die berufliche Entwicklung nachvollziehbar?
- Welche Erfahrungen bestehen für den gesuchten Bereich?
- Wie häufig erfolgte ein Stellen- oder Positionswechsel?
- Wie lange war die jeweilige Verweildauer auf einer Stelle bzw. Position?
- Gibt es Abweichungen zu den Angaben aus Anschreiben oder Zeugnissen?
- …

Zeugnisse:
- Welche Tätigkeiten, Aufgaben- und Verantwortungsbereiche hat der Bewerber bislang übernommen?
- Wie wurden die fachlichen, sozialen und methodischen Kompetenzen bewertet?
- Wie wurde das Verhalten des Bewerbers beurteilt?

- Inwiefern stimmen die Einschätzungen der Zeugnisse miteinander überein?
- Gibt es Abweichungen zu den Angaben aus Anschreiben oder Lebenslauf?
- …

Lesetipp

Zu schriftlichen Bewerbungen:
- Moser, K. (2007). Bewerbungsunterlagen und Referenzen. In H. Schuler & K. Sonntag (Hrsg.), Handbuch der Arbeits- und Organisationspsychologie. Göttingen: Hogrefe.
- Beck, C. (2004). Der Personalauswahlprozess. In D. Franke & M. Boden (Hrsg.), PersonalJahrbuch 2004. Neuwied: Wolters Kluwer.

5.3.2 Gespräche und Interviews

Im Prozess der Personalauswahl gibt es drei grundsätzliche Arten von **Einstellungsinterviews** (vgl. Schuler, 2002):
- Das freie Gespräch
- Das halbstandardisierte (strukturierte) Gespräch
- Das standardisierte Gespräch

Bei der Auswahl einer der Gesprächsformen sollten die jeweiligen Vor- und Nachteile abgewogen werden, bevor die Entscheidung für eine der Formen fällt (◘ Tab. 5.4).

Bevor die Bewerber zu einem Einstellungsinterview eingeladen werden, kann optional vorher ein Telefoninterview durchgeführt werden. Dies kann unter Umständen für die Vorauswahl hilfreich sind, wenn es z. B. sehr viele Bewerber für die Stelle gibt. In jedem Fall sollte ein Telefoninterview jedoch nur nach terminlicher Absprache erfolgen, so dass auch der Bewerber die Möglichkeit hat, sich vorzubereiten.

▪▪ Phasen des Einstellungsinterviews

Ein Interview mit einem Bewerber sollte gut vorbereitet werden. Damit der Hauptinterviewer sich während des Gespräches voll auf den Bewerber und seine Potenziale konzentrieren kann, ist es zu empfehlen, das Interview zu zweit zu führen. Hierbei sollten die Rollen beider Personen vorher jedoch genau abgestimmt sein und dem Bewerber auch so vorgestellt werden. Zudem ist es wichtig, im Vorfeld einige Punkte zu klären und vorzubereiten, wie beispielsweise die Folgenden (Schuler, 2002, S. 213 ff.):

- Zeit und Ort des Gespräches, Ungestörtheit
- Beurteilung aller Bewerbungsunterlagen (sollten beim Gespräch vorliegen)
- Entscheidung für Art des Interviews, ggf. individuelle Ergänzungen bei halbstandardisiertem Gespräch bzw. Fragebogen
- Zusammengestellte offene und weiterführende Fragen
- Zusammenstellung von Informationsmaterialien des Unternehmens
- Ggf. Absprache über Protokollierung bzw. Dokumentation des Gesprächs

Da das Einstellungsinterview in den meisten Unternehmen das Hauptinstrument der Personalauswahl ist und aller Voraussicht nach bleiben wird, ist die Strukturierung und das Durchlaufen verschiedener Phasen wichtig. Bei einem halbstandardisierten oder standardisierten Interview geben die Fragen eine klare Struktur vor, bei einem offenen Interview ist dies nicht der Fall. Generell gilt die **Regel »20:80«** (Beck, 2004, S. 57). Dies bedeutet, dass der Redeanteil des Interviewers 20% betragen sollte, während der Bewerber 80% der Zeit sprechen darf. Je nachdem, wie viel der Bewerber bereits über das Unternehmen weiß bzw. wie viele Fragen er hat, kann diese Richtlinie jedoch auch nach Bedarf angepasst werden. Einen typischen Verlauf mit ausgewählten

Inhalten der Phasen eines Einstellungsinterviews veranschaulicht die ◻ Tab. 5.5.

▪▪ Fragetechniken

Um in einem Einstellungsgespräch möglichst viele Informationen zu erhalten, sollten verschiedene Fragetypen eingesetzt werden (Schuler, 2002, S. 167 ff.). Der Interviewer sollte mit den Fragetechniken und ihrem Einsatz vertraut sein, nur dann ist die Verwendung sinnvoll.

> **Fragetechnik**
>
> Jeder Hauptgesprächsführer eines Einstellungsinterviews muss mit verschiedenen Fragetechniken vertraut sein und den Einsatz dieser beherrschen. Nur dann ist es möglich, aus einem Einstellungsinterview sehr viele, relevante Informationen zu gewinnen, die im Auswahlprozess zum nächsten Schritt führen können.

Gerade zu Anfang eines Gespräches, wo viele Informationen gewonnen werden sollen, sind offene Fragen zu empfehlen. Wenn ein Thema konkretisiert werden soll und der Interviewer eine klare Aussage möchte, so sind die geschlossenen Fragen das Mittel der Wahl. Beide Fragentypen können zudem direkt und indirekt gestellt werden. Während die direkte Frage den Themenschwerpunkt konkret vorgibt, gibt es bei der indirekten Frage für den Bewerber die Möglichkeit, den Fokus selbst zu bestimmen. Der Interviewer kann mit Hilfe der Antworten auf indirekte Fragen interessante Rückschlüsse auf Bewertungen und Prioritäten des Bewerbers ziehen (◻ Abb. 5.3).

Praxis-Beispiel: Aufschlussreiche Fragen in der Praxis

Um im Gespräch mehr über die Motivation und die Interessen des Bewerbers herauszufinden, stellt der Geschäftsführer eines Pflegedienstes in Nordrheinwestfalen den Bewerbern stets die offene, indirekte Frage: »**Was war Ihr bisher bestes Erlebnis in der Pflege?«.** Die Antwort sagt oftmals viel über die eigentlichen Motive sowie über die Ansprüche des Bewerbers an seine Arbeit aus. Der Geschäftsführer kann mit dieser und ähnlichen Fragen hilfreiche

◘ Tab. 5.5 Phasen eines Einstellungsinterviews

	Phase	Inhalte (Auswahl)
1	Begrüßung/Gesprächsbeginn	– »Eis brechen« – Vorstellung der Gesprächsteilnehmer – Ablauf des Gespräches vorstellen
2	Selbstvorstellung des Bewerbers	– Informationen über berufliche und persönliche Hintergründe – Darstellung von Erwartungen und Zielen
3	Besprechung bisheriger beruflicher Entwicklung	– Darstellung der Stationen im Lebenslauf – Kritisches Hinterfragen offener Punkte – Detailfragen zu einzelnen Positionen und Aufgabenbereichen
4	Weiterführendes Gespräch mit diagnostischen und/oder biographieorientierten Fragen u. a.	– Fachfragen – Fragen zu Situationen und Verhalten – Fragen zu Motiven, Werten etc.
5	Informationen über das Unternehmen und die Stelle	– Vorstellung des Unternehmens – Vorstellung der Stelle, Aufgabenbereiche, Verantwortungen, Schnittstellen etc.
6	Ggf. Vertragsverhandlung	
7	Gesprächsabschluss	– Offene Fragen beantworten – Kurze Zusammenfassung geben – Weiteres Vorgehen vereinbaren – Dank und Verabschiedung

Inhaltlich in Anlehnung an Schuler, 2002; Beck, 2004

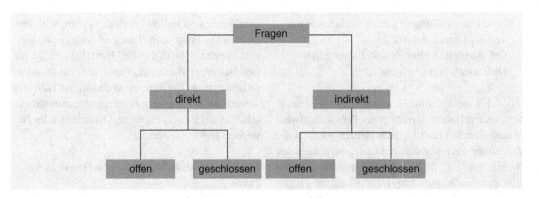

◘ Abb. 5.3 Fragetypen für Einstellungsinterviews

Informationen gewinnen, inwiefern der Bewerber sich weiterentwickeln oder mitgestalten möchte, welche Werte er seiner Arbeit zu Grunde legt und inwieweit diese mit den Leitlinien des Unternehmens zusammen passen.

Interessant sind zudem so genannte **Verhaltensdreiecksfragen** (Hilb, 1994, S. 69). Hier kann der Interviewer mehr zu einer bestimmten Verhaltensweise erfahren. Eine Verhaltensdreiecksfrage ermöglicht es, konkrete Informationen über das Verhalten des Bewerbers in einer bestimmten Situation zu erhalten. Dazu werden Fragen in drei aufeinander folgenden Stufen gestellt:

1. **Was?** → Frage nach einer konkreten Situation, in der das Verhalten relevant gewesen ist (beispielsweise die Konfliktfähigkeit in einer brisanten Situation, die der Bewerber nun darstellt)
2. **Wie?** → Frage nach dem konkreten Vorgehen des Bewerbers in dieser Situation
3. **Ergebnis?** → Frage nach den Auswirkungen des Verhaltens in der Situation

Wenn der Interviewer beispielsweise mehr dazu wissen möchte, wie konfliktfähig der Bewerber in einer brisanten Situation ist, würde er den Bewerber in einer Verhaltensdreieckfrage zunächst bitten, die Situation zu schildern, die aus seiner Sicht die brisanteste (oder eine brisante) der letzten zwei Berufsjahre war. Nach der Schilderung der Gegebenheiten fragt der Interviewer, wie genau der Bewerber in dieser Situation vorgegangen ist, was er wie, wann gesagt und getan hat. Abschließend wird der Bewerber gebeten, zu schildern, was in der Folge seines Vorgehens die Auswirkungen waren, also wie die Situation zu Ende gegangen ist. Der Vorteil solcher Verhaltensdreiecksfragen ist, dass konkretes Verhalten, welches hier beschrieben werden soll, einfacher zu bewerten ist als Eigenschaften. Da zudem nach einer realen Situation gefragt ist, muss der Bewerber sehr konkret antworten.

Selbstverständlich gibt es zahlreiche weitere Fragetechniken und Methoden für Einstellungsgespräche und -interviews, auf die in diesem Rahmen jedoch nicht näher eingegangen werden soll.

Lesetipp

Zu Einstellungsgesprächen und -interviews (inkl. Beurteilung und Urteilsfehlern):
- Mussei, P. (2007). Einstellungsinterviews. In H. Schuler & K. Sonntag (Hrsg.), Handbuch der Arbeits- und Organisationspsychologie. Göttingen: Hogrefe.
- Reuschenbach, B. (2004). Personalgewinnung und Personalauswahl in der Pflege. München: Elsevier.
- Schuler, H. (2002). Das Einstellungsinterview. Göttingen: Hogrefe.

5.3.3 Arbeitsproben und Assessments

Im Gegensatz zu Gesprächen oder Tests simulieren Arbeitsproben und Assessment-Center die Realität, so dass ein enger Bezug zum eigentlichen Tätigkeitsfeld geschaffen werden kann. Auch wenn bei keinem der beiden Instrumente völlig reale Bedingungen vorherrschen, so kann doch das wirklich ausgeführte Verhalten beobachtet werden, wo vor den Augen der Beobachter wenig beschönigt werden kann. Die mögliche Passung zwischen Bewerber und Unternehmen kann noch einmal intensiv unter die Lupe genommen werden. Da es zwischen den verschiedenen Arten von Arbeitsproben und einem Assessment starke Überschneidungen gibt, werden hier beide Bereiche gemeinsam und ineinander übergreifend dargestellt.

» Eine Arbeitsprobe ist eine inhaltlich valide und erkennbar äquivalente Stichprobe des erfolgsrelevanten Verhaltens in Form einer standardisierten Aufgabe. (Schuler 2000 in Görlich, 2007, S. 468) «

Während im Alltag unter Arbeitsproben vor allem das »Mitarbeiten« oder die »Hospitation« verstanden werden, wird der Begriff der Arbeitsprobe in der Eignungsdiagnostik noch einmal differenziert. So kann eine **Arbeitsprobe**
- eine Probearbeit,
- eine Arbeitssimulation oder
- ein arbeitsprobenartiges Testverfahren

beinhalten (Görlich, 2007, S. 469 f.). Während ein arbeitsprobenartiges Testverfahren als noch sehr abstrakt bezeichnet werden kann, ist eine Arbeitssimulation bereits spezifischer und die Probearbeit weist die höchste Spezifität auf.

Da bei einer Probearbeit die wirkliche spätere Tätigkeit ausgeführt wird, kann hier von einer großen Kontexttreue gesprochen werden. Probearbeit kann jedoch nur mit Personen durchgeführt werden, die über ein Mindestmaß an Berufserfahrung verfügen. Da eine quantitative Beurteilung im Anschluss nicht möglich ist, müssen qualitative Beurteilungskriterien klar definiert sein. Hier sollte das zuvor erstellte Anforderungsprofil die Grundlage bilden. Zudem sollte geplant werden, inwiefern auch »erfolgskritische« Situationen bei der Probearbeit vorhanden sein könnten und ob der Bewerber diesen ausgesetzt wird (muss diese beispielsweise eigenständig bewältigen) oder diese umgangen werden sollen (das konfliktträchtige Gespräch mit einer Angehörigen wird an dem Tag beispielsweise nicht geführt). Werden anhand der festgelegten Kriterien die Probearbeit und ihre Ergebnisse evaluiert, so bietet das Instrument einige Vorteile, um Einblicke in das reale Verhalten der Person zu gewinnen. Wichtig ist die Betreuung vor und während der Probearbeit durch einen festen Ansprechpartner. Dieser sollte, wenn möglich, dem späteren Tätigkeitsfeld so nah wie möglich stehen, um eine dem Bereich entsprechende Beurteilung vornehmen zu können.

Praxis-Beispiel: Mitspracherecht aller Beteiligten in Gelsenkirchen

Wie viele Geschäftsführer und Leitungskräfte berichteten, ist es am sinnvollsten, eine Team- oder Gruppenleitung mit der Begleitung eines Bewerbers bei einem Probearbeiten zu betrauen, die für den potenziellen neuen Mitarbeiter auch zukünftig zuständig wäre (Loffing, 2009). Bei der APD Ambulante Pflegedienste Gelsenkirchen GmbH wird ein Bewerber von derjenigen Gruppenleitung begleitet, in deren Gruppe er auch potenziell arbeiten soll. Im Anschluss an die Arbeitsprobe wird der Bewerber gefragt, wie es für ihn war, die Gruppenleitung wird befragt, und die beteiligten Mitarbeiter (potenzielle Kollegen des Bewerbers) werden um ihren Eindruck gebeten. Besonders für die Arbeit im Team haben bei diesem Vorgehen sowohl die Team- oder Gruppenleitung als auch die Mitarbeiter die Möglichkeit, mit zu entscheiden. Dies ist für die soziale Gruppe äußerst wichtig und sollte in einem Auswahlprozess berücksichtigt werden.

Während der Einsatz von arbeitsprobenartigen Testverfahren in der Gesundheitswirtschaft eher unüblich ist, werden Arbeitssimulationen, wie in Teilen eines Assessment-Centers, des Öfteren durchgeführt. Die DRK-Schwesternschaft in Essen führt bei der Auswahl neuer Pflegekräfte ein **Pflege-Assessment** durch. Stations- und Bereichsleitungen wurden als Beobachter speziell fortgebildet und beurteilen im Anschluss an das Pflege-Assessment die Leistungen der einzelnen Bewerber.

Beispiele für Inhalte eines Pflege-Assessment, die natürlich auf die spezifische Position abgestimmt sein müssen, können folgende sein:

- Präsentation zu einem fachspezifischen Thema
- Gruppendiskussion zu einem pflegefachlichen, aktuellen Thema
- Erstellen einer Pflegeplanung anhand eines Fallbeispiels
- Erstellen eines Dienstplanes (allein oder in der Gruppe)
- Postkorb-Übung mit Inhalten aus dem Pflegealltag
- Rollenspiel, z. B. Konflikt mit einem Angehörigen

Ein Assessment-Center (oder auch ein Einzel-Assessment) kann dann als effektiv und effizient bezeichnet werden, wenn die Übungen direkt aus dem Anforderungsprofil der Stelle abgeleitet sind und den Inhalten der späteren Tätigkeit in hohem Maße ähneln. Dabei kann ein Einzel-Assessment vor allem bei der Auswahl höherer Führungskräfte oder auch zur gezielten Potenzialbewertung im Rahmen der Personalentwicklung eine gute Alternative sein.

> Die Inhalte eines Assessments müssen unmittelbar aus dem für die Position individuell erstellten Anforderungsprofil abgeleitet werden. Nur dann kann ein Assessment als effizientes Auswahlinstrument eingesetzt werden.

Ein Assessment erfordert einen hohen planerischen und organisatorischen Aufwand. Für die erstmalige Durchführung sollte externe Unterstützung hinzugezogen werden, da insbesondere die später durchführenden Personen und die Beobachter zuvor intensiv geschult werden müssen. Ist dies nicht der Fall, ist die Gefahr groß, dass aufgrund mangelnder Beurteilungskompetenz die Qualitätskriterien nicht erfüllt werden können und somit die Ergebnisse zur Bewertung eines Bewerbers nicht verwendet werden dürften. Die Anwendung eines Assessment-Centers kann durchaus empfohlen werden, erfordert aber die Bereitstellung einiger personeller, zeitlicher und finanzieller Ressourcen.

5.4 Systematische Mitarbeiterintegration

Ist der passende Mitarbeiter ausgewählt, so ist schon einmal ein großer Teil geschafft. Mitunter ist die **sensibelste Phase** jedoch die nun folgende, nämlich die erste Zeit des neuen Mitarbeiters im Unternehmen. Aufgrund der Vorinformationen, der Gespräche und Eindrücke hat sich der Mitarbeiter ein Bild darüber gemacht, was ihn am Arbeitsplatz erwarten wird. Er hat vor allem positive Erwartungen, sonst hätte er den Vertrag nicht unterschrieben. Ein neuer Mitarbeiter ist in der ersten Zeit sehr empfänglich für Verhaltensweisen und Vorgänge im Unternehmen. Meist hat er bereits nach den ersten Tagen ein Bild darüber, inwiefern die Versprechen des Unternehmens sowie seine eigenen Erwartungen mit der Realität übereinstimmen oder nicht. Nicht ohne Grund erfolgt eine hohe Anzahl von Kündigungen im ersten Jahr und z. T. bereits nach wenigen Monaten.

Erste Tage

Die ersten Tage und Wochen eines neuen Mitarbeiters im Unternehmen sind entscheidend – sowohl für die Glaubwürdigkeit des Unternehmens als auch für die Identifikation und Bindung des Mitarbeiters.

Da für die Bindung eines Mitarbeiters an das Unternehmen diese Phase entscheidend ist, soll-

ten ausreichend Vorbereitungen getroffen werden und Ressourcen zur Verfügung stehen, um dem Mitarbeiter einen erfolgreichen, angenehmen und sicheren Einstieg zu ermöglichen. In den meisten Branchen wird das Thema »Einführung neuer Mitarbeiter« sträflich vernachlässigt. Dabei sollte dem Thema besonders in Zeiten von Personalmangel eine hohe Bedeutung zukommen. Während die Investitionen hierfür überschaubar sind, kann der Nutzen eines strukturierten Systems von langer Dauer sein.

Idee Nr. 29 – Einarbeitung mit Struktur
Haben Sie ein strukturiertes Einarbeitungssystem? Egal, wie groß Ihr Unternehmen ist: Entwickeln Sie ein Einarbeitungssystem. Beziehen Sie erfahrene Mitarbeiter mit ihrer Expertise mit ein. So schätzen Sie deren Kompetenz wert und bereiten für neue Mitarbeiter einen strukturierten Weg ins Unternehmen. Mit einem umfassenden System können Sie zudem als attraktiver Arbeitgeber punkten und sich durch gute Betreuung und Einführung einen Namen machen.

5.4.1 Einarbeitungsinstrumente

Ähnlich wie bei den Instrumenten zur Personalauswahl stehen auch für die Einarbeitung neuer Mitarbeiter zahlreiche unterschiedliche Instrumente zur Verfügung, aus denen ein Unternehmen die für sich passendsten auswählen und zusammenstellen kann. Dabei sollte sowohl die fachliche Einarbeitung als auch die außerfachliche Einbindung in die organisationellen und sozialen Strukturen inkludiert sein. Ziel ist es, dass der Mitarbeiter am Ende der Einarbeitungsphase seine zentralen Aufgaben eigenständig bewältigen kann und dass er sich zu seinem Unternehmen zugehörig fühlt. Hierfür sind insbesondere die Menschen wichtig, die den Mitarbeiter in seiner ersten Zeit begleiten. Für eine strukturierte Einarbeitung sind in der **Vorbereitung** dementsprechend mehrere Komponenten von Bedeutung:

◻ **Tab. 5.6** Instrumente zur Einführung neuer Mitarbeiter

Instrumente
Einführungsmappe
Einarbeitungsplan
Stellenbeschreibung
Checklisten
Einführungsgespräch
Zielvereinbarungen
Orientierungsveranstaltung(en)
Einführungsseminare
Paten-/Mentoringsysteme
Coaching (v.a. für Leitungskräfte)
Inhaltlich in Anlehnung an Berthel & Becker, 2007, S. 284 ff.

1. Festlegung von Zielen und Prinzipien (in Anlehnung an die Leitlinien des Unternehmens)
2. Auswahl in das Unternehmen passender Instrumente
3. Verteilung von Zuständigkeiten und Verantwortungen
4. Festlegung von Methoden zur Evaluation

Die Ziele und Prinzipien für die Einarbeitung sollten eng an den Leitlinien und der Philosophie des Unternehmens orientiert sein. Wenn es im Unternehmen beispielsweise flache Hierarchien gibt, deren Spürbarkeit im Alltag der Geschäftsführung wichtig ist, könnte am ersten Tag eines neuen Mitarbeiters die Begrüßung auch durch den Geschäftsführer persönlich erfolgen. Der neue Mitarbeiter kann so erfahren, dass er den Leitlinien des Unternehmens Vertrauen schenken kann.

Die Auswahl passender Instrumente für die Einarbeitung im Unternehmen setzt die Kenntnis mehrerer Instrumente voraus. Eine Auswahl zeigt die ◻ Tab. 5.6.

Im Folgenden werden die Instrumente mit der Unterteilung exemplarisch vorgestellt, was vor Arbeitsbeginn und was ab dem ersten Tag vor Ort zur Einführung und Integration des neuen Mitarbeiters wichtig und möglich ist.

■■ **Vor dem ersten Tag**

In der Zeit zwischen Vertragsunterzeichnung und dem ersten Arbeitstag vor Ort ist ein guter **Kontakt** zwischen dem Unternehmen und dem Bewerber wichtig. Der Bewerber wird im Vorwege Fragen haben und fühlt sich gut aufgehoben, wenn er bereits vor dem eigentlichen Einstieg einen Ansprechpartner hat. Wenn ein Paten- oder Mentorensystem geplant ist, ist es gut, wenn der Pate/Mentor sich so früh wie möglich vorstellt. Dies erleichtert es dem neuen Mitarbeiter, frühzeitig eine Beziehung aufzubauen, in der er sämtliche Fragen loswerden kann.

Die meisten Unternehmen haben **Informationsmaterial** über ihr Haus und ihre Arbeit. Auch wenn dies meist auf die Zielgruppe der Kunden zugeschnitten ist, sollte es für den neuen Mitarbeiter vollständig zusammengestellt und ihm frühzeitig übergeben werden. Einige Unternehmen haben bereits eine spezielle Broschüre oder ein Einführungsheft für neue Mitarbeiter erstellt. Dies ist zur Einführung natürlich besonders hilfreich und angenehm, da hier auch andere Themen als die die Kundeninteressen vertretenden beinhaltet sein können, wie beispielsweise Informationen zur betrieblichen Altersvorsorge, zum Mitarbeiter-Stammtisch oder zum Betriebssport.

> **Idee Nr. 30 – Welcome-Paket**
> Eine für den neuen Mitarbeiter schöne Geste ist ein Willkommenspäckchen vom Unternehmen, das ihm ein bis zwei Wochen vor Arbeitsbeginn zugestellt wird. Dies kann die Broschüren des Unternehmens, Einarbeitungs- und Ablaufpläne, aber auch ein persönliches Begrüßungsschreiben, unterschrieben vom Vorgesetzten, dem Paten/Mentor und ggf. der Geschäftsführung, beinhalten. Besonders nett sind zudem eine Übersicht des Teams und evtl. ebenfalls ein kurzer Willkommensgruß des Teams. Auch über besondere Termine, anstehende Veranstaltungen, Feiern o. Ä. kann in einem solchen Päckchen gut informiert werden. Der Aufwand ist überschaubar, aber

Tab. 5.7 Aufbau eines Einarbeitungsplanes

Inhalt	Methode	Frist	Verantwortlichkeit	Erledigt
Was?	Wie?/Womit?	Bis wann?	Wer? Mit wem?	0–100%

fragen Sie nach der Wirkung des Päckchens auf den neuen Mitarbeiter!

Ein **Einarbeitungsplan** sollte vom direkten, fachlichen Vorgesetzten ggf. unter Einbezug des Paten/Mentors gestaltet werden. Dieser sollte alle Schritte umfassen, die zur Erreichung der übergeordneten Ziele, zentrale Aufgaben eigenständig bewältigen zu können und sich zum Unternehmen zugehörig fühlen, notwendig sind (**Tab. 5.7**). Der Einarbeitungsplan sollte dem Mitarbeiter ebenfalls vor Beginn zugesandt werden und am ersten Tag ausführlich besprochen werden. Oftmals stellt dieser das zentrale Medium der Einarbeitung dar. Checklisten für bestimmte Bereiche können den Einarbeitungsplan sinnvoll ergänzen.

> **Einarbeitung**
>
> Ein Einarbeitungsplan eignet sich hervorragend als Strukturierungshilfe in der Einarbeitung – die ausführliche Ausgestaltung und die für alle verbindliche Arbeit mit dem Einarbeitungsplan vorausgesetzt.

Vor Beginn des ersten Tages sollte der neue Mitarbeiter zudem die aktuelle, ausführliche **Stellenbeschreibung** erhalten sowie ein Organigramm mit den namentlich aufgeführten Verantwortlichen der einzelnen Bereiche. Untypisch, aber für den neuen Mitarbeiter von großem Vorteil, ist zudem ein **Ablaufplan** für den ersten Tag oder auch die nächste Woche. So kann der Unsicherheit, was genau in der ersten Zeit passieren wird, ein Stück entgegnet werden. Schön ist es zudem, wenn der Ansprechpartner für den ersten Tag zuvor noch einmal per Mail oder telefonisch abspricht, wann man sich wo trifft und ob es noch vorher zu klärende Fragen gibt.

> **Idee Nr. 31 – Ablaufplan für Tag 1 und Woche 1**
>
> Schreiben Sie für Ihren neuen Mitarbeiter einen Ablaufplan, im Detail für den ersten Tag und grob für die erste Woche. Dies erleichtert ihm unter Umständen den Start, und er fühlt sich als Person wichtig und wertgeschätzt. Durch die vielen Neuigkeiten hat er so ein Mindestmaß an Sicherheit, die es ihm ermöglicht, sich auf die wesentlichen Dinge stärker zu konzentrieren.

▪ ▪ Ab dem ersten Tag

Der erste Tag sollte sehr gut strukturiert sein. Der neue Mitarbeiter ist aufgeregt, die Umgebung und einen Großteil der Personen hat er noch nie gesehen, die Aufgaben sind evtl. neu und die Kunden unbekannt. Dennoch möchte er einen guten ersten Eindruck hinterlassen.

Erfahrungsgemäß ist der neue Mitarbeiter für jede Sicherheit (auch im Vorfeld durch Informationen, Einarbeitungsplan, Ablaufplan etc.) und Strukturierung dankbar. Nach der Vorstellung von Personen und Räumlichkeiten sollte mit dem Hauptansprechpartner (meist der Vorgesetzte oder der Mentor/Pate) ein ausführliches **Einführungsgespräch** geführt werden. Für dieses sollten – je nach Position – mehrere Stunden einkalkuliert werden. Hier sollte der Einarbeitungsplan besprochen, Checklisten durchgegangen, Ziele definiert und weitere Termine vereinbart werden.

> **Idee Nr. 32 – Welcome am ersten Tag**
>
> Haben Sie schon einmal eine Willkommenskarte oder einen Willkommenskuchen oder ähnliches für einen neuen Mitarbeiter an seinem ersten Tag bereit gelegt? Überlegen Sie, welche kleine Aufmerksamkeit gut in Ihre Unternehmenskultur passen würde.

In großen Kliniken gibt es mitunter **Einführungs- oder Orientierungsveranstaltungen**, bei denen (z. B. einmal im Monat) allen neuen Mitarbeitern das Haus gezeigt wird, alle Bereiche, der Umgang mit Verwaltung etc. vorgestellt werden. In kleineren Unternehmen sollte dies die Ansprechperson am ersten Tag bzw. in der ersten Woche übernehmen. Von der Größe des Unternehmens unabhängig ist die **regelmäßige Rücksprache** mit dem neuen Mitarbeiter in den ersten Wochen. Auch wenn die Abstände mit der Zeit größer werden sollten und müssen, sollten für die ersten sechs bis zwölf Wochen – je nach Position – bereits zu Beginn verbindliche Gesprächstermine vereinbart werden. Hier kann ein gegenseitiges Feedback Inhalt sein, sowie die Aktualisierung des Einarbeitungsplanes und der Checklisten. Die regelmäßigen Gespräche zu Beginn beugen zudem vor, dass sich Unannehmlichkeiten des Mitarbeiters verstärken und erst spät davon erfahren wird.

Feedback

Besonders in den ersten sechs bis zwölf Wochen sind regelmäßige Feedbackgespräche mit dem neuen Mitarbeiter sehr wichtig. Hier sollte auch nach Gefühlen und Stimmungen gefragt werden, auf die sensibel reagiert werden sollte.

Praxis-Beispiel: Mitarbeiterintegration am LVR Klinikum in Essen
Das LVR Klinikum in Essen hat die Erfahrung gemacht, dass besonders bei jungen Mitarbeitern die strukturierte Integration in die bestehenden Strukturen des Unternehmens sehr wichtig ist. Das LVR Klinikum hat sich aus diesem Grund für mehrere Instrumente der Einarbeitung entschieden, die im Alltag bei jedem neuen Mitarbeiter konsequent zum Einsatz kommen:

Ein neuer Mitarbeiter bekommt zunächst einen Einarbeitungsleitfaden, in dem die Besonderheiten seiner Station und die des Klinikums im Allgemeinen beschrieben sind. Zusätzlich bekommt er die für sein Tätigkeitsfeld relevanten Checklisten ausgehändigt. Für die ersten sechs Wochen steht dem neuen Mitarbeiter ein Mentor zur Seite, mit dem er in der gleichen Schicht arbeitet. Sollte dies nicht immer möglich sein, gibt es einen zweiten Mentor, so dass der neue Mitarbeiter in den ersten sechs Wochen an jedem Tag in seiner Schicht einen Mentor zur Unterstützung hat. Ein erstes Gespräch, bei dem der aktuelle Stand und die bisherige Entwicklung von beiden Seiten reflektiert werden, wird nach drei Wochen geführt, weitere folgen zu späteren Zeitpunkten. Zudem gibt es für alle neuen Mitarbeiter einen umfassenden Einführungstag. Bei diesem werden die neuen Mitarbeiter aller Professionen gemeinsam im Haus vorgestellt und lernen alle Abteilungen und die dortigen Ansprechpartner kennen. Auch die Besonderheiten des Hauses, der Umgang mit dem Intranet etc. sind Themen, die in diesem Rahmen vorgestellt werden.

Der Nutzen strukturierter Einarbeitungssysteme unter Einbezug ausgewählter Instrumente ist sehr groß. Der Erfolg kann sowohl in fachlicher Hinsicht, aber auch in Bezug auf die Integrationswirkung, die allgemeine Akzeptanz und die Bindung erfolgen. Auch zeitliche, personelle und finanzielle Ressourcen werden mit Hilfe strukturierter Einführungsmaßnahmen gespart. ☐ Tab. 5.8 zeigt die Erfolgsfaktoren und deren Hintergründe in der Übersicht.

5.4.2 Mentoring

Wenn ein Mitarbeiter sich in seiner Karrierelaufbahn weiterentwickelt oder aber neu in einem Unternehmen startet, so wird ihm häufig eine erfahrene Person, ein so genannter Mentor oder Pate, unterstützend zu Seite gestellt. Der Mentor sollte seinen Schützling, auch Mentee genannt, sowohl bei der fachlichen Einarbeitung unterstützen als auch bei der Einfindung in die sozialen Strukturen.

» Der Begriff Mentor bezeichnet eine höherrangige, einflussreiche Person [...] im Arbeitsumfeld einer Nachwuchskraft, die dort über große berufliche Erfahrung sowie breites berufliches Wissen verfügt und der daran gelegen ist, die berufliche Entwicklung der Nachwuchskraft zu fördern und

◨ Tab. 5.8 Erfolgsfaktoren von Einführungsinstrumenten

Erfolgsfaktoren	Hintergründe
Fachlicher Nutzen	Durch strukturierte, fachliche Einarbeitung für den neuen Mitarbeiter
Integrationswirkung	Soziale Integration (durch Vorstellung, Einführung, Mentoring)
Bindung	Erhöhte Attraktivität des Arbeitgebers sowie Identifikation mit dem Unternehmen
Potenzialerkennung	Vertiefende Erkennung des Mitarbeiterpotenzials und seiner Stärken
Organisierbarkeit	Ausführliche Einarbeitung durch strukturiertes Vorgehen (ggf. mit mehreren Instrumenten und Verantwortlichen)
Akzeptanz	Struktur im Sinne des neuen Mitarbeiters *und* des Unternehmens
Zeiteinsparung	Durch Struktur und Nachvollziehbarkeit, vor allem für Vorgesetzte und Kollegen
Budgetschonung	Primär durch gezielten Einsatz von personellen und zeitlichen Ressourcen

In Anlehnung an Kolb, 2004, S. 64

ihren Aufstieg zu unterstützen. (Blickle & Schneider, 2007, S. 395) **«**

Ein Mentoring ist sowohl im Rahmen der Personalentwicklung ein erfolgreiches Instrumentarium als auch im Rahmen der Mitarbeiterintegration. Da innerhalb einer Beziehung zwischen Mentor und Mentee die fachliche und die außerfachliche soziale Funktion eine Rolle spielen, ist die Auswahl einer Person als Mentor überlegt durchzuführen. Ein Mentor sollte hohe

- sozial-kommunikative,
- fachliche und
- methodische

Kompetenzen haben (Engelhardt, 2006, S. 51 ff.). Um herauszufinden, ob eine Person über **Schlüsselqualifikationen** in den drei genannten Bereichen verfügt, ist es hilfreich, verschiedene Fragen zu beantworten (◨ Tab. 5.9). Auch eine Fort- oder Weiterbildung zum Mentor ist in vielen Regionen mittlerweile möglich und üblich (Mentor in der Pflege, Praxisanleiter etc.). Auch wenn Lehrgänge sich oft primär an die Anleitung von Auszubildenden richten, ist die Begleitung von Mitarbeitern jeden Alters und jeder Qualifikation an einem neuen Arbeitsplatz ebenso wichtig.

Ein Mentor sollte:
- sorgfältig ausgewählt werden
- ggf. weitergebildet werden
- für alle Auszubildende und/oder Neueinsteiger zur Verfügung stehen

Ein Mentor sollte seine Arbeit stets freiwillig ausführen und vor einer Zusage ein erstes Gespräch mit dem potenziellen Mentee führen. Da eine tragfähige Beziehung das Fundament einer **Mentor-Mentee-Beziehung** ist, sollte die Bereitschaft zu dieser von beiden Seiten vor Beginn bestätigt werden. Studien zufolge kann ein Mentoring die Arbeitszufriedenheit und die Zufriedenheit mit der beruflichen Laufbahn durchaus positiv beeinflussen. Voraussetzung dafür ist jedoch das Vertrauensverhältnis zwischen Mentor und Mentee (Blickle & Schneider, 2007, S. 400 f.). Die Passung der Personen zueinander ist somit auch in diesem Kontext ein ausschlaggebendes Erfolgskriterium.

Mentoring

Der Erfolg für ein Mentoring ist zum größten Teil von der Beziehung zwischen Mentor und Mentee abhängig. Ein unverbindliches

◘ Tab. 5.9 Checkliste zur Auswahl eines Mentors

Sozial-kommunikative Kompetenzen	Fachliche Kompetenzen	Methodische Kompetenzen
Inwiefern kann der Mitarbeiter konstruktive Kritik geben und annehmen?	Wie ausgeprägt und aktuell sind die Fachkenntnisse des Mitarbeiters?	Inwieweit plant der Mitarbeiter Maßnahmen und Handlungen strukturiert und nachvollziehbar?
Inwieweit kann der Mitarbeiter eine vertrauensvolle Beziehung aufbauen und stärken?	Inwieweit wendet der Mitarbeiter seine Fachkenntnisse im Alltag an?	Ist der Mitarbeiter in der Lage, Ziele stringent zu verfolgen und Entscheidungen zu treffen?
Inwiefern kann der Mitarbeiter mit anderen konstruktiv zusammenarbeiten?	Inwieweit gibt der Mitarbeiter seine Kenntnisse an seine Kollegen weiter?	Inwiefern kann der Mitarbeiter Probleme erkennen und (im Rahmen seiner Kompetenz) lösen?
Ist der Mitarbeiter in der Lage, konstruktiv zur Lösung von Konflikten beizutragen?	Wie ausgeprägt sind seine Kenntnisse zu Gesetzen, Richtlinien, Standards etc.?	Inwieweit verschafft sich der Mitarbeiter selbstständig Zugang zu Informationen?

Inhaltlich in Anlehnung an Engelhardt, 2004, S. 52 ff.

Kennenlernen zu Beginn und die Möglichkeit beider Seiten, auch »nein« sagen zu dürfen, sind dafür unerlässlich.

Sie Ihre Mentoren (oder die, die es werden wollen), was sie sich – aus einer Auswahl von Möglichkeiten – wünschen würden.

Mentoren können eine für das Unternehmen sehr wichtige Arbeit leisten. Da sie keine Weisungsbefugnis ihrem Mentee gegenüber haben, kann sich schneller ein intensives Vertrauensverhältnis aufbauen, in dem Unstimmigkeiten unter Umständen schnell angesprochen werden. Der Mentor kann den neuen Mitarbeiter als Vermittler und Wegbegleiter vor allem in der sensiblen Anfangsphase sehr gut begleiten und unterstützen. Selbstverständlich sollen sie ihre Mehrarbeit nicht umsonst machen, das heißt, das Unternehmen sollte seine Mentoren mit speziellen (finanziellen oder anderen) **Anreizen** wertschätzen.

Idee Nr. 33 – Bindung der Mentoren

Die wichtige Arbeit von Mentoren sollte vom Unternehmen gewürdigt werden. Überlegen Sie sich einen besonderen Anreiz für Ihre Mentoren, wie etwa zusätzliche Urlaubs- oder Fortbildungstage, Vergünstigungen im Sportclub o. Ä. (▶ Kap. 9). Vielleicht stellen Sie auch mehrere Möglichkeiten zur Wahl oder fragen

5.5   Zusammenfassung

Den passenden Mitarbeiter zu finden, ist in der heutigen Zeit nicht einfach. Der Bedarf an Personal muss immer frühzeitiger geplant und mit Maßnahmen hinterlegt durchgeführt werden. Für jedes Unternehmen und jede Stelle ist es wichtig, sich *vor* der aktiven Suche mit Hilfe eines Aufgaben- und eines Anforderungsprofils ein genaues Bild davon zu machen, was genau der neue Mitarbeiter können und leisten muss und sollte. Die Anforderungen und Erwartungen des Unternehmens sollten für den Bewerber erkennbar sein, so dass er weiß, was ihm in der potenziell neuen Stelle abverlangt wird. Alle Anforderungen sollten dabei so konkret beschrieben werden, dass sie mit Hilfe ausgewählter Instrumente der Personalauswahl auch beobachtbar bzw. »messbar« sind. Damit das Ziel des »Person-Organisation-Fit«, das Zusammenpassen von Merkmalen einer Person und einem Unternehmen, erreicht werden kann, sollten auch die Interessen und Potenziale eines Bewerbers erfragt werden. Je mehr ein Unternehmen über den Bewerber, seine Stärken und Motive erfährt, desto genauer kann die Einschätzung erfolgen, inwiefern er zum Unternehmen passen könnte und welche Schwerpunkte er hat. Um dies herauszufinden, muss eine sinnvolle Wahl zwischen den zahlreichen Auswahlmethoden erfolgen. Auch hier sollten sich die Personalverantwortlichen für eine Kombination der Instrumente entscheiden, mit denen sie sicher umgehen können und die die für das Unternehmen wichtigsten Kriterien abbilden können. Üblicherweise können erste Rückschlüsse bereits nach einer Bewertung der schriftlichen Bewerbungsunterlagen erfolgen. In einem anschließend stattfindenden Interview sollten vertiefende Fragen gestellt werden, in denen sowohl die bisherige berufliche Entwicklung als auch die zukünftigen Möglichkeiten und Erwartungen beider Seiten thematisiert werden sollten. Mit so genannten Verhaltensdreiecksfragen können zudem Informationen über das Verhalten der Person in einer konkreten Situation in Erfahrung gebracht werden, die weiteren Aufschluss geben können. Eine »Probe vor Ort« ist für beide Seiten zu empfehlen. Während bei einer Probearbeit die reale Umgebung vorherrschend ist, sollte bei einem ggf. durchgeführten Assessment-Center darauf geachtet werden, dass die Aufgaben direkt aus dem individuellen Aufgaben- und Anforderungsprofil der Stelle abgeleitet sind.

Ist ein Mitarbeiter ausgewählt, so beginnt die oftmals sensibelste Phase der Integration. Jedes Unternehmen sollte ein strukturiertes System der Einarbeitung haben, um einen neuen Mitarbeiter sowohl fachlich-inhaltlich als auch sozial angemessen in das Unternehmen zu integrieren. Mentoring kann hierbei eine unterstützende Hilfe darstellen, für die jedoch als Grundvoraussetzung eine vertrauensvolle Beziehung zwischen Mentor und Mentee gewährleistet sein muss.

Die Anforderungen der heutigen Personalauswahl sind hoch und die Wichtigkeit, die passenden Mitarbeiter zu finden, steigt mit dem hohen Anspruch der Mitarbeiterbindung. Doch die Maßnahmen, Instrumente und zur Verfügung stehenden Möglichkeiten, um passende Mitarbeiter auszuwählen und so zu integrieren, dass sie sich im Unternehmen wohl fühlen, sind glücklicherweise sehr vielfältig und Erfolg versprechend.

Literatur

Beck, C. (2004). Der Personalauswahlprozess. In D. Franke & M. Boden (Hrsg.), PersonalJahrbuch 2004. Neuwied: Wolters Kluwer.

Bergmann, C. (2007). Berufliche Interessen und Berufswahl. In H. Schuler & K. Sonntag (Hrsg.), Handbuch der Arbeits- und Organisationspsychologie. Göttingen: Hogrefe.

Bergmann, C. & Eder, F. (2005). Allgemeiner Interessen-Struktur-Test (AIST-R) mit Umwelt-Struktur-Test (UST-R). Revidierte Fassung. Göttingen: Beltz Test.

Berthel, J. & Becker, F. G. (2007). Personalmanagement – Grundzüge für Konzeptionen betrieblicher Personalarbeit (6. Aufl.). Stuttgart: Schäffer-Poeschel.

Blickle, G. & Schneider, P. B. (2007). Mentoring. In H. Schuler & K. Sonntag (Hrsg.), Handbuch der Arbeits- und Organisationspsychologie. Göttingen: Hogrefe.

Engelhardt, S. (2006). Neue Mitarbeiter erfolgreich einarbeiten – Erfolgreiche Unternehmen investieren in ihr Humankapital. Stuttgart: Kohlhammer.

Görlich, Y. (2007). Arbeitsproben. In H. Schuler & K. Sonntag (Hrsg.), Handbuch der Arbeits- und Organisationspsychologie. Göttingen: Hogrefe.

Hentze, J. & Kammel, A. (2001). Personalwirtschaftslehre 1 (7. Aufl.). Stuttgart: Haupt.

Hilb, M. (1994). Integriertes Personal-Managment. Ziele – Strategien – Instrumente. Neuwied: Luchterhand.

Horsch, J. (2004). Personaleinsatz managen. In D. Franke & M. Boden (Hrsg.), PersonalJahrbuch 2004. Neuwied: Wolters Kluwer.

Kahabka, G. (2004). Potenzialbewertung und Potenzialentwicklung der Mitarbeiter. In R. Bröckermann & W. Pepels (Hrsg.), Personalbindung – Wettbewerbsvorteile durch strategisches Human Resource Management. Berlin: Erich-Schmidt.

Kolb, M. (2004). Einführung neuer Mitarbeiter – Inplacement. In D. Franke & M. Boden (Hrsg.), PersonalJahrbuch 2004. Neuwied: Wolters Kluwer.

Loffing, D. (2009). Mitarbeiterbindung in der Pflege. Unveröffentlichte Studie. Essen: INSPER – Institut für Personalpsychologie.

Moser, K. (2007). Bewerbungsunterlagen und Referenzen. In H. Schuler & K. Sonntag (Hrsg.), Handbuch der Arbeits- und Organisationspsychologie. Göttingen: Hogrefe.

Mussei, P. (2007). Einstellungsinterviews. In H. Schuler & K. Sonntag (Hrsg.), Handbuch der Arbeits- und Organisationspsychologie. Göttingen: Hogrefe.

Obermann, C. (2006). Assessment Center: Entwicklung, Durchführung, Trends. Wiesbaden: Gabler.

Reuschenbach, B. (2004). Personalgewinnung und Personalauswahl in der Pflege. München: Elsevier.

Schuler, H. (2007). Berufseignungstheorie. In H. Schuler & K. Sonntag (Hrsg.), Handbuch der Arbeits- und Organisationspsychologie. Göttingen: Hogrefe.

Schuler, H. (2002). Das Einstellungsinterview. Göttingen: Hogrefe.

Trapmann, S. (2007). Messung von Motivation und Interessen. In H. Schuler & K. Sonntag (Hrsg.), Handbuch der Arbeits- und Organisationspsychologie. Göttingen: Hogrefe.

Weinert, A. (2004). Organisations- und Personalpsychologie (5. Aufl.). Weinheim: Beltz.

Mitarbeiterbetreuung – Bindung durch die tägliche Mitarbeiterpflege

6.1   Einleitung

In den letzten Jahren hat ein gesellschaftlicher Wandel stattgefunden: Individualisierung, Emanzipation, Streben nach Glück und der Wunsch nach mehr Zeit für das Leben in einer immer schnelllebigeren Welt sind Beispiele dafür. Die Lebensmodelle der Menschen haben sich verändert – dabei besteht der Wunsch nach Gemeinschaft, Gesundheit und Fürsorge nach wie vor. Diese veränderten Ansprüche übertragen sich deutlich auf das Arbeitsleben. Die meisten Menschen verbringen einen Großteil ihrer Lebenszeit bei und mit ihrer Arbeit. Sie möchten sich dort wohl und gut aufgehoben fühlen, und trotz allen Engagements möchten sie, dass belastende, stresserzeugende Faktoren so gering wie möglich gehalten werden und von allen Seiten versucht wird, Leben und Arbeit so zu verzahnen, dass das Gefühl von Ausgewogenheit besteht und die eigene Gesundheit gestärkt wird. Auch wenn früher zahlreiche Faktoren zusätzlich forcierten, dass ein Mitarbeiter oft ein Leben lang bei seinem Unternehmen blieb, so spielte sicher auch das Gefühl, dort gut behandelt und umsorgt zu werden (man denke an zur Verfügung gestellte Wohnräume, Kindergärten etc.), eine große Rolle. Die heutigen Ansprüche nach Betreuung und »Pflege« sind insofern höher, als sich das Bedürfnis nach Freiheit und Freizeit vergrößert hat, die Gesunderhaltung junger wie älterer Mitarbeiter auch Aufgabe des Arbeitgebers geworden ist und zusätzlich individuelle Stärken und Potenziale der Mitarbeiter einbezogen werden sollten. Immer mehr Menschen fühlen sich überlastet und gestresst von all den Anforderungen in Kombination mit fehlender Erholung und mangelhaften Optionen, die eigenen Ressourcen zu stärken. Seit den 1990er Jahren ist dabei der Anteil der psychischen Erkrankungen um fast 30% gestiegen. Doch bislang nehmen nur wenige Unternehmen diese Tatsache wahr und investieren gezielt in Maßnahmen der Mitarbeiterpflege und in die Stärkung der psychischen Gesundheit ihrer Mitarbeiter. Dabei steckt in Angeboten zur psychosozialen Unterstützung ein großes Potenzial, das für die Gewinnung und Bindung des umkämpften Gutes »Mitarbeiter in der Gesundheitswirtschaft« von zukunftsorientierten Unternehmen genutzt werden sollte.

6.2   Mitarbeiterpflege durch Schutz vor Stress und (Über-)Beanspruchung

Die negative Wirkung von Stress auf die Gesundheit, das Wohlbefinden und die Arbeitszufriedenheit von Mitarbeitern wurde mehrfach bewiesen (vgl. Lazarus, 2005; Birbaumer & Schmidt, 2003; Kaluza, 1996). Während belastende Arbeitsbedingungen vom Arbeitgeber nicht immer eliminiert werden können (z. B. ein akut hoher Krankenstand oder schwierige Patienten/Kunden), gibt es jedoch mehrere Möglichkeiten, die Mitarbeiter aktiv vor einer Überbeanspruchung und Stress zu schützen. Besonders in den Bereichen Erholung und Entlastung stehen unterschiedliche Instrumente zur Verfügung, die bislang nur selten die ihnen gebührende Beachtung erhalten haben.

6.2.1   Belastung und Stress in Gesundheitsfachberufen

Dass die Arbeit in der Pflege und in der Gesundheitswirtschaft allgemein sehr anspruchsvoll ist und die Mitarbeiter sowohl physisch als auch psychisch herausfordert, ist unbestritten. Viele Mitarbeiter empfinden Stress bei und auch nach der Arbeit. Dabei ist Stress keinesfalls ein Konstrukt, dem ein Mitarbeiter machtlos gegenüber steht. Einer der bekanntesten Stress-Forscher Richard S. Lazarus geht von der Grundannahme aus, dass Stress aufgrund einer wechselseitigen **Person-Umwelt-Interaktion** entsteht, wobei die Umwelt auf das Verhalten der Person einwirkt und umgekehrt die Person auf ihre Umwelt (Lazarus, 2005, S. 233):

>> Stress ist jede innere oder äußere Anforderung an einen Organismus, die dessen Anpassungsfähigkeit beansprucht oder übersteigt. **

Das in den letzten Jahren vermehrt aufgetretene **Burn-Out-Syndrom** ist auch in der Gesundheitswirtschaft keine Seltenheit – dabei könnten Branchenfremde vermuten, dass besonders dieses Klientel mit einer Fürsorge der eigenen Gesundheit gegenüber als gutes Beispiel voran gehen sollte. Doch oftmals fehlen auch hier die Kenntnisse, wie mit spezifischen Anforderungen, Zeitdruck oder sozialen Unwegsamkeiten umgegangen werden kann. Denn auch wenn ein Ereignis als Bedrohung oder als potenzielle Schädigung bewertet wird, tritt kein Stress auf, solange die Person über ausreichende Fähigkeiten und Möglichkeiten der Bewältigung verfügt (Lazarus, 2005, S. 238 ff.).

Stress

Stress tritt nur dann auf, wenn eine Person nach einem belastenden Ereignis nicht oder nur in ungenügendem Maße über Fähigkeiten und Möglichkeiten der Bewältigung verfügt.

Mitarbeiter der Gesundheitsbranche sehen sich neben üblichen Stressoren, wie Zeit- oder Leistungsdruck, oftmals mit weiteren belastenden Faktoren konfrontiert (Fengler, 2001, S. 69 ff.). Ein oft genannter Punkt ist **Belastungen im Team**. Viele helfende Berufe werden im Team ausgeführt, was sich als hilfreich oder auch belastend darstellen kann. Für einige ist der Arbeitsplatz der wichtigste Ort, an dem soziale Beziehungen und Kontakte gepflegt werden. Doch durch hohe Anforderungen, sich überschneidende Zuständigkeitsbereiche, aber auch aufgrund fehlender Anerkennung können Unstimmigkeiten und Konflikte entstehen. Teilzeitkräfte fühlen sich dabei oft besonders aus dem Team ausgeschlossen bzw. nicht integriert. Sie können einen Teil der Erfahrungen nicht teilen und werden unter Umständen nicht als vollwertige Teammitglieder betrachtet. Dabei möchten sich alle Mitarbeiter akzeptiert und wertgeschätzt fühlen – sowohl von den Kollegen als auch von ihrer Führungskraft. Dieser wird auch hier eine besondere Rolle in der Aufrechterhaltung der Leistungsfähigkeit der Mitarbeiter, beispielsweise durch angemessene Erholung und Entlastung, zugesprochen. Wichtig ist zudem, dass sich viele Belastungsmerkmale wechselseitig auf ein ganzes Team übertragen können, so dass im Extremfall ein gesamtes Team ausgebrannt sein kann (Fengler, 2001, S. 123).

> Auch Wertschätzung, Anerkennung und erlebte Unterstützung sind wichtige Faktoren, die bei der Bewertung, ob eine Beanspruchung Stress erzeugt, eine große Rolle spielen.

Strukturelle Arbeitsbedingungen können ebenfalls zu erhöhter Belastung der Mitarbeiter führen. Hierzu zählt Lang (2006, S. 239 ff.) unter anderem eine hohe Arbeitsbelastung, Personalknappheit und aufgrund vieler Nebentätigkeiten zu wenig Zeit für die Patienten. Fengler (2001, S. 113 ff.) ergänzt mit dem häufigen Fehlen von Vorgesetzten-Unterstützung, geringer beruflicher Eigenständigkeit sowie allgemeiner Arbeitsunzufriedenheit weitere belastende Faktoren, die mit Burn-Out in medizinischen und sozialen Berufen hoch korrelieren. Auch selbst wahrgenommene Kompetenzdefizite können als allgemein belastend gewertet werden. Hinzu kann in Pflegeberufen die Belastung durch Einschränkungen von privaten sowie sozialen Kontakten kommen. Als Folge von Arbeit am Abend, an Wochenenden oder während der Ferienzeit kann es zu einer Einschränkung des sozialen Umfeldes und unter Umständen zum Verlust sozialer Unterstützungsparameter kommen. Hinzu kommen die verschiedensten **Rollenerwartungen,** die es im beruflichen und privaten Kontext zu erfüllen gilt (Gesundheits- und Krankenpflegerin, Mutter, Freundin, Ehefrau, Erzieherin, Ratgeberin, Krisenmanagerin etc.). Dabei kann es besonders für Berufsanfänger sehr schwierig sein, sich mit den verschiedenen Rollen und unterschiedlichen Anforderungen zu identifizieren.

Belastungen

Mitarbeiter der Gesundheitsbranche sind mit zahlreichen Anforderungen, wie Teamarbeit, Personalknappheit, Zeitdruck oder auch mangelnder Unterstützung, konfrontiert. Erschwerend können die Arbeit in Schichten und die damit verbundenen schwieriger werdenden sozialen Kontakte hinzukommen.

In einer Untersuchung von Fengler (2001, S. 89 ff.) wurden 462 Mitarbeiter aus der Gesundheitswirtschaft gebeten, unter anderem besonders belastende Momente ihrer Arbeit zu benennen. Dabei

◘ Tab. 6.1 Belastungsfaktoren von Mitarbeitern aus der Gesundheitswirtschaft

1. Fehlender Rückhalt im Team

2. Rückfälle von Patienten

3. Fehlende Einsicht von Patienten

4. Zu viele Patienten

5. Eigene Hilflosigkeit

6. Zu wenig Zeit für Patienten

7. Stagnation und Erfolglosigkeit von Therapien

8. Patienten ohne Therapiemotivation

In Anlehnung an Fengler, 2001, S. 89

wurde deutlich, dass sich ein großer Teil der Belastungen auf die Patienten selbst bezog, an erster Stelle jedoch ein fehlender Rückhalt im Team und an fünfter Stelle die eigene Hilflosigkeit genannt wurden. Bereiche also, die durchaus veränderbar sind (◘ Tab. 6.1). Insgesamt wurde der Grad der Belastung als leicht überdurchschnittlich empfunden.

6.2.2 Stärkung durch Erholung und Entlastung

■ ■ Einflussmöglichkeiten auf die Erholung
So unterschiedlich wie Menschen sind, fühlt sich jeder Mitarbeiter aufgrund unterschiedlicher Bedingungen beansprucht bzw. überbeansprucht. Als Arbeitgeber und Führungskraft gibt es innerhalb von Beanspruchung und Erholung mehrere Möglichkeiten der Einflussnahme sowie der aktiven Unterstützung. Vor Beanspruchungen wird auch die beste Führungskraft ihren Mitarbeiter nicht schützen können, vor Belastungen nur zu Teilen. Doch die individuellen Bewertungen einer Situation, die **zur Verfügung stehenden Ressourcen** und die Fähigkeit des Mitarbeiters, Strategien zur Bewältigung anzuwenden – sämtliche Maßnahmen also, die zur Erholung und zur Stressbewältigung führen – können und sollten in jedem Fall gestärkt werden (◘ Abb. 6.1).

Stärkung

Es gibt mehrere Möglichkeiten, wie die Bewältigung von Stress und die Fähigkeit zur Erholung unterstützt werden können. Diese sollten aktiv genutzt werden, um den Mitarbeiter zu stärken.

Einflussnahme kann dementsprechend in den Bereichen
- Bewertung,
- Bewältigung,
- Erholung (und Entlastung) sowie
- eingeschränkt im Bereich Belastung

erfolgen. Die **Einflussmöglichkeiten** im Bereich der Erholung sind relativ eindeutig zu umschreiben, so dass im Folgenden zunächst diese Möglichkeiten konkretisiert werden sollen. Doch was bedeutet Erholung überhaupt genau?

>> Erholung stellt jenen Prozess dar, durch den die Beanspruchungsfolgen vorausgegangener Tätigkeiten ausgeglichen werden sollen. (Allmer, 1996, S. 42) **《**

Erholung ist immer dann notwendig, wenn eine Beanspruchung – wie beispielsweise ein stressiger Tag – vorausgegangen ist. Physisch und psychisch ist es wichtig, sich zunächst von der Beanspruchung zu lösen und sich dann zu regenerieren. Erst im Anschluss daran ist es möglich, sich auf eine neue Phase der Belastung einzustellen. Fällt dieser Erholungsprozess zu kurz oder gar vollständig aus, so wird es nicht möglich sein, die nächste Beanspruchungsphase erfolgreich zu bewältigen. Erfahrungsgemäß ist bereits das Aufeinanderfolgen eines Frühdienstes unmittelbar nach einem Spätdienst – mit einem Zeitfenster von ca. neun Stunden dazwischen – als Erholungsphase kaum ausreichend.

Erholung

Nur wenn Erholung in vollständigem Maße möglich ist, kann der Mitarbeiter für die nächste Phase der Beanspruchung gewappnet sein.

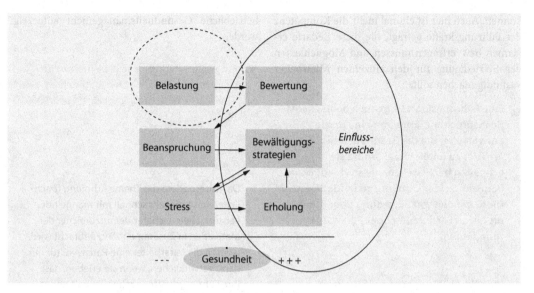

Abb. 6.1 Einflussbereiche im Beanspruchungs-Erholungsprozess

Tab. 6.2 Erholung nach unterschiedlicher Beanspruchung

Art der Beanspruchung	Mögliche Auswirkung	Erholungsfunktion	Beispiele für Erholung
Kognitiv	Ermüdung (Überforderung)	Energie tanken	– Bewegung an der frischen Luft – Massagesessel und Musik
	Monotonie (Unterforderung)	Etwas Anregendes machen	– Projektarbeit – Fortbildung
Emotional	Stress (Überforderung)	Zur Ruhe kommen	– Entspannungsraum – Psychosoziale Beratung
	Sättigung (Unterforderung)	Etwas Sinnvolles tun	– Zeit, besondere Wünsche von Patienten zu erfüllen – Mentoring

Zu Teilen in Anlehnung an Allmer, 1996, S. 45

Erholung ist somit Tag täglich für jeden Einzelnen essenziell wichtig. Doch je nach Art der vorangegangenen Beanspruchung und der dadurch resultierenden Auswirkung benötigt der einzelne Mitarbeiter höchst unterschiedliche Maßnahmen der Erholung. Dabei gehören auch Erfahrungen der Unterforderung dazu, da diese ohne Gegensteuerung ebenfalls zu Stress führen können (Allmer, 1996, S. 45 ff.). Während der Eine zur Ruhe kommen muss, da er bei seiner Arbeit emotional über-

fordert worden ist (beispielsweise durch Streit im Team oder einen sehr anspruchsvollen Patienten/ Kunden), muss der Andere etwas Anregendes machen, da er sich kognitiv unterfordert fühlte (beispielsweise bei länger andauernden Schreib- oder Aufräumarbeiten) (Tab. 6.2). So unterschiedlich die aktuellen Bedürfnisse des einzelnen Mitarbeiters nach Erholung auch sein mögen, so sollte doch für jeden Einzelnen die Möglichkeit innerhalb seines Arbeitsplatzes bestehen, diese befriedigen zu können. Auch hier ist einmal mehr die Kompetenz der Führungskräfte gefragt, die diese Bedarfe erkennen bzw. erfragen müssen und Möglichkeiten der Befriedigung für den einzelnen Mitarbeiter ausfindig machen sollten.

> Eine Führungskraft trägt auch beim Thema Beanspruchung/Erholung eine große Verantwortung. Um die Gesundheit der Mitarbeiter zu unterstützen, sollte sie Möglichkeiten bereitstellen, unterschiedliche Bedürfnisse der Erholung zu befriedigen. Diese können von Bewegung über Ruhe bis hin zu Fortbildung oder Praxisanleitung führen.

Idee Nr. 34 – Angebote zur Erholung
Wenn Sie sich die Erholungsfunktionen und die Beispiele für Erholung in ◘ Tab. 6.2 anschauen: Kennen Sie die unterschiedlichen Erholungsbedürfnisse Ihrer Mitarbeiter? Welche Bedürfnisse kommen am häufigsten vor? Inwiefern stellen Sie unterschiedliche Möglichkeiten der Erholung bereit? Notieren Sie sich die aus Ihrer Sicht wichtigsten Bedürfnisse zur Erholung und überlegen Sie, wie diese Erholungsbedürfnisse im Alltag bereits befriedigt werden können und wodurch die Erfüllung außerdem möglich wäre.

Im Alltag von Mitarbeitern der Gesundheitswirtschaft oft vernachlässigt ist auch das für die Erholung ebenfalls wichtige Thema **Pausen**. Entgegen der verbreiteten Einstellung, wer ohne Pausen arbeite, wäre besonders gut, stark und belastbar, sollte ein sich für die Gesunderhaltung seiner Mitarbeiter (mit) verantwortlich fühlendes Unternehmen ein Umdenken vorleben, so dass Menschen, die Pausen machen, wieder angesehen werden und als Vorbild fungieren, da sie aktive Selbstpflege für ihre Gesundheit, ihre Zufriedenheit und zugleich ihre Leistungsfähigkeit betreiben. Damit dies möglich ist, muss das Thema Pausenkultur jedoch ein fester Bestandteil der Unternehmenskultur sein und von den Führungskräften vorgelebt und als ebenso wichtig wie flexible Arbeitszeiten oder das

betriebliche Gesundheitsmanagement aufgezeigt werden.

» Solange die Führungsriege die Pausenkultur nicht vorlebt, signalisiert sie den Angestellten, dass eine solche nicht erwünscht ist. (Simon, 2009, S. 47) «

Pausen

Da insbesondere das Thema Erholung fälschlicherweise oft sehr schnell mit mangelnder Leistungsbereitschaft oder unzureichender Motivation in Zusammenhang gebracht wird, werden die Mitarbeiter eine Pausenkultur nur dann verwirklichen, wenn sie erleben, dass ihre Führungskräfte regelmäßig und genussvoll ihre Pausen machen.

Idee Nr. 35 – Vorbild als Pausen-Macher
Machen Sie regelmäßig Pausen? Wenn nicht, führen Sie diese ein. Überlegen Sie, wo und in welchem Rahmen Sie Ihren Mitarbeitern deutlich zeigen können, wann und wie lange Sie Pause machen. Eine Terrasse beispielsweise kann im Sommer für Pausen von Mitarbeitern und Führungskräften ideal genutzt werden. Je intensiver die (am besten alle) Führungskräfte eine solche Kultur vorleben, desto konsequenter werden auch Mitarbeiter ihre Pausen wahrnehmen.

▪▪ **Einflussmöglichkeiten auf die Entlastung**
Die bereits zuvor zitierte Studie von Fengler (2001, S. 89 ff.) (◘ Tab. 6.1) untersuchte außerdem, welche Faktoren Mitarbeiter aus der Pflege als entlastend empfinden, die somit zu einer erfolgreicheren Bewältigung der Beanspruchung beitragen können. Dabei verdeutlichen die Ergebnisse einmal mehr, in wie vielen Bereichen eine Entlastung der Mitarbeiter aktiv beeinflusst und unterstützt werden kann. Besonders bezogen auf die sozialen Bedingungen und die Zusammenarbeit im Team, aber auch auf die Zeit für Privates sowie die Fähigkeit, sich abzu-

◻ **Tab. 6.3** Entlastungsfaktoren von Mitarbeitern aus der Gesundheitswirtschaft und Möglichkeiten der Einflussnahme durch Führungskräfte und Arbeitgeber

Entlastungsfaktoren	beeinflussbar durch…/nicht beeinflussbar
1. Unterstützung im Kollegenkreis	Beeinflussbar durch kollegiale Beratung, Teambuilding, transparente Besprechungskultur, Führung, Wertschätzung u. a.
2. Supervision	Beeinflussbar durch Angebote der Team- und Einzel-Supervision
3. Teamarbeit	Beeinflussbar durch Maßnahmen der Teamentwicklung, Führung u. a.
4. Partnerschaft und Freundeskreis	Beeinflussbar durch flexible Arbeitszeiten u. a.
5. Freizeit und Hobbies	
6. Erfolgreiche Selbstabgrenzung	Beeinflussbar durch Supervision, Training, Coaching u. a.
7. Therapieerfolge	Nicht direkt beeinflussbar
8. Starke Klientenmotivation	Nicht direkt beeinflussbar
9. Gute Arbeitsatmosphäre	Beeinflussbar durch offene Kommunikation und Feedback, wertschätzende Unternehmenskultur, Führung u. a.
10. Fortbildung	Beeinflussbar durch Angebote zur Fort- und Weiterbildung, Maßnahmen der Personalentwicklung u. a.

Zu Teilen in Anlehnung am Fengler, 2001, S. 89

grenzen, gibt es auch für den Arbeitgeber mehrere Möglichkeiten, die Befriedigung dieser Bedürfnisse zu unterstützen (◻ Tab. 6.3).

Durch Angebote zur Teamentwicklung, Supervision, offenen Kommunikation, Fortbildung etc. kann von Seiten des Arbeitgebers direkter Einfluss auf die Entlastung der Mitarbeiter genommen werden – so dass hier von einer Stressprophylaxe im Rahmen der Mitarbeiter-Pflege gesprochen werden kann. Weitere Möglichkeiten, um die Bewältigungsfähigkeiten und -möglichkeiten für einen Mitarbeiter zu stärken, werden im folgenden ▶ Kap. 6.3 konkretisiert.

6.3 Weitere Möglichkeiten der Mitarbeiterbetreuung und -pflege

Die in der Studie von Loffing (2009) befragten Führungskräfte und Geschäftsführer bezeichneten den Bereich der Mitarbeiterbetreuung als oftmals fehlend, jedoch sehr wichtig. Spontan zählten sie folgende Inhalte zu diesem Bereich zugehörig:

- Einzel-Coaching und Supervision für Führungskräfte
- Team-Coaching, Supervision und psychosoziale Beratung für Mitarbeiter
- Klausurtagungen zu (anteilig) außerfachlichen Themen für Führungskräfte
- Maßnahmen der Gesundheitsförderung (Sportangebote, Vergünstigungen, Wohlfühlraum, Gesundheitstage etc.)
- Kollegiale Beratung/Teamsitzungen zu außerfachlichen Themen
- Feste (Weihnachts-, Sommerfest etc.) – teilweise unter Einbezug der Familienangehörigen
- Sonstiges (Dankeschön für besonderes Engagement, Krankheitsrückkehrgespräche, Kontakt während der Elternzeit etc.)

Viele der Möglichkeiten seien intern vom Unternehmen und den Führungskräften selbst umsetzbar, für Einiges jedoch sei **externe Unterstützung** notwendig (z. B. Coaching, Supervision, psychosoziale Beratung). Für Themen wie diese wurden laut der Befragten vorzugsweise Berater oder Coaches einbezogen, die das Unternehmen und auch die Mitarbeiter bereits kennen und mit der Kultur und etwaigen Besonderheiten vertraut sind. Sowohl für die Mitarbeiter und das von ihnen aufgebaute Vertrauen zu der Person als auch für den Einsatz bei Notfällen (Konflikte o. Ä.) kann die Unterstützung eines externen Experten für das Unternehmen, die Führungskräfte und die Mitarbeiter sehr gewinnbringend sein.

Begleitung

Die langfristige Begleitung durch einen externen Berater oder Coach kann für unterschiedliche Projekte der Mitarbeiterbetreuung von großem Nutzen sein. Durch die aufgebaute Beziehung und das gegenseitige Vertrauen können sich Mitarbeiter und Führungskräfte auf die Unterstützung einlassen, so dass eine effektivere Arbeit stattfinden kann.

Praxis-Beispiel: Mitarbeiterpflege im Klarastift
Im Altenzentrum Klarastift gibt es für alle Mitarbeiter als Standardangebot eine regelmäßige Supervision. Ab dem mittleren Management können die Leitungskräfte zusätzlich Einzel-Coachings anfordern und so auch individuell gezielt arbeiten. Neben den zahlreichen Angeboten des betrieblichen Gesundheitsmanagements (Gesundheitstage, Projekte »Mitten im Job« und »Familie und Beruf« etc.) steht allen Mitarbeitern ein Wohlfühlraum jederzeit zur Verfügung.

Viele Möglichkeiten und Maßnahmen der Mitarbeiterpflege greifen ineinander und bedienen zeitgleich mehrere Bereiche. Wie zuvor bereits dargestellt (vgl. ▢ Tab. 6.3), sind vielen Mitarbeitern vor allem

– eine gute Zusammenarbeit und Kollegialität,
– die eigene Freizeit, Privates und Familie sowie
– psychosoziale Unterstützung (Supervision, Gesprächsangebote)

wichtig, damit sie sich weniger belasten, sondern vielmehr entlastet fühlen. Aufgrund der steigenden

Bedeutung der Mitarbeiterbetreuung in diesen Bereichen werden im Folgenden Möglichkeiten der Umsetzung dargestellt und auf vertiefende Beispiele innerhalb des Buches hingewiesen.

6.3.1 Mitarbeiterpflege durch Stärkung von Kollegialität und Zusammenarbeit

Um die für viele Mitarbeiter so wichtige, gut funktionierende Zusammenarbeit mit den Kollegen weiter zu stärken oder aufzubauen, stehen unterschiedliche Möglichkeiten zur Verfügung: Sowohl die aktive Begleitung eines Teams durch seine Führungskraft als auch Schulungen zur Teamentwicklung, Trainings zum Teambuilding, Team-Coachings, Supervisionen, kollegiale Beratungen etc. können hier zur Anwendung kommen. Detaillierte Ausführungen und Optionen der praktischen Anwendung diesbezüglich werden in ▶ Kap. 7.3 sowie im Good-Practice-Beispiel ▶ Kap. 11 dargestellt. Nicht immer muss ein Unternehmen dafür so viel investieren, wie beispielsweise das Unternehmen der Fluglinie Virgin, das als Urlaubs- und Rückzugsort für seine Mitarbeiter eine Insel vor der australischen Küste kaufte (Burkart & Schwaab, 2004, S. 402).

Praxis-Beispiel: VIT-Sitzungen im Phönix Haus Sonnengarten Wohn- und Pflegezentrum
Im Phönix Haus Sonnengarten Wohn- und Pflegezentrum in Essen führen die Mitarbeiter eines Teams regelmäßig so genannte VIT-Sitzungen durch, deren Teilnahme für alle Mitarbeiter verpflichtend ist. VIT steht dabei für »Verbesserungen im Team«. Im Rahmen dieser Sitzungen werden Unklarheiten, Probleme im Team, Unzufriedenheit mit der Organisation etc. angesprochen und gemeinsam diskutiert. Resultieren aus den Sitzungen konkrete Bedarfe oder Aufgaben, so werden diese an unterschiedliche Arbeitsgruppen weitergegeben und mit Zustimmung der Einrichtungs- bzw. Pflegedienstleitung bearbeitet.

6.3.2 Mitarbeiterpflege durch Stärkung der Freizeitorientierung und Fürsorge

Der Mensch ist ein soziales Wesen. Im Normalfall arbeitet er, um sich den Lebensunterhalt zu verdienen – wahrscheinlich würden die Mitarbeiter nur in wenigen Fällen weiter zur Arbeit gehen, wenn sie ihr Gehalt auch ohne Arbeit bekämen. Die Familie und das Privatleben stehen für viele Menschen im Vordergrund. Zudem hat ein gesellschaftlicher Wandel dazu geführt, dass sich ein Umbruch von einer Berufs- hin zu einer Freizeitorientierung vollzogen hat (Waldbuesser, 2007, S. 306). Verständlich, dass sich viele Mitarbeiter wünschen, den Beruf möglichst gut in ihr Leben integrieren zu können. Der Arbeitgeber kann hierfür eine entscheidende Unterstützung leisten: Flexible Arbeitszeiten, Projekte, die eine verbesserte Vereinbarkeit von Familie und Beruf fördern (▶ Kap. 9), aber auch Maßnahmen der Gesundheitsförderung (Good-Practice-Beispiel ▶ Kap. 13) oder psychosoziale Unterstützungsangebote (▶ Kap. 6.3.3) sind Beispiele dafür. Die aktive Unterstützung der Work-Life-Balance von Seiten des Unternehmens kann somit auch bei sehr kleinen Dingen anfangen.

Kleine Möglichkeiten für das tägliche Wohlbefinden

- Eine gemütliche Ecke/Bereich für Pausen
- Kaffeeautomat und Tee zur freien Verfügung (Thermoskannen für den ambulanten Bereich)
- Massagesessel
- Tageszeitung
- Mitarbeiter-Tisch auf der Terrasse

Durch die unterschiedlichen Bedürfnisse der Mitarbeiter ist es jedoch empfehlenswert, wie in einem **Cafeteria-System** mehrere Inhalte anzubieten, so dass jeder Mitarbeiter die für ihn in seiner aktuellen Lebensphase wichtigsten Inhalte auswählen kann. Besonders ältere Mitarbeiter haben andere Bedürfnisse als junge Berufsanfänger oder Eltern.

Damit ein Mitarbeiter das Gefühl hat, dass sein Arbeitgeber Interesse an ihm und der Vereinbarkeit seines Privatlebens mit dem Beruf hat, sollte ein Arbeitgeber in Zeiten, in denen der Mitarbeiter aufgrund von Elternzeit oder Krankheit nicht im Unternehmen ist, Kontakt zu ihm halten. So erfährt der Mitarbeiter ein Gefühl von Zuwendung und Fürsorge von seinem Arbeitgeber.

Praxis-Beispiel: Krankheitsfürsorge der DRK-Schwesternschaft

Als Arbeitgeber ist es der DRK-Schwesternschaft in Essen wichtig, den Mitarbeitern auch in Zeiten von krankheitsbedingter Abwesenheit zu zeigen, dass sie dem Unternehmen wichtig sind. Die Führungskraft erkundigt sich bei (längerer) Krankheit eines Mitarbeiters telefonisch nach seinem Befinden oder besucht ihn ggf. im Krankenhaus. Das Team schreibt nicht selten eine Karte mit guten Wünschen an den erkrankten Mitarbeiter. Nach der Krankheit erfolgt stets ein Rückkehrgespräch, in dem auch über evtl. arbeitsbedingte Ursachen der Erkrankung und Möglichkeiten der Unterstützung bzw. Prävention gesprochen wird.

Idee Nr. 36 – Mitarbeiter-Kartei

Wie viel wissen Sie über die Bedürfnisse und Lebensumstände Ihrer Mitarbeiter? Auch wenn das Maß der gewünschten Privatsphäre für den Einzelnen nicht durchbrochen werden sollte, so freuen sich viele Mitarbeiter, wenn der Chef ein paar Dinge über die persönliche Situation weiß und ggf. auch berücksichtigt bzw. nachfragt. Legen Sie eine Kartei an, in der Sie von jedem Ihrer direkten Mitarbeiter Daten und Besonderheiten eintragen können, wie etwa den Geburtstag, den Geburtstag der Kinder oder des Ehegatten, Raritäten, wie beispielsweise die jährliche Fahrt am 17. August zum Geburtstag der Großmutter nach München, die Vorliebe fürs Theater, Hobbies, Wünsche etc. Dies ermöglicht, bei Bedarf individueller auf den einzelnen Mitarbeiter und seine Bedürfnisse Bezug nehmen zu können. Ihr Mitarbeiter wird sich freuen, wenn er am Geburtstag der Tochter frei hat oder als Dankeschön für die Übernahme einer zusätzlichen Arbeitsaufgabe einen Theater-Gutschein bekommt.

Mangelnde Zufriedenheit mit der Arbeit kann leicht durch mangelnde Zufriedenheit mit Freizeit und Privatleben begründet sein. Vom Arbeitgeber werden immer mehr Beiträge erwartet, die eine zufriedenstellende Lebensgestaltung unterstützen (Waldbuesser, 2007, S. 310). Auch wenn es unter Umständen einfacher wäre, sind Familie, Freizeit und Arbeit schon lange nicht mehr voneinander zu trennen. Sie beeinflussen die Zufriedenheit wechselseitig, so dass eine Unterstützung für ein zufriedenes Privatleben der Mitarbeiter auch für den Arbeitgeber lohnt.

6.3.3 Mitarbeiterpflege durch Stärkung der psychischen Gesundheit

Die Weltgesundheitsorganisation (WHO, 2009) definiert Gesundheit als

» einen Zustand völligen körperlichen, seelischen und sozialen Wohlbefindens. «

Die Komponenten der seelischen und sozialen Gesundheit werden bis heute jedoch häufig sträflich vernachlässigt – sowohl innerhalb der allgemeinen Vorsorge als auch im Rahmen betrieblicher Gesundheitsförderung. Dabei sind es vor allem die psychischen Erkrankungen (z. B. das Burn-Out-Syndrom), deren Vorkommen seit den 1990er Jahren um fast 30% gestiegen ist. So fehlten 2008 Mitarbeiter aufgrund von psychischen Erkrankungen im Durchschnitt 2,5 Tage (Badura, Schröder, Klose & Macco, 2010).

> Aufgrund des steigenden Anteils psychischer Erkrankungen steigt gleichzeitig die Bedeutung psychischer Gesundheit und Gesundheitsförderung signifikant an.

Vorsorge

Da der Anteil der psychischen Erkrankungen stark ansteigt (ca. 30%), sollte entsprechend die Förderung der psychischen Gesundheit von Arbeitgeberseite aus intensiv unterstützt werden.

Die psychische Gesundheit zeigt sich als Indiz dafür, wie zufrieden wir mit unserem Beruf, unserem Privatleben und der Vereinbarkeit der beiden Bereiche sind, wie gut wir mit Belastungen und Frustration umgehen können und inwiefern wir über unsere Gefühle sprechen können und uns Zeit für uns selbst nehmen. Bei all den Anforderungen, die das tägliche Leben stellt, ist es keinesfalls einfach, eine innere Balance aufzubauen und aufrecht zu erhalten. Gerät diese erst einmal ins Wanken, so geraten viele Menschen langfristig in eine persönliche Schieflage – was sowohl für den Mitarbeiter als auch für sein Unternehmen ein Problem darstellt. Zu so einer Schieflage kommt es jedoch nur dann, wenn die betreffende Person keine Strategien zur Bewältigung der Situation hat bzw. keine Unterstützung, die ihr bei der Bewältigung hilft.

Ressourcen

Ob und wie ein Mitarbeiter eine beanspruchende Situation verarbeitet, hängt von seinen Fähigkeiten und von der ihm zur Verfügung stehenden Unterstützung ab.

Wichtig für die Erhaltung und die **Stabilisierung psychischer Gesundheit** sind unter anderem folgende Faktoren:

1. Frühzeitig auf die eigenen Bedürfnisse achten und diese wahrnehmen
2. Probleme und Gefühle akzeptieren
3. Gefühle erkennen und ausdrücken können/ Klarheit schaffen
4. Gute Kenntnis über sich selbst/über eigene Stärken und Schwächen

Der bewusste Umgang mit sich selbst, die Fähigkeit, sich abzugrenzen oder auch einmal Nein sagen zu können, ist bei vielen Menschen leider nur unzureichend ausgeprägt. Für die Bewältigung täglicher – beruflicher und privater – Anforderungen sind persönliche Kompetenzen dieser Art jedoch äußerst wichtig. Die empfundene Intensität der Beanspruchung nimmt dabei (u. a.) mit dem Auffinden von sozialer Unterstützung ab (Lazarus, 2005, S. 242). Eine solche Unterstützung kann das private Umfeld bieten, das berufliche oder eine externe Person. Da sich ein Arbeitgeber nicht auf die stetige

Unterstützung aus dem privaten oder kollegialen Kreis eines Mitarbeiters verlassen kann, sollte er aus Interesse an der psychischen Gesundheit seiner Mitarbeiter eine externe Person bzw. Mitarbeiterberatung zur Verfügung stellen. Diese kann einzelne Mitarbeiter oder auch Teams unterstützen, die eigenen Ressourcen zu aktivieren und Fähigkeiten gezielt einzusetzen beziehungsweise neue Fertigkeiten zu erwerben. Der langfristige Erfolg kommt dabei dem Mitarbeiter, seiner Gesundheit und dem Unternehmen zu Gute.

Die meisten Mitarbeiter haben zu bestimmten Zeiten zu bestimmten Themen Gesprächsbedarf, fühlen sich stark ge- oder überfordert oder erhalten aus dem eigenen sozialen Umfeld nicht fortwährend die ausreichende Unterstützung. Regelmäßige Gespräche mit der Führungskraft sind dabei durch nichts zu ersetzen. Um sich jedoch über Probleme mit Kollegen oder Vorgesetzten, berufliche Überforderung oder aber über persönliche Schwierigkeiten auszutauschen, ist die Wahrung der Anonymität für viele Voraussetzung, um offen sprechen zu können.

> **Idee Nr. 37 – Externe Mitarbeiterberatung und Mitarbeiterpflege**
>
> Eine externe Mitarbeiterberatung kann mit einzelnen Mitarbeitern (oder auch Gruppen von Mitarbeitern) gezielt und offen arbeiten. Ziele hierbei können die folgenden sein:
>
> - Finden von Problemursachen
> - Entwicklung von Lösungsoptionen
> - Aneignung neuer Fähigkeiten (u. a. zur eigenständigen Bewältigung)
> - Gestärktes Selbstbewusstsein und Selbstwirksamkeit
> - Energie für die weitere, engagierte Arbeit
>
> Neben der gemeinsamen Arbeit an spezifischen Problemen wird häufig auch eine regelmäßige Sprechstunde mit dem Psychologen genutzt, für die sich die Mitarbeiter ohne Kenntnis ihres Arbeitgebers anmelden und aktuelle Probleme bearbeiten können. Fragen Sie einen Experten Ihres Vertrauens und informieren Sie sich über Möglichkeiten, Kosten

und Angebote, die für Ihr Unternehmen und Ihre Mitarbeiter wertvoll sein könnten.

Solche Sprechstunden finden zumeist in den Räumlichkeiten des Instituts bzw. des Beraters statt – selten im Unternehmen vor Ort. Die Mitarbeiter nutzen dieses Angebot in ihrer Freizeit, während das Unternehmen die Kosten übernimmt. Als eines der ersten Institute bietet INSPER – Institut für Personalpsychologie in Essen – eine solche Mitarbeiterberatung sowie individuelle Bausteine zur Mitarbeiterpflege speziell für die Gesundheitswirtschaft an (www.INSPER.de).

Eine **Kosten-Nutzen-Berechnung** des Bundesverbandes der Krankenkassen (BKK) ergab, dass jeder von einem Unternehmen in die betriebliche Gesundheitsförderung investierte Euro 2,50 bis 4,85 Euro Gewinn einbrachte (BKK, 2005). Da der Anteil der psychischen Erkrankungen bereits extrem zugenommen hat, wäre es eine logische Konsequenz, auch den Anteil der Investition in die psychische Gesundheit der Mitarbeiter entsprechend zu erhöhen.

> **Investition**
>
> Eine Investition in die Mitarbeiter kann als Investition in das Unternehmen betrachtet werden.

6.4 Zusammenfassung

Der Betreuung und Pflege von Mitarbeitern ist bislang nur in wenigen Unternehmen eine entsprechende Relevanz beigemessen worden. Der gesellschaftliche Wandel hin zu einer größer werdenden Freizeit-Orientierung und Individualisierung, der Fach- und Führungskräftemangel in der Gesundheitswirtschaft und der stark erhöhte Anteil psychischer Erkrankungen, wie beispielsweise das Burn-Out-Syndrom, erhöhen die Notwendigkeit jedoch stark, sich im Rahmen von Überlegungen zur Mitarbeiterbindung auch diesem Thema zu widmen. Viele der von Mitarbeitern genannten Belastungsfaktoren, wie fehlender Rückhalt im Team oder das Gefühl der eigenen Hilflosigkeit, sind jedoch veränderbar. Besonders auf die Erholung und die Entlastung der Mitarbeiter können Führungskräfte bzw. Unternehmen direkten Einfluss nehmen. Dabei muss jedoch der unterschiedliche Bedarf der Erholung berücksichtigt werden, so dass der eine Mitarbeiter in einem Wohlfühlraum zur Ruhe kommen kann, ein anderer jedoch an der frischen Luft Energie tanken kann. Durch unterschiedliche Maßnahmen der Teamentwicklung, mit Hilfe von Supervision und flexiblen Arbeitszeiten können zusätzlich entlastenden Faktoren, wie Teamarbeit, erfolgreiche Selbstabgrenzung oder gute Arbeitsatmosphäre, positiv beeinflusst werden. Neben der Mitarbeiterpflege durch Stärkung der Kollegialität, der Freizeitorientierung und der Fürsorge des Unternehmens (z. B. im Krankheitsfall) gewinnt auch die Mitarbeiterpflege durch Stärkung der psychischen Gesundheit der Mitarbeiter an Bedeutsamkeit. Externe Mitarbeiterberatungen können die Mitarbeiter mit ihrer Expertise dabei unterstützen, wachsam auf ihre Bedürfnisse zu achten, Problemursachen und mögliche Lösungen zu erkennen. Durch die Stärkung der Ressourcen und des Selbstbewusstseins der Mitarbeiter kann das Unternehmen psychischen Erkrankungen präventiv begegnen, die Motivation und die Leistung seiner Mitarbeiter stärken und sie durch die für sie bereitgestellte Fürsorge nachhaltig an das Unternehmen binden.

Literatur

Allmer, H. (1996). Erholung und Gesundheit. Göttingen: Hogrefe.

Badura, B., Schröder, H., Klose, J. & Macco, K. (Hrsg.) (2010). Fehlzeiten-Report 2009. Arbeit und Psyche: Belastungen reduzieren - Wohlbefinden fördern. Zahlen, Daten, Analysen aus allen Branchen der Wirtschaft. Mit Beiträgen zahlreicher Fachwissenschaftler (Reihe: Fehlzeiten-Report). Berlin: Springer.

Birbaumer, N. & Schmidt, R. F. (2003). Biologische Psychologie (5. Aufl.). Heidelberg: Springer.

BKK (2005). Bundesverband der Krankenkassen. Faktenspiegel 12/2005.

Burkart, B. & Schwaab, M.-O. (2004). Best-Practice-Personalbindungsstrategien in Dienstleistungsunternehmen. In R. Bröckermann & W. Pepels (Hrsg.), Personalbindung – Wettbewerbsvorteile durch strategisches Human Resource Management. Berlin: Erich-Schmidt.

Fengler, J. (2001). Helfen macht müde. Zur Analyse und Bewältigung von Burnout und beruflicher Deformation (6. Aufl.). Stuttgart: Pfeiffer bei Klett-Cotta.

INQA – Initiative Neue Qualität der Arbeit (2009). Gesund pflegen. http://www.inqa.de/Inqa/Navigation/Themen/gesund-pflegen.html (abgerufen am 03.11.2009, 8:43 Uhr).

Kaluza, G. (1996). Gelassen und sicher im Stress (2. Aufl.). Heidelberg: Springer.

Lang, K. (2006). Auswirkungen der Arbeit mit Schwerkranken und Sterbenden auf professionelle und ehrenamtliche Helfer – zwischen Belastung und Bereicherung. In U. Koch, K. Lang, A. Mehnert & C. Schmeling-Kludas (Hrsg.), Die Begleitung schwer kranker und sterbender Menschen. Stuttgart: Schattauer.

Lazarus, R. (2005). Stress, Bewältigung und Emotionen. In V.H. Rice (Hrsg.), Stress und Coping-Lehrbuch für Pflegepraxis und -wissenschaft. Bern: Hans Huber.

Loffing, D. (2009). Mitarbeiterbindung in der Pflege. Unveröffentlichte Studie. Essen: INSPER – Institut für Personalpsychologie.

Simon, K. (2009). Power Power – Pause – Power. Personalmagazin 04/2009, 46-48.

Waldbuesser, P. (2007). Freizeit und Familie. In H. Schuler & K. Sonntag (Hrsg.), Handbuch der Arbeits- und Organisationspsychologie. Göttingen: Hogrefe.

WHO (2009). Weltgesundheitsorganisation. www.who.int (abgerufen am 06.12.2009, 18:15 Uhr).

Personalentwicklung – Bindung durch passgenaue Förderung

7.1   Einleitung

In Zeiten knapper finanzieller Ressourcen stellt sich die Frage, inwiefern eine Investition in die Entwicklung der Mitarbeiter zu rechtfertigen ist. Um die Potenziale der Mitarbeiter zu erkennen, mit der strategischen Zielsetzung des Unternehmens zu verbinden und einen Plan zu gestalten, muss bereits eine nicht unerhebliche Summe investiert werden. Die Entwicklung von Maßnahmen, die Durchführung, die Freistellung der Mitarbeiter zur Teilnahme und die Evaluation beanspruchen ebenfalls eine größere Summe Geld. Viele erfolgreiche Unternehmen haben ihr Personalentwicklungsbudget trotz alledem in den letzten Jahren weiter erhöht. Diese Unternehmen verfolgen die Philosophie, dass gut qualifizierte, gestärkte Mitarbeiter ihre Arbeit besser und motivierter verrichten können und so einen erheblichen Mehrwert für das Unternehmen darstellen. Der Druck und die Anforderungen an die Mitarbeiter sind in den letzten Jahren stetig gestiegen – mehr Wissen und eine hohe Flexibilität werden vorausgesetzt, ein höheres Maß an Verantwortung muss übernommen werden und eine reibungslose Zusammenarbeit mit zahlreichen Kollegen unterschiedlicher Berufsgruppen ist selbstverständlich. Instrumente der Personalentwicklung können sowohl die höher werdenden fachlichen Anforderungen als auch die Kompetenzen im psychosozialen Bereich des einzelnen Mitarbeiters stärken. Ein schneller Wechsel von Rahmenbedingungen und Richtlinien sowie die Herausforderung, sich mit dem Unternehmen innovativ und zukunftsfähig aufzustellen, erfordern zusätzlich den Erwerb neuer Fähig- und Fertigkeiten der Mitarbeiter. Die Investition in die Weiterentwicklung der Mitarbeiter kann somit als eine direkte Investition in das Unternehmen bezeichnet werden. Hat zudem der Mitarbeiter das Gefühl, individuell gefördert zu werden, um seine Potenziale bei der Arbeit bestmöglich einsetzen zu können, wird er gerne zur Arbeit gehen. Gerade in Zeiten, in denen das Personal in der Gesundheitsbranche immer schwerer zu finden ist, jedoch das größte Gut darstellt, bedeutet die Investition in die Entwicklung der Mitarbeiter eine nachhaltige Anlage in Mitarbeiterbindung und Unternehmenszukunft.

7.2   Erfolgreiche Bedarfsermittlung – Passung von Mitarbeiterinteressen und Unternehmensbedarf

Personalentwicklung ist ein im Personalmanagement häufig benutzter Begriff. Dabei beinhaltet er die Planung, Konzeption, Durchführung und Kontrolle bestimmter Maßnahmen, die das Ziel verfolgen, die einzelnen Mitarbeiter oder Gruppen von Mitarbeitern in ihren Aufgaben besser zu machen und in ihrer Kompetenz zu stärken. Personalentwicklung wirkt auf das **Qualifikationspotenzial** der Beteiligten, wobei – je nach Ziel und Maßnahme – einzelne Mitarbeiter, Gruppen bzw. Teams von Mitarbeitern und Mitarbeiter aller Hierarchie-Ebenen einbezogen sind. Es gibt zahlreiche Gründe, warum Personalentwicklung sinnvoll und wichtig ist, wie beispielsweise die folgenden (Hentze & Kammel, 2001, S. 345 f.):

- Anpassung der Qualifikationen (bei Veränderungen im Unternehmen oder der Branche)
- Entwicklung von Personen mit bislang unzureichenden Qualifikationen, aber Entwicklungspotenzial
- Nachwuchsförderung/interne Personalbeschaffung
- Anreiz im Rahmen der Mitarbeiterbindung
- Attraktivität als Arbeitgeber (Angebot individueller Förderung und Karrierewege)
- Sicherung der Konkurrenzfähigkeit des Unternehmens durch qualifizierte Mitarbeiter
- Erfüllung der gesellschaftlichen Aufgabe von (Weiter-)Bildung und lebenslangem Lernen

Natürlich müssen auch in diesem Feld sämtliche Maßnahmen in die Kultur und zu den Zielen des Unternehmens passen. Hier gilt ebenso wie in den Bereichen Personalmarketing, Mitarbeiterbetreuung oder Führung, dass ein nicht-authentisches Konzept der Personalentwicklung einen Mitarbeiter nur wenig überzeugen wird, wenn es darum geht, sich mit dem Arbeitgeber zu identifizieren und ihm langfristig erhalten zu bleiben.

> Personalentwicklung ist sowohl für den Erhalt des Unternehmens als auch für die Zufriedenheit und Bindung der Mitarbei-

ter wichtig. Wie in anderen Bereichen gilt auch hier, dass die ausgewählten Maßnahmen nur dann wirken, wenn sie den Leitlinien des Unternehmens entsprechen.

■■ Ziele der Personalentwicklung

Eine im Alltag oft vernachlässigte Aufgabe bezüglich der Personalentwicklung ist die Überprüfung der Schnittmengen aus dem Interesse der Mitarbeiter und dem Bedarf des Unternehmens. Werden in einem Unternehmen ohne Rücksicht auf die **Potenziale und Interessen der Mitarbeiter** ausschließlich Entwicklungsmaßnahmen durchgeführt, die das Unternehmen fördern, wird eher die Mitarbeiterfluktuation als die Mitarbeiterbindung steigen. Die Maßnahmen müssen somit in die Strategie des Unternehmens passen, doch zudem müssen sich die Mitarbeiter mit den Zielen und Maßnahmen identifizieren und das Gefühl haben, dass diese zu ihnen passen.

▣ **Tab. 7.1** Personalentwicklungsziele der Mitarbeiter
– Anpassung der persönlichen Qualifikation an die Ansprüche des Unternehmens
– Verbesserung der Selbstverwirklichungschancen durch Übernahme qualifizierterer Aufgaben
– Erhöhung der Arbeitsplatzsicherheit
– Sicherung/Erhöhung des bestehenden Einkommens
– Verbesserung karrierebezogener Voraussetzungen für einen beruflichen Aufstieg
– Vermeidung von Überforderung
– Entfaltung der Persönlichkeit durch (Fort- und Weiter-)Bildung
– Erhöhung der Selbstwirksamkeit
In Anlehnung an Berthel & Becker, 2007, S. 314

> **Kongruenz**
>
> Die Maßnahmen der Personalentwicklung müssen sich mit der Strategie des Unternehmens vereinigen lassen und gleichzeitig die Potenziale und Ziele der Mitarbeiter berücksichtigen. Nur wenn beide Seiten einbezogen werden, ist eine Investition sinnvoll und nachhaltig wirksam.

Ein mitarbeiterorientiertes Unternehmen bezieht die persönlichen Interessen seiner Mitarbeiter somit in die Planung der Maßnahmen aktiv ein – dafür muss es diese natürlich kennen bzw. aktiv erfragen. Je mehr Ziele des Unternehmens gleichzeitig mit den Zielen der Mitarbeiter erreicht werden können, als umso wirkungsvoller können die Maßnahmen bezeichnet werden. Um die Bindung der Mitarbeiter zu stärken, sollte überprüft werden, inwiefern spezifische Maßnahmen auch die Entwicklungsziele der Mitarbeiter berücksichtigen (▣ Tab. 7.1).

■■ Die Bedarfsanalysen

Damit die hohen Anforderungen eines wirksamen Systems zur Personalentwicklung erfüllt werden können, müssen Bedarf und Möglichkeiten von

Seiten des Unternehmens und von Seiten der Mitarbeiter eruiert werden. Hierfür sind unterschiedliche Informationen wichtig, die eine realistische Analyse erst möglich machen (Berthel & Becker, 2007, S. 326):

━ Kenntnisse der Aufgaben- und Stellenanforderungen und ihrer Veränderungen (bezogen auf die strategische Unternehmensausrichtung)

━ Kenntnisse der zukünftigen Anforderungen des Marktes bzw. der Kunden der Branche

━ Kenntnisse der Mitarbeiterqualifikationen, ihrer Leistungen und ihres Potenzials

━ Kenntnisse der Entwicklungsziele und -wünsche der Mitarbeiter

Nach der Beschaffung grundlegender Informationen dieser Art steht die Analyse der Bedingungen an. Sonntag (2007, S. 583 ff.) beschreibt dazu drei grundlegende Komponenten der Bedarfsanalyse:

1. **Organisationsanalyse:** aus der strategischen Planung des Unternehmens abgeleitete Zielvorgaben für die personelle Planung und Förderung

2. **Aufgaben- und Anforderungsanalyse:** Analyse der Qualifikationen, Fähigkeiten und Eigenschaften, die eine Person zur Aufgabenerfüllung benötigt

3. **Personalanalyse:** Ermittlung der individuellen Leistungs- und Verhaltensdefizite sowie Entwicklungspotenziale

Bei der Organisationsanalyse geht es um die **Unternehmensziele**, die erreicht werden sollen, und dabei primär um die erforderlichen personellen Kompetenzen. In einer solchen Analyse sollten das organisationale Umfeld der Personalentwicklung, wie auch der finanziell mögliche Rahmen und führungs-, kultur- und anreizbezogene Aspekte als Grundlage einbezogen werden. Für die detaillierte Ermittlung der Anforderungen einer bestimmten Position stehen unterschiedliche eignungsdiagnostische Verfahren zur Verfügung (Sonntag, 2007, S. 587 ff.). Dabei spielt die Entwicklung von Kompetenzmodellen eine zunehmend größere Rolle, anhand derer auch Zielgrößen für die individuelle Entwicklung abgeleitet werden können. Unterstützend zur Ermittlung der Qualifikation im Rahmen der Aufgaben- und Anforderungsanalyse können beispielsweise folgende Fragen gestellt werden (Flarup, 2004, S. 494):

- Was muss der Arbeitsplatzinhaber aktuell können? (fachliche und überfachliche Qualifikationen)
- Was muss der Arbeitsplatzinhaber zukünftig können? (zukünftige Anforderungen)
- Was kann der jetzige Arbeitsplatzinhaber? (Kompetenzen, Potenziale, Erfahrungen etc.)
- Was kann der jetzige Arbeitsplatzinhaber noch nicht bzw. nicht gut? (fachliche oder persönliche Schwächen)
- Welche der Defizite können wie abgebaut werden? Welche der Stärken können wie intensiviert werden? (Ermittlung des Trainings-, Weiterbildungs- und Unterstützungsbedarfs)

Die Analyse der Leistung und Potenziale der einzelnen Mitarbeiter wird in ▶ Kap. 7.3 ausführlich dargestellt. Der Bedarf der Personalentwicklung setzt sich somit aus mehreren Elementen zusammen, wie die ◻ Abb. 7.1 verdeutlicht.

Für eine vollständige Analyse müssen jedoch neben der Sicht des Arbeitgebers auch das Interesse und die Bildungsnotwendigkeit aus Sicht der Mitarbeiter evaluiert werden. Hierfür gibt es unterschiedliche Instrumente, die je nach Größe des Unternehmens und Umfang der Analyse zum Einsatz kommen können. Eines der am häufigsten eingesetzten Instrumente dafür ist – neben dem individuellen Gespräch mit den Mitarbeitern – die Mitarbeiterbefragung. In einer solchen Befragung können Antworten zu Erwartungen, Bedürfnissen und Einstellungen, aber auch über die Fachkompetenz und die Weiterbildungsbedarfe etc. der Mitarbeiter gegeben werden. Auch in Mitarbeiter- oder Teamgesprächen sowie in Gruppendiskussionen oder im Rahmen von Projektgruppen können Meinungen der Mitarbeiter aufgenommen und in die Planungen integriert werden. Geschieht dies nicht, vergrößert sich die Gefahr, dass die Maßnahmen fern von den Wünschen der Mitarbeiter sind und die Akzeptanz der Personalentwicklung sehr gering ausfällt.

> **Idee Nr. 38 – Einbezug mehrere Perspektiven**
> Analysieren Sie zunächst die mitarbeiterbezogenen Bedarfe bezüglich Organisation (Strategie und Ziele), Tätigkeiten (Aufgaben und Kompetenzen) und Personen (Leistung und Verhalten) in ihrem Unternehmen. Erfragen Sie dann gezielt die Interessen und Wünsche der Mitarbeiter mittels eines Fragebogens, eines Interviews oder in (Zielvereinbarungs-)Gesprächen. So können Sie sicher sein, mehrere Perspektiven berücksichtigt und den Bedarf umfassend ermittelt zu haben.

7.3   Transparente Leistungs- und Potenzialbeurteilung

Neben der Erhebung der Wünsche und Bedarfe aus der Sicht des Unternehmens und der Mitarbeiter ist es die Aufgabe der Führungskräfte, den einzelnen Mitarbeiter bezogen auf seine Leistung und seine Potenziale zu beurteilen. Da von einer solchen Bewertung oftmals die Karriere eines Einzelnen abhängig ist, sollte diese Beurteilung standardisiert und transparent erfolgen.

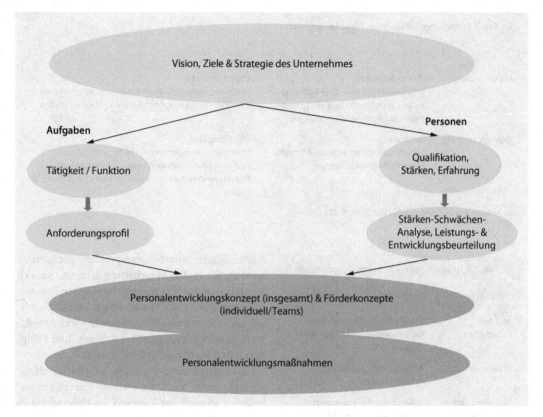

Abb. 7.1 Bedarf der Personalentwicklung

Beurteilung

Die Beurteilung von Mitarbeitern muss nach einem festen Standard ablaufen. Zudem sollten die Inhalte und Kriterien für den Mitarbeiter transparent sein. Dies sind Voraussetzungen, damit ein Mitarbeiter auf Augenhöhe mitsprechen und die Bewertungen nachvollziehen kann.

Unter Umständen kann es sinnvoll sein, als Führungskraft zunächst die Gesamtheit der Mitarbeiter zu betrachten und im Anschluss den Einzelnen zu bewerten.

■■ **Beurteilung der Mitarbeiterschaft und des Einzelnen**

Für eine erste Gesamtübersicht aller Mitarbeiter kann die Entwicklung eines so genannten **Personal-Portfolio**s unterstützend sein. In einem solchen Portfolio werden die Mitarbeiter anhand ihrer Leistungen und ihrer Qualifikationen bewertet. Anschließend werden alle Mitarbeiter einem der vier Bereiche »Leistungsträger«, »Spitzenkräfte«, »Problemfälle« oder »Mitläufer« zugeordnet (◘ Tab. 7.2). Vorgesetzte erhalten mit Hilfe eines solchen Portfolios eine grundlegende Übersicht über die Qualität und die Potenziale der Mitarbeiter in ihrem Unternehmen. Eine solche Untergliederung kann später als Entscheidungshilfe hinsichtlich erforderlicher Beschaffungs-, Anreiz- und Entwicklungsstrategien dienen. Eine hohe Kunst bei der Einordnung in ein solches Raster ist dabei die **Potenzialerkennung,** die die zukünftigen Leistungsmöglichkeiten aufzeigen soll. So darf nicht nur auf die aktuellen Leistungen geschaut werden – vielmehr müssen bei der Bewertung des Potenzials die Leistungsreserven und Befähigungen eines Mitarbeiters prognostiziert werden (Sonntag, 2007, S. 588).

Tab. 7.2 Möglicher Aufbau eines Personal-Portfolios

	Geringes Potenzial	Hohes Potenzial
Hohe Leistung	»Leistungsträger« Mitarbeiter, die eine gute Leistung zeigen, jedoch nur über ein geringes Entwicklungspotenzial verfügen	»Spitzenkräfte« Hochmotivierte Mitarbeiter, die dem Unternehmen ihr volles Fähigkeitspotenzial zur Verfügung stellen
Geringe Leistung	»Mitläufer« Mitarbeiter, die eine geringe Entwicklungsmotivation aufweisen	»Problemfälle« Mitarbeiter, von denen man nicht weiß, ob sie (aufgrund ihrer geringen Leistung) längerfristig im Betrieb bleiben möchten, jedoch ein hohes Potenzial haben

In Anlehnung an Berthel & Becker, 2007, S. 374

Tab. 7.3 Hauptgruppen von Beurteilungskriterien

Hauptkriterien	Beispiele
Mentale Fähigkeiten	Kreativität, Gedächtnis, Auffassungsgabe, verknüpfendes Denken
Arbeitsverhalten	Belastbarkeit, Ausdauer, Arbeitsqualität
Verhalten gegenüber Kollegen und Vorgesetzten	Kollegialität, Hilfsbereitschaft, Teamfähigkeit, Autoritätsverhalten
Führungsverhalten	Fähigkeit, anzuleiten und zu delegieren
Persönliches Auftreten	Selbstbewusstsein, Ausdrucksverhalten, Erscheinungsbild

Modifiziert nach Wichmann, 2004; in Weeren, 2008, S. 103

regelmäßigen Mitarbeitergesprächen nachgefragt werden, wie es den Mitarbeitern geht, was sie sich wünschen und womit sie aktuell zufrieden bzw. weniger zufrieden sind. Doch selbstverständlich sollten auch die anderen Mitarbeiter in ihrer Arbeitszufriedenheit gestärkt und im Rahmen ihrer Fähigkeiten und Potenziale gefördert werden.

Eine Beurteilung einzelner Mitarbeiter erfolgt ständig, wenn auch unbewusst, von Führungskräften und auch von Kollegen. Im Unterschied zu einer Beurteilung im Alltag sollte die eigentliche Leistungs- und Potenzialbewertung jedoch geplant, objektiv, fair und transparent gestaltet sein. Die Anforderungen innerhalb eines Aufgabenfeldes sollten für alle Mitarbeiter gleich sein und sollten systematisch und nachvollziehbar gestaltet sein.

7.3.1 Inhalte der Beurteilung

Um eine ausgewogene Beurteilung erstellen zu können, müssen unterschiedliche Bereiche in die Bewertung einfließen. Wichmann (2004; in Weeren, 2008, S. 103) hat in einer Evaluation zu Mitarbeiterbeurteilungen im Krankenhaus fünf **Hauptgruppen von Beurteilungskriterien** differenzieren können (■ Tab. 7.3):

1. Mentale Fähigkeiten
2. Arbeitsverhalten
3. Verhalten gegenüber Kollegen und Vorgesetzten
4. Führungsverhalten
5. Persönliches Auftreten

> Leistung und Potenzial von Mitarbeitern sollten sorgfältig auseinander gehalten werden. Während die Leistung den bisherigen Zustand beschreibt, geht die Potenzialbewertung weiter und versucht, die zukünftigen Leistungsmöglichkeiten einzuschätzen.

Nach einer Übersicht anhand eines solchen Personal-Portfolios kann bereits ein guter Eindruck gewonnen werden, wie viele Mitarbeiter wirklich leistungsstark sind. Diese sollten besonders intensiv gefördert werden. So sollte beispielsweise bei

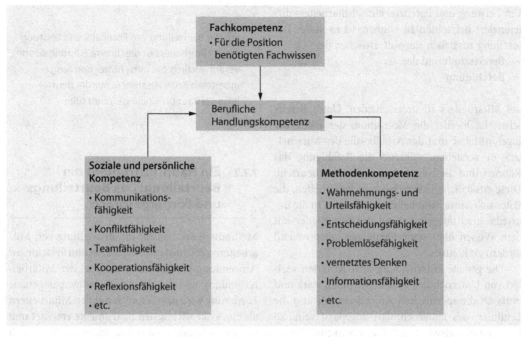

Abb. 7.2 Zu bewertende Kompetenzen (in Anlehnung an Loffing, 2006, S. 37)

Besonders Kriterien wie mentale Fähigkeiten, aber auch persönliches Auftreten lassen sich meist nur schwerlich konkretisieren bzw. messbar machen. Dennoch ist die Untergliederung in beobachtbare Punkte unersetzlich, denn nur dann kann eine objektive Einschätzung und Bewertung erfolgen. Dies bedeutet, dass sich die beurteilenden Führungskräfte nach Festlegung der Kriterien einigen müssen, mit welchen beobachtbaren Punkten sie jedes Kriterium hinterlegen.

Für die Strukturierung von Beurteilungen hilfreich und mittlerweile immer öfter einbezogen ist die Beurteilung von Kompetenzen. Die **berufliche Handlungskompetenz**, die Fähigkeit, sich in beruflichen Situationen angemessen, sachgerecht und verantwortlich zu verhalten, steht dabei im Mittelpunkt und kann in folgende drei Schwerpunkte untergliedert werden:

1. Soziale und persönliche Kompetenz
2. Methodenkompetenz
3. Fachkompetenz

Die bislang genannten Beurteilungskriterien (◘ Tab. 7.3) bilden Teile der sozialen und persönlichen sowie der Methodenkompetenz ab. Selbstverständlich muss aber auch das jeweils vorhandene (und ggf. zu erweiternde) Fachwissen Teil der Beurteilung sein. ◘ Abb. 7.2 veranschaulicht die drei Kompetenzbereiche, die bewertet werden sollten, in der Übersicht.

> **Idee Nr. 39 – Einbezug aller Hauptkriterien und Kompetenzen zur Beurteilung**
> Welche Kriterien berücksichtigen Sie bei Ihren Beurteilungen? Inwiefern haben Sie Inhalte aus allen Kompetenzbereichen involviert? Überprüfen Sie Ihre Beurteilungsstandards und erweitern Sie diese ggf. um zusätzliche Kriterien, so dass Sie mit Ihrer Beurteilung ein umfassendes Bild des Mitarbeiters erhalten. Beziehen Sie bei der Entwicklung neuer Beurteilungskriterien bei Bedarf Experten mit ein.

Um Leistung und Potenzial eines Mitarbeiters differenziert betrachten zu können, ist es in der Beurteilung zusätzlich sinnvoll, zwischen der

- **Bereitschaft** und der
- **Befähigung**

des Mitarbeiters zu unterscheiden. Unter Bereitschaft ist hierbei die Motivation, der Fleiß, die Eigeninitiative und der Arbeitswille des Mitarbeiters zu verstehen, während die Befähigung das Können und die Kenntnisse der Person beurteilt. Diese zusätzliche Unterscheidung kann helfen, die Potenziale eines Mitarbeiters zu erfassen, in die Beurteilung zu integrieren und den Mitarbeiter mit dem Wissen über seine Qualitäten entsprechend fördern zu können.

Die genaue Entscheidung über Kriterien variiert von Unternehmen zu Unternehmen stark und muss an die spezifischen Anforderungen und die Leitlinien des Unternehmens angepasst sein. So können beispielsweise auch die Arbeitsqualität und -quantität, wirtschaftliches Denken und Handeln, Kundenorientierung oder herausragende Erfolge mit in eine Beurteilung einfließen. Auch können gesondert Stärken und Schwächen des Mitarbeiters notiert werden, wodurch zudem schlussfolgernd Maßnahmen zur beruflichen Weiterentwicklung abgeleitet werden können.

> ❯ Neben den drei Kompetenzbereichen (und den dort integrierten Hauptkriterien) sollten in einer fairen Beurteilung auch die Bereitschaft und die Befähigung eines Mitarbeiters eruiert werden. Um einen Mitarbeiter individuell fördern zu können, ist es unerlässlich, neben seiner momentanen Leistung und seinen Erfolgen auch seine Motivation und Initiative mit zu bewerten.

Voraussetzung für jegliche Beurteilung ist die Qualifikation der beurteilenden Führungskraft. Diese muss mit den Kriterien vertraut sein und Beurteilungsrichtlinien und mögliche Beurteilungsfehler kennen. Ist dies nicht oder nur in einem mangelhaften Zustand der Fall, ist die gesamte Beurteilung und somit auch die Förderung der Mitarbeiter in Gefahr.

Verantwortung

Für die Beurteilung von Potenzial und Leistung eines Mitarbeiters ist die direkte Führungskraft verantwortlich. Sie muss hinter den ausgearbeiteten Kriterien stehen, mit der Beurteilung vertraut und in ihr geschult sein.

7.3.2 Ein Hauptinstrument der Beurteilung: Das Beurteilungs- und Fördergespräch

Methodisch können für die Beurteilung von Mitarbeitern verschiedenste Verfahren und Systeme zur Anwendung kommen. Für das Ziel der Mitarbeiterbindung und die dafür notwendige passgenaue Förderung wird das Gespräch mit den Mitarbeitern als eines der wichtigsten Instrumente erachtet und soll im Folgenden näher betrachtet werden. Auch wenn weitere Verfahren zur Beurteilung der Mitarbeiter eingesetzt worden sind, sollten auch diese mit einem Gespräch abgeschlossen werden, so dass ein Gedankenaustausch mit dem entsprechenden Mitarbeiter Teil eines jeden Beurteilungsprozesses sein sollte.

Lesetipp

Zu weiteren Beurteilungssystemen und -verfahren:
- Weeren, M. (2008). Mitarbeiterbeurteilungen leicht gemacht – Erfolg durch Defizitbeseitigung und Ressourcenförderung. Stuttgart: Kohlhammer.

Wie die Befragung von Loffing (2009a) zeigte, wendet eine Großzahl von Einrichtungen der Gesundheitswirtschaft eine Form von Gespräch an, um ihre Mitarbeiter zielgerichtet fördern zu können. Dabei unterscheiden sich jedoch die Bezeichnung und zu Teilen auch die Inhalte der Gespräche, auch wenn sie ein ähnliches Ziel verfolgen. So kommen in der Praxis folgende Gespräche zum Einsatz:

- Mitarbeiter(jahres)gespräche
- Fördergespräche

- Beurteilungsgespräche
- Zielvereinbarungsgespräche

Muck und Schuler (2007, S. 567 ff.) fügen die Bezeichnung des Feedbackgespräches zu den Gesprächen im Kontext der Leistungsbeurteilung hinzu. Sie betonen, dass gerade Zielvereinbarungs- oder Feedbackgespräche auch gesondert und losgelöst von Beurteilungen geführt werden können, der Ablauf und die Funktion der Gespräche jedoch sehr ähnlich sind. Funktionen der Gespräche können unter anderem die Folgenden sein:

- Diskussion und Bewertung der Leistungen und Potenziale
- Klärung von Entwicklungen und Verhalten
- Klärung von Bedarfen, Möglichkeiten und Zielen
- Ableitung und Planung von Fördermaßnahmen

Je nach gewähltem Schwerpunkt steht dieser natürlich im Fokus des Gespräches. In jedem Fall sollten in einem Gespräch beide Seiten (Arbeitgeber und Arbeitnehmer) die Möglichkeit haben, ihre Sichtweise zu schildern, Wünsche zu äußern und Fragen zu stellen. Dies ist dann möglich, wenn sich beide Parteien frühzeitig auf das terminierte Treffen vorbereiten können und in dem Gespräch selbst ausreichend Zeit für offene Punkte eingeplant wird. Unterstützend für die Vorbereitung der Mitarbeiter kann eine Checkliste sein, mit deren Hilfe sie sich detailliert auf das Gespräch vorbereiten können (◘ Tab. 7.4).

Idee Nr. 40 – Checkliste zur Gesprächsvorbereitung für Mitarbeiter

Wie oft kommen Ihre Mitarbeiter gut vorbereitet zu einem verabredeten Gespräch? Mit Hilfe weniger Leitfragen haben die Mitarbeiter eine gute Unterstützung, sich auf das Gespräch vorzubereiten und sich bereits Dinge zu notieren, die ihnen wichtig sind. Dies kann sowohl für die Führungskraft als auch für den Mitarbeiter angenehm sein und zudem den Verlauf des Gesprächs produktiver und die Förderung der Mitarbeiter effektiver machen. Unter Um-

◘ Tab. 7.4 Fragen zur Gesprächsvorbereitung für den Mitarbeiter

Leitfragen
Was war für den Erfolg Ihrer Tätigkeit im letzten Jahr förderlich, was war hinderlich?
Welche Ihrer Fähigkeiten konnten Sie voll einsetzen, welche weniger oder gar nicht?
Welche Tätigkeiten würden Ihren Fähigkeiten auch entsprechen?
Wo sehen Sie Ihre Stärken, wo Ihre Schwächen bzw. einen Entwicklungsbedarf?
Welche Erwartungen und Vorstellungen haben Sie bezüglich Ihrer beruflichen Weiterentwicklung?
Welche Ziele sind Ihnen besonders wichtig?
Welche Weiterbildungs- oder Personalentwicklungsmaßnahmen halten Sie für die Zielerreichung für geeignet?
Welche Initiativen haben Sie bereits selbst ergriffen?
In Anlehnung an Flarup, 2004, S. 501

ständen können sich auch die Mitarbeiter gemeinsam Gedanken machen, was sie im Vorfeld reflektieren könnten, und so selbst einen Entwurf für eine solche Checkliste vorbereiten. Alternativ kann eine solche vom Unternehmen bereit gestellt werden.

Die Strukturierung sowie eine ausführliche Vor- und Nachbereitung des Beurteilungs- und Fördergesprächs sind Grundvoraussetzungen (Terminierung, Einladung, Dokumentation etc.). Ein Beurteilungs- und Fördergespräch selbst kann beispielsweise in folgende **Phasen** unterteilt werden (Weeren, 2008, S. 151 ff.):

1. Gesprächseröffnung (ankommen, Ablauf und Fragen klären)
2. Beurteilung in drei Stufen
   a. Selbstreflexion (eigene Einschätzung des Mitarbeiters)
   b. Beurteilung (Mitteilung der Beobachtungen und Ergebnisse)
   c. Stellungnahme des Mitarbeiters (Sichtweise, Unklarheiten, Wünsche, Ziele)

3. Ziele und Fördermaßnahmen vereinbaren
4. Gesprächsabschluss (offene Fragen klären, Zusammenfassung, Protokollierung, ggf. weitere Termine vereinbaren)

Besonders in potenziell konfliktbehafteten Situationen, aber auch, um gute Ergebnisse erzielen zu können, ist eine gute Struktur für beide Gesprächspartner sehr wichtig. Dabei sollten Führungskräfte und Mitarbeiter nacheinander in Ruhe ihre Sichtweisen und Ideen darstellen können. Die gesamte Zeit über sollte die Führungskraft ihrem Mitarbeiter ihre volle Aufmerksamkeit widmen und sich nicht ablenken lassen. Oftmals sind bei dem sensiblen Thema Beurteilung feine Antennen notwendig, um die Wünsche des Mitarbeiters richtig zu erkennen und zu deuten. Zudem sollte darauf geachtet werden, dass bei der eigentlichen Beurteilung die Sachebene von der persönlichen Ebene getrennt wird. Hohe **kommunikative Fähigkeiten** von Seiten der Führungskraft sind für die kompetente und zielführende Durchführung eines solchen Gespräches und die Förderung des Mitarbeiters somit unabdingbar.

> **Fähigkeiten**
>
> Die gesprächsleitende Führungskraft muss über ausgeprägte kommunikative Fähigkeiten verfügen, wenn sie mit Hilfe eines Beurteilungs- und Fördergespräches ihren Mitarbeiter passgenau fördern möchte.

Praxis-Beispiel: Beurteilungs- und Fördergespräche in der Ambulante Dienste Gelsenkirchen gGmbH
In der Ambulante Dienste Gelsenkirchen gGmbH werden alle Mitarbeiter ein Mal im Jahr zu einem Beurteilungs- und Fördergespräch eingeladen. Die Termine werden frühzeitig bekannt gegeben und sind für die Führungskräfte und die Mitarbeiter verbindlich. Inhaltlich werden die Themen Beurteilung, Ziele, Wünsche und Förderung besprochen, auf die sich der Mitarbeiter verlassen und vorbereiten kann. Ein Standard-Beurteilungsbogen mit zehn Bereichen, wie Fachlichkeit, Teamorientierung, Stärken und Schwächen, Gesundheit etc. dient dabei als Leitfaden. Im Anschluss werden die

Wünsche und Bedarfe des Mitarbeiters erfragt, wie und in welchen Bereichen er sich weitere Unterstützung und Förderung vom Unternehmen wünschen würde. Ziele und Maßnahmen werden dann gemeinsam definiert und festgehalten. Die Gespräche werden für 30 Minuten angesetzt und finden in einem geschützten Raum statt, wo nicht mit Störungen gerechnet werden muss. Alle Gespräche werden protokolliert und der Geschäftsführung/Pflegedienstleitung vorgelegt. Diese liest die Protokolle und geht im Anschluss oftmals auf die Mitarbeiter zu, um ihr Interesse zu bekunden und ggf. Rückfragen zu stellen (auch wie z. B. das Gespräch verlaufen ist). Die Mitarbeiter erfahren durch das doppelte Interesse an ihrer Person eine weitere Wertschätzung und eine verbindliche Zusage über die vereinbarten Förderungsmaßnahmen.

7.4   Zielgerichtete Förderung des Einzelnen

Erst nach der Beurteilung von Leistung und Potenzial eines Mitarbeiters können individuelle Maßnahmen der Förderung diskutiert und festgelegt werden. Nur mit einer passgenauen Förderung ist jedoch die Bindung von Mitarbeitern möglich. Es ist deshalb unerlässlich, die persönlichen Bedürfnisse, Ziele und Karrierewege des Einzelnen zu betrachten und in die Planung der Förderungsmaßnahmen einzubeziehen. Dies sollte sowohl im Rahmen regelmäßig stattfindender Gespräche als auch kontinuierlich erfragt werden.

> **Individuell**
>
> Um das Ziel, die Mitarbeiter zu binden, erreichen zu können, müssen die persönlichen Bedürfnisse sowie die Vorstellungen über den individuellen Karriereweg des Einzelnen aktiv erfragt und einbezogen werden.

Die Methoden, die im Rahmen der Personalentwicklung angewendet werden können, sind vielfältig. Im engen Sinn wird unter Personalentwicklung (Fort- und Weiter-)Bildung verstanden (Becker, 2005, S. 4 f.). Für die Förderung der Mitarbeiter bedarf es jedoch mehr als der Durchführung von

☐ Abb. 7.3 Inhalte der Personalentwicklung (in Anlehnung an Becker, 2005, S. 4)

Bildungsmaßnahmen: Nach einer transparenten Leistungs- und Potenzialbeurteilung müssen Maßnahmen erfolgen, die den Mitarbeiter seinem Ziel konkret Stück für Stück näher bringen. Dies können methoden- oder persönlichkeitsorientierte Trainings, Seminare oder Workshops, aber auch Aufgaben- oder Verantwortungszuwachs (job enrichment) oder die Verbreiterung von Aufgaben (job enlargement) sein (► Kap. 9). Unterstützend kann zudem die Begleitung eines Mentors aus dem Unternehmen sein oder die eines externen Coaches, um gemeinsam an beruflichen oder persönlichkeitsorientierten Themen zu arbeiten. Personalentwicklung im weiteren bzw. im weitesten Sinne bezieht neben Bildung somit Maßnahmen der konkreten Förderung und ggf. der Organisationsentwicklung ein (☐ Abb. 7.3).

❯ Zur Förderung von Mitarbeitern gehört mehr als Fort- und Weiterbildung. Je individueller und handlungsorientierter die Maßnahmen sind, als desto intensiver wird der Mitarbeiter die Wirkung empfinden und sich gefördert fühlen.

■ ■ Unterschiedliche Instrumente für die Entwicklung unterschiedlicher Kompetenzfelder

Für die Beurteilung der Mitarbeiter wurden verschiedene Kriterien und Kompetenzfelder vorgestellt, die die Einschätzung strukturieren und differenzieren können (► Kap. 7.3.1). In den meisten Fällen wird ein Mitarbeiter in einigen Bereichen über gut bzw. sehr gut ausgeprägte Fähigkeiten verfügen, in anderen Entwicklungsbedarf haben. Um diesem spezifischen Bedarf gerecht zu werden und den Mitarbeiter in genau dem für ihn wichtigen Bereich zu fördern, ist es wichtig, zu dem jeweiligen Kompetenzfeld passende Methoden zur Förderung anzuwenden. Während beispielsweise Defizite in der Fachkompetenz mit Vorträgen oder auch einem Selbststudium ausgeglichen werden können, sollten Defizite in der sozialen Kompetenz mit Hilfe von feedbackorientierten Trainings, verhaltensorientierten Workshops oder selbstreflektiven Coachings bearbeitet werden. So kann mit unterschiedlichen Instrumenten ein für die Förderung und Entwicklung des Einzelnen bestmögliches Ergebnis erzielt werden (☐ Tab. 7.5).

◘ Tab. 7.5 Sinnvolle Personalentwicklungsinstrumente für unterschiedliche Kompetenzfelder

Kompetenzfeld	Inhalt (Auswahl)	Methoden (Auswahl)
Persönliche und soziale Kompetenz	– Kommunikation – Konfliktmanagement – Zusammenarbeit – Selbstreflexion, Selbstwirksamkeit, Selbstbewusstsein – Veränderungsfähigkeit	– (Einzel-/Team-)Coaching – Supervision – Team- oder Gruppenarbeit (Workshops) – Trainings (inkl. Feedback und Video-Feedback)
Methodenkompetenz	– Arbeitsorganisation – Zeit- und Selbstmanagement – Problemlösetechniken – Analyseverfahren – Projektmanagement	– Team- oder Gruppenarbeit (Workshops und Trainings) – Projektarbeit – Fallstudien – Praktische Anwendungsübungen (mit Reflexion)
Fachkompetenz	– Aktuelles Fachwissen der eigenen Disziplin – Aktuelles Fachwissen benachbarter Disziplinen	– Vorträge von Experten – Präsentationen durch Teilnehmer – Selbststudium – Fallstudien – Intranet/Internet

In Anlehnung an Flarup, 2004, S. 512

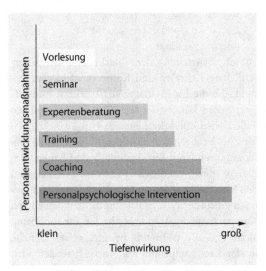

◘ Abb. 7.4 Wirksamkeit von Personalentwicklungsmaßnahmen (Loffing, 2009b, S. 2)

Passung

Um einen Mitarbeiter passgenau fördern zu können, müssen die Instrumente der Personalentwicklung zu den zu stärkenden Kompetenzfeldern passen.

▪ ▪ Wirksamkeit personalpsychologischer Maßnahmen

Je individueller eine Maßnahme, wie beispielsweise Coaching, ist, desto teurer ist sie meist für das Unternehmen. Der Effekt von personalpsychologischen Maßnahmen der Personalentwicklung kann dafür jedoch als um ein Vielfaches wirksamer bezeichnet werden als etwa ein Seminar. Die anfangs höhere Investition wird so durch eine nachhaltigere und höhere Wirksamkeit belohnt, und der Mitarbeiter erfährt eine intensivere, passgenaue Förderung (Loffing, 2009b, S. 2) (◘ Abb. 7.4).

Personalpsychologische Interventionen, wie beispielsweise Mitarbeiterberatung/Mitarbeiterpflege (► Kap. 6) oder Coaching wirken deshalb besonders intensiv, weil sie gezielt und individuell unterstützen, die Reflexionsfähigkeit und das Selbstmanagement der Mitarbeiter zu verbessern (Rauen, 2007, S. 389). Auch die Wahrnehmung des eigenen Verhaltens, der eigenen Ressourcen und Möglichkeiten kann durch das Einnehmen neuer Perspektiven gestärkt werden. Die **Wirkung von Coaching** zeigt sich dabei vor allem in folgenden Punkten (Jansen, Mäthner & Bachmann, 2004 in Rauen, 2007, S. 391):

⬛ Tab. 7.6 Einsatzmöglichkeiten von Coaching, Supervision und Mentoring

Instrument	Zielgruppe	Erwartete Ziele
(Einzel- oder Team-) Coaching	– Führungskräfte – Potenzielle Führungskräfte – Fachkräfte mit Entwicklungspotenzial – Teams mit besonderen Potenzialen	– Effiziente (Weiter-)Entwicklung im Hinblick auf berufliche und persönliche Ziele – Klarheit über Stärken, Interessen, Möglichkeiten – Entwurf und Einübung von Entwicklungs- und Verhaltensalternativen – Verbesserte Zusammenarbeit (bei Team-Coaching)
Supervision	– Alle Mitarbeiter der Gesundheitswirtschaft	– Entlastung durch kollegiale und Selbstreflexion – Optimierung individueller Arbeits- und Verhaltensweisen – Verstärkte Sicherheit im sozialen und beruflichen Handeln – Verbesserte Kollegialität/Teamfähigkeit
Mentoring	– Neue Mitarbeiter – Mitarbeiter in neuen Positionen/Funktionen	– Begleitung und besondere Unterstützung bei einem Neu-/Quereinstieg – Schnelle Integration und aktive Hilfestellung (fachlich und außerfachlich) – Persönliche Wertschätzung

In Anlehnung an Perwiss, 2009

— Reflexion
— Veränderung des Verhaltens
— Persönlichkeitsentwicklung
— Verbesserung interpersonaler Beziehungen
— Steigerung des Wohlbefindens

Oftmals wird zwischen Coaching, Supervision und Mentoring nicht ganz trennscharf unterschieden. Um eine passgenaue Anwendung der einzelnen Instrumente zu gewährleisten, veranschaulicht die ⬛ Tab. 7.6 noch einmal die unterschiedlichen Zielgruppen und Ziele von Coaching, Supervision und Mentoring.

■■ Persönliche Karrierewege
Zur Förderung von Arbeitnehmern gehört für viele Mitarbeiter auch die genaue Planung ihrer Karriere, mit der unterschiedliche Ziele verfolgt werden können, wie eine größere Selbstständigkeit, ein höheres Einkommen, eine größere Kompetenz oder bessere Entwicklungsmöglichkeiten. Das Unternehmen kann dabei einen Rahmen vorgeben und aufzeigen, welche Karriereangebote es bei ihm gibt (z. B. Bereichsverantwortliche, Gruppenleiter, Projektleiter, Praxisanleiter), denn selbstverständ-

lich sollten auch die betrieblichen Ziele durch die Weiterentwicklung der Mitarbeiter erfüllt werden. Das Thema Karriere sollte zum einen Bestandteil im Beurteilungs- und Fördergespräch sein, zum anderen können vertiefend spezifische Gespräche oder Workshops mit der Führungskraft oder mit externen Karriere-Coaches für interessierte Mitarbeiter angeboten werden. Insbesondere für Leistungsträger kann dies ein reizvolles, zusätzliches Medium sein, um die individuellen Stärken möglichst zielgerichtet definieren und verfolgen zu können. Auch die Bedeutung von Trainee-Programmen wird in der Gesundheitswirtschaft weiter zunehmen. Durch eine geschickte Verknüpfung von Theorie und Praxis kann dies besonders für Nachwuchsführungskräfte ein attraktives Produkt mit flexiblen Möglichkeiten sein.

> **Idee Nr. 41 – Karriere-Workshop für Ihre besten Mitarbeiter**
> Belohnen Sie Ihre besten Mitarbeiter (Spitzenkräfte, aber auch Leistungsträger und »Problemfälle«) bzw. diejenigen, die sich in den vergangenen Monaten besonders engagiert

haben, doch einmal mit einem individuellen (oder gemeinsamen) Karriere-Workshop. Dieser kann von einem externen Coach oder Trainer geleitet werden und bietet den Mitarbeitern die Chance, sich detailliert mit ihren Stärken und Wünschen auseinanderzusetzen.

Für die Entwicklung von Mitarbeitern gibt es sehr viele Optionen. Um die Mitarbeiter durch Förderung zu binden, muss diese jedoch in erster Linie zu ihnen passen und den Mitarbeitern so das Gefühl geben, diese Maßnahme sei für sie genau passend und fördere ihre ganz individuellen Stärken und Potenziale.

Lesetipp

Zu Karriere und Karriereplanung:
— Loffing, C. (2003). Karriereplanung in der Pflege. Bern: Hans Huber.

7.5   Effektive Förderung von Teams

In einem Großteil der gesundheitswirtschaftlichen Einrichtungen wird in Teams gearbeitet. Ein stabiles Team, in dem sich die Mitglieder gegenseitig fördern und fordern, kann ein weiterer Faktor sein, der einzelne Mitarbeiter an das Unternehmen bindet. Auch für die Leistungsfähigkeit des Unternehmens ist die effektive Zusammenarbeit in Teams äußerst wertvoll. Somit verdient die Förderung von Teams bereits aus zwei Gründen besondere Beachtung.

■ ■ Arbeitsteams und Arbeitsgruppen

Die Begriffe Arbeitsteam und Arbeitsgruppe werden im Alltag oft synonym verwendet. Dabei bestehen bei genauerer Betrachtung entscheidende Unterschiede zwischen den beiden Begrifflichkeiten (Weinert, 2004, S. 440 f.). Während in einem Arbeitsteam die Erreichung eines Ziels gemeinsam verantwortet wird und die Arbeit um ein gemeinsames Produkt oder einen gemeinsamen Kunden geteilt wird, verfolgen die Mitglieder einer Arbeitsgruppe individuelle Ziele, auch wenn sie miteinander in Kontakt stehen und gemeinsam weitere

Schritte diskutieren können. In einem Arbeitsteam herrscht also eine sehr viel engere Verbindung zwischen den beteiligten Mitarbeitern. Im Folgenden wird sich der in der Branche üblicheren Form der Arbeitsteams gewidmet.

Arbeitsteam

Im Gegensatz zu einer Arbeitsgruppe arbeitet ein Arbeitsteam kollektiv an einem Produkt bzw. auf ein Ziel hin, so dass eine enge Verbundenheit herrscht.

■ ■ Das ideale Team

Ein effektives Team arbeitet auf ein gemeinsames Ziel hin und ergänzt sich dabei so, dass es an den Schnittstellen kaum zu Reibungsverlusten kommt und sämtliche Ressourcen der Teammitglieder zum Einsatz kommen. In einem solchen idealen Team kann sich der einzelne Mitarbeiter mit all seinen Stärken und Fähigkeiten sehr gut einbringen. Darüber hinaus können auch die Identifikation mit der Arbeit, mit dem Unternehmen und das Selbstwertgefühl durch die gegenseitige Motivation im Team gestärkt werden. Für Mitarbeiter eines solchen Ideal-Teams ist für die Bindung an das Unternehmen bereits ein großer Schritt vollzogen. Im Einzelnen können mit der Arbeit in Teams folgende **Ziele** erreicht werden:

— Verbesserung der Zusammenarbeit innerhalb des Teams und mit anderen Teams/Bereichen
— (Weiter-)Entwicklung von Teamgeist und sozialer Kompetenz
— Verbesserung der Kommunikation, des Gedankenaustausches und der produktiven Zusammenarbeit
— Erhöhte Verantwortlichkeit, Motivation und Bindung der Mitarbeiter

■ ■ Fördern und fordern

Doch wie kann ein Team gefördert werden, damit Ziele dieser Art erreicht werden können? Zunächst ist es wichtig, dass von Seiten der Führungskräfte verdeutlicht wird, welche Aufgaben, Ziele und Verantwortlichkeiten das Team hat. Dabei muss auch die Autonomie bzw. die Führung des Teams definiert werden. Die Mitglieder eines Teams werden sich nur dann ergänzen und produktiv zusammen arbeiten können, wenn die einzelnen Rollen und auch die Führungsverantwortung(en) eindeutig und für alle transparent beschrieben sind. Sollte die Leistung des Teams ebenfalls gemeinsam beurteilt werden, so muss sichergestellt sein, dass zusätzlich eine Beurteilung jedes Einzelnen erfolgt – denn neben der Unterstützung eines Teams muss weiterhin auch die Förderung der einzelnen Teammitglieder gewährleistet sein.

> **Würdigung**
>
> Innerhalb der Beurteilung und Förderung von Teams muss stets auch der einzelne Mitarbeiter mit seinen individuellen Leistungen und Potenzialen gewürdigt werden.

Um die oben genannten Ziele erreichen zu können, sind **Regeln für das Team** sehr wichtig. Für die Mitarbeiter muss es möglich sein, ihre Meinung frei zu äußern und auch Kritik untereinander loszuwerden. Bei der Entwicklung gemeinsamer Regeln und Verhaltensleitlinien kann die Arbeit mit der Führungskraft oder einem externen Trainer insbesondere in der Anfangszeit eines neu gebildeten Teams sehr effektiv sein. Besonders in dieser ersten Zeit ist die intensive Begleitung für ein Team von großer Wichtigkeit. Für die weitere Arbeit im und mit dem Team können interne Teamentwicklungsmaßnahmen (▶ Good-Practice, Kap. 11) sowie regelmäßige Supervisionen die Mitarbeiter unterstützen und die Zusammenarbeit fördern und fordern. Durch den Einsatz prophylaktischer Maßnahmen dieser Art können Effektivität und Gemeinschaftssinn eines Teams nachhaltig gestärkt werden. Dies kommt sowohl der Leistung des Teams als auch dem einzelnen Mitarbeiter zu Gute. Denn ein Hauptkriterium der Teameffektivität ist die Zufriedenheit der Teammitglieder und ihre daraus resultierende Bereitschaft, sich zu engagieren (Weinert, 2004, S. 449).

> **Idee Nr. 42 – Fortwährende Unterstützung in der Anfangsphase und im Verlauf**
> Um Ziele wie gute Zusammenarbeit, Verantwortungsübernahme, Effektivität und Kollegialität erreichen zu können, müssen Sie Ihre

Teams unterstützen. In der Anfangsphase ist dies durch die Führungskraft oder einen externen (Team-)Coach zu empfehlen, um Regeln und Rollen klar zu definieren. Doch auch im weiteren Verlauf gibt es Veränderungen im Team und auftauchende Probleme. Ein Team sollte dementsprechend eine fortwährende Unterstützung erhalten, etwa durch Supervision oder Team-Coachings. So kann sich das Team weiterentwickeln und die Mitarbeiter arbeiten erfahrungsgemäß effektiver und zufriedener.

■ ■ **Das Geheimnis erfolgreicher Teams**

❯ Studien belegen, dass die Mitarbeiter erfolgreicher Teams eine höhere Motivation und Arbeitszufriedenheit aufweisen und stärker mit der Organisation und ihren Zielen verbunden sind.

Die Arbeitszufriedenheit der Teammitglieder und die Leistung des Teams hängen also eng miteinander zusammen. Erfolgreiche Teams befolgen dabei einige Regeln. So fanden Bucholz und Roth (in Weinert, 2004, S. 451) bereits 1987 heraus, dass Teams, die eine hohe Leistung erbringen,
- viel kommunizieren,
- die Verantwortung unter allen Teammitgliedern aufteilen,
- individuelle Talente und Kreativität einsetzen,
- sich auf Aufgaben und Resultate fokussieren und
- auf ein gemeinsames Ziel ausgerichtet sind.

Die Arbeit mit Richtlinien dieser Art kann Teil eines Teamentwicklungsprozesses bzw. einer Teamunterstützung sein. Ein Team kann dadurch nicht nur in seiner Leistung gestärkt, sondern auch nachhaltig gefördert und gefordert werden. Durch eine Fokussierung auf das **Empowerment** eines Teams kann dieses auch in Phasen geringerer Unterstützung effektiver arbeiten (◘ Tab. 7.7).

Auch im Rahmen klassischer Fort- und Weiterbildung kann ein Team gemeinsam arbeiten. Im Rahmen von Inhouse-Schulungen kann vor Ort mit dem gesamten Team ein Thema bearbeitet wer-

▣ Tab. 7.7 Leitlinien erfolgreicher Teams

1. Kleine Teamgrößen von maximal 10–12 Personen (höher werdende Kommunikationsansprüche)

2. Angemessene Auswahl neuer Teammitglieder

3. Vielfältige Fähigkeiten der Teammitglieder

4. Klar definierte Ziele und Aufgaben

5. Vertrauensbasis schaffen und erhalten

6. Gegenseitige Ermunterung zur Verantwortungs- übernahme und Teilnahme an Entscheidungen

7. Entwicklung und Förderung eines »Team-Spirits«

8. Förderung und Forderung transparenter Kommu- nikation und gezielter Kooperation

9. Leistung und Zufriedenheit messbar machen

10. Trainings- und Unterstützungsbedarf identifizieren und anfordern

In Anlehnung an Weinert, 2004, S. 451

den. So fällt der Praxisbezug sehr viel leichter und alle Teammitglieder können sich auf das gleiche Wissen berufen. Auch weitere gemeinsame Veranstaltungen – fachlich oder außerfachlich – können Teamgeist und Zusammenarbeit nachhaltig steigern.

7.6   Zusammenfassung

Die Bindung von Mitarbeitern (und Führungskräften) durch passgenaue Förderung ist ein Erfolgsmodell – vorausgesetzt, dass die eingesetzten Instrumente dem Bedarf der Mitarbeiter entsprechen und einige weitere Faktoren bedacht werden. Dann kann Personalentwicklung den Mitarbeitern einen sichereren Arbeitsplatz bescheren, ihre Selbstwirksamkeit und Arbeitszufriedenheit erhöhen und gleichzeitig durch bessere Leistung sowie bessere Qualität die Kundenzufriedenheit erhöhen und das Unternehmen stärken. Bevor Maßnahmen für die (Weiter-)Entwicklung einzelner Mitarbeiter oder Teams geplant oder durchgeführt werden können, muss der Bedarf, der von den Tätigkeitsbereichen und den Personen bzw. ihren Qualifikationen ab-

hängt, aus Sicht des Unternehmens und aus Sicht der Mitarbeiter genauestens erhoben werden. Um die Leistung und die Potenziale der Mitarbeiter differenziert beurteilen zu können, müssen unterschiedliche, innerhalb des Unternehmens festgelegte Kriterien definiert sein, nach denen sich die Mitarbeiter richten können. Sinnvoll ist dabei die Unterteilung in drei zu bewertende Kompetenzbereiche (soziale und persönliche Kompetenz, Methodenkompetenz und Fachkompetenz). Je nachdem, in welchen Kompetenzbereichen die Fähigkeiten eines Mitarbeiters fortentwickelt werden sollen, stehen unterschiedliche Instrumente zur Verfügung, die – spezifisch eingesetzt – besonders gute Erfolge bringen können. Die Wirksamkeit der Maßnahmen kann hierbei als besonders hoch bezeichnet werden, wenn es sich um personalpsychologische Instrumente, Coachings oder feedbackorientierte Trainings handelt. Die Stärken und Potenziale des einzelnen Mitarbeiters können dabei intensiver bearbeitet werden, wodurch er das Gefühl einer für ihn persönlich guten Passung hat. Neben der Förderung der einzelnen Mitarbeiter sollte jedoch auch die Begleitung von Teams bei der Planung der Personalentwicklungsmaßnahmen einbezogen werden. Nachweislich weisen die Mitarbeiter erfolgreicher Arbeitsteams eine höhere Zufriedenheit und eine stärkere Verbundenheit mit dem Unternehmen auf, so dass die Mitarbeiter auch innerhalb ihrer Teams unterstützt und begleitet werden sollten. Findet eine passende Förderung der Individuen und der Teams statt, werden die Mitarbeiter eine hohe Zufriedenheit aufweisen.

Literatur

Becker, M. (2005). Personalentwicklung. Bildung, Förderung und Organisationsentwicklung in Theorie und Praxis (4. Aufl.). Stuttgart: Schäffer-Poeschel.

Berthel, J. & Becker, F. G. (2007). Personalmanagement – Grundzüge für Konzeptionen betrieblicher Personalarbeit (6.Aufl.). Stuttgart: Schäffer-Poeschel.

Flarup, J. (2004). Management der Entwicklung von Mitarbeitern. In D. Franke & M. Boden (Hrsg.), PersonalJahrbuch 2004. Neuwied: Wolters Kluwer.

Hentze, J. & Kammel, A. (2001). Personalwirtschaftslehre 1 (7. Aufl.). Stuttgart: Haupt.

Loffing, C. (2009b). Erfolgsfaktor Qualitätsmanagement – Fokus Personalentwicklung. http://loffing.com/2009/background_1-09.pdf (abgerufen am 09.12.2009, 14:52 Uhr).

Loffing, C. (2006). Strategische Personalentwicklung – Mitarbeiter gut und günstig qualifizieren. Stuttgart: Kohlhammer.

Loffing, C. (2003). Karriereplanung in der Pflege. Bern: Hans Huber.

Loffing, D. (2009a). Mitarbeiterbindung in der Pflege. Unveröffentlichte Studie. Essen: INSPER – Institut für Personalpsychologie.

Muck, P. M. & Sonntag, K. (2007). Zielsetzungs-, Beurteilungs- und Feedbackgespräche. In H. Schuler & K. Sonntag (Hrsg.), Handbuch der Arbeits- und Organisationspsychologie. Göttingen: Hogrefe.

Perwiss (2009). Praxisnahes Personalmanagement Wissen online. www.perwiss.de (abgerufen am 28.11.2009, 22:14 Uhr).

Rauen, C. (2007). Coaching. In H. Schuler & K. Sonntag (Hrsg.), Handbuch der Arbeits- und Organisationspsychologie. Göttingen: Hogrefe.

Sonntag, K. (2007). Ermittlung von Förder- und Entwicklungsbedarf. In H. Schuler & K. Sonntag (Hrsg.), Handbuch der Arbeits- und Organisationspsychologie. Göttingen: Hogrefe.

Weeren, M. (2008). Mitarbeiterbeurteilungen leicht gemacht – Erfolg durch Defizitbeseitigung und Ressourcenförderung. Stuttgart: Kohlhammer.

Weinert, A., (2004). Organisations- und Personalpsychologie (5. Aufl.). Weinheim: Beltz.

Personalführung –
Bindung durch Beziehung

8.1   Einleitung

»Mitarbeiterbindung ist Führung.« – So oder ähnlich könnte eine provokative Aussage lauten, die in extremer Weise verdeutlichen möchte, wie viel für die Bindung der Mitarbeiter an den einzelnen Führungskräften und ihrer Art der Führung liegt. Eigentlich alle Maßnahmen, Leitlinien und Instrumente müssen von jemandem in die Tat umgesetzt werden, und von wem, wenn nicht von der Führungskraft? Wer lebt die Kultur, repräsentiert das Unternehmen, betreut und entwickelt die Mitarbeiter und bindet sie mit Wertschätzung, Anreizen und gezielter Förderung? Führt man sich den Umfang des Aufgabenbereiches konkret vor Augen, so kann man nicht leugnen, dass eine enorme Verantwortung auf den Führungskräften lastet. Aufgrund von Personalmangel und einer höher werdenden Arbeitsbelastung wird der Druck, dem sie Stand halten müssen, weiter zunehmen. Der »Engagement Index 2008« (Gallup, 2008) besagt, dass die emotionale Mitarbeiterbindung primär von der direkten Führungskraft abhänge. Dabei spielen zum einen Wertschätzung und Anerkennung eine Rolle, zum anderen der (von der Führungskraft) delegierte Arbeitsinhalt, bei dem die individuellen Stärken und Potenziale entfaltet werden wollen. Diese und ähnliche Ausführungen unterstreichen einen Grundsatz der Personalverantwortlichen von Parsytec (Müller-Vorbrüggen, 2004, S. 351):

>> Die Kundschaft der Führungskräfte sind die Mitarbeiter. ««

Um all dies im Alltag gut bewältigen zu können, gleichzeitig die Mitarbeiter zu führen und zu binden und auch noch sich selbst zu reflektieren, gewinnt die regelmäßige Unterstützung einer Führungskraft, beispielsweise durch Coaching oder Supervision, zunehmend an Bedeutung. Die Investition in die Führungskräfte bedeutet stets auch eine Investition in die Mitarbeiter und in das Unternehmen. Denn wer ist »von Geburt an« eine gute Führungskraft? Wer braucht nicht auch selbst Anerkennung und Bestätigung, wenn er sie täglich selber geben soll? Auch die in der Studie von Loffing (2009) befragten Personalverantwortlichen und Geschäftsführer betonten die Verantwortung der Führungskräfte, um den Mitarbeitern Vorbild zu sein, diese zu motivieren und zu binden. Dabei müssen sich die Führungskräfte ihrer Rolle bewusst sein und diese authentisch ausfüllen. Nur dann können sie präsent sein und den Mitarbeitern das geben, was sie nur im persönlichen Kontakt durch ihre Führungskraft bekommen können: individuelle Förderung, Anerkennung und Wertschätzung.

Lesetipp

Zu Führungsmitteln und Führungsstilen:
- Loffing, C. (2005). Mitarbeiter richtig führen – erfolgreiche Führungskräfte führen flexibel. Stuttgart: Kohlhammer.
- Tewes, R. (2009). Führungskompetenz ist lernbar. Berlin, Heidelberg: Springer.

8.2   Die »bindende« Führungskraft

Für die Mitarbeiter selbst und auch für die Mitarbeiterbindung ist die Persönlichkeit, die ihnen als Vorgesetzter direkt vorsteht, einer der wichtigsten Faktoren. Doch was macht eine gute Führungskraft, die ihre Mitarbeiter motiviert und bindet, aus? Welche Schlüsselmotive hat sie selbst und inwiefern sind ihre eigene Wirksamkeit, Wertschätzung und Reflexion für die Effektivität ihrer Führung von Bedeutung? Diesen und weiteren Fragen wird in diesem Abschnitt als Erstes auf den Grund gegangen, bevor die Themen Wertschätzung und Führungsstile die ihnen für die Mitarbeiterbindung gebührende Beachtung erhalten.

8.2.1   Was motiviert eine Führungskraft heute?

Führung ist bis heute ein schwer zu erklärendes Konstrukt. Während Aufgaben und Verantwortungsbereiche klar zu beschreiben sind, ist die Art und Weise, wie Führung im Alltag gelebt und umgesetzt wird, so individuell von den einzelnen Führungskräften abhängig, dass eine Verallgemeinerung oft kaum möglich ist. Führung hat unter anderem die Absicht, die Unternehmensziele mit

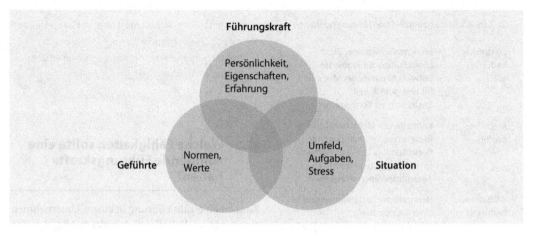

Abb. 8.1 Drei Kernkomponenten der Führung (in Anlehnung an Weinert, 2004, S. 459)

Hilfe der Mitarbeiter zu erreichen. Dafür müssen die Mitarbeiter entsprechend geleitet werden, so dass dies möglich ist. Dabei sind mehrere Punkte in der täglichen Führung wichtig:

- Klare Ziele vorgeben
- Die Arbeit strukturieren und einteilen
- Notwendige Ressourcen bereitstellen
- Die Mitarbeiter motivieren
- Die Arbeitsergebnisse kontrollieren und bewerten

Führung ist zunächst einmal ein Versuch, all dies zu beeinflussen, denn die eigentliche Umsetzung und der Erfolg sind von der Führungskraft selbst anhängig.

» Führung. Darunter ist der Versuch zu verstehen, Einfluss zu nehmen, um Gruppenmitglieder zu einer Leistung und damit zum Erreichen von Gruppen- oder Organisationszielen zu motivieren. Einfluss kann definiert werden als Veränderung in den Einstellungen, Werten, Überzeugungen und Verhaltensweisen von Zielpersonen als Ergebnis von Einflussbemühungen der Zielperson. (Weinert, 2004, S. 458) **«**

Führung stellt sich dementsprechend auch als **zielgerichtete Einflussnahme** dar, die durch das Verhalten der Führungskraft hervorgerufen und die Mitarbeiter entsprechend beeinflussen soll. Da somit stets mehrere Personen an einem Führungsprozess beteiligt sind, kann von einer Interaktion

gesprochen werden. Dies wiederum zeigt, dass auch auf die Führungskraft Einflüsse wirken, die in der jeweiligen Führungssituation beachtet und einbezogen werden müssen. Da Reaktionen und Wirkungen nicht planbar sind, ist Führung nicht nur von der Führungsperson, sondern gleichzeitig von den zu Führenden mit ihren Werten und Reaktionen sowie von der spezifischen Situation abhängig (**◘** Abb. 8.1).

Als Führungskraft all diese – planbaren und auch nicht planbaren – Anforderungen zu bewältigen, gleichzeitig die gesetzten Ziele zu erreichen und die Mitarbeiter zu motivieren und zu binden, erfordert einige Fähig- und Fertigkeiten. Eine Führungskraft braucht kommunikatives Geschick, analytische Fähigkeiten, Durchsetzungsvermögen und die Fähigkeit zur Einflussnahme. Aber auch Bindungskompetenz, das Schaffen einer angenehmen Arbeitsatmosphäre, eines positiven Betriebsklimas und die Übernahme von Verantwortung für die Mitarbeiter und die Erreichung der Ziele sind von einer guten Führungskraft zu erwarten (Gonschorrek, 2004, S. 201 ff.).

Führung

Von einer Führungskraft wird viel erwartet: Sie sollte über zahlreiche Fähig- und Fertigkeiten verfügen, sich individuell auf Mitarbeiter und Situationen einstellen, Orientierung geben und Sinn vermitteln.

◼ **Tab. 8.1** Schlüsselmotive von Führungsverhalten

Leistungs-bedürfnis	– Erreichen schwieriger Ziele – Lösen komplexer Probleme – Entwickeln passender Methoden für eine gute Arbeit – Besser sein als Konkurrenten
Machtbe-dürfnis	– Kontrolle von Menschen, Dingen, Ressourcen, Informationen etc. – Beeinflussung, um Verhalten und Einstellungen zu ändern – Autoritätsposition einnehmen
Affiliations-bedürfnis	– Harmonische Beziehungen und Teil einer Gruppe sein – Teilnahme an angenehmen gesellschaftlichen Aktivitäten – Von anderen Leuten gern gesehen werden

In Anlehnung an Weinert, 2004, S. 196

▪▪ Die Bedürfnisse einer Führungskraft

Warum stellt sich jemand freiwillig einer solch anspruchsvollen Aufgabe, die nur schwerlich zu jeder Zeit zu 100% erfüllbar ist? Auch Führungskräfte haben bestimmte Bedürfnisse, die sie mit der Übernahme ihrer Aufgaben erfüllen möchten. Bereits vor 20 Jahren konnte der nachhaltige Einfluss dreier Bedürfnisse auf das Verhalten von Führung nachgewiesen werden (McClelland, 1989 in Weinert, 2004, S. 196 f.) (◼ Tab. 8.1):

- Leistungsbedürfnis
- Machtbedürfnis
- Affiliationsbedürfnis

Diese Bedürfnisse haben laut den Forschern einen großen und stabilen Einfluss auf das Arbeits- und Führungsverhalten. Dennoch sind die Bedürfnisse der Führungskraft oft gar nicht bewusst. Grund genug, sich einmal mit den eigenen Führungsmotiven auseinanderzusetzen.

Idee Nr. 43 – Kennen Sie Ihre Führungsmotive?

Wissen Sie, was Sie primär motiviert hat, eine Führungsposition einzunehmen? Reflektieren Sie einmal für sich selbst, was für Sie entscheidend bzw. am wichtigsten ist und was Sie

---

täglich für Ihre Arbeit motiviert. Je bewusster einem die eigenen Bedürfnisse sind, desto besser wird man mit den Bedürfnissen anderer umgehen können.

8.2.2 Welche Fähigkeiten sollte eine »bindende Führungskraft« haben?

Zum einen erfüllt Führung in einem Unternehmen eine funktionale Rolle, zum anderen hängt an der Führungsperson sozusagen »alles«. Die Geschäftsführung, die Mitarbeiter und auch die Führungsperson selbst haben Ansprüche und Erwartungen. Wie muss eine Person also sein, damit sie diese Rolle ausfüllen kann?

Über die spezifischen **Eigenschaften**, die eine Person zu einer guten Führungskraft machen, herrschen sehr kontroverse Meinungen. Je nach Situation und Mitarbeitern müssen die Führungeigenschaften auch anders sein. Intelligenz beispielsweise führt nur in solchen Situationen zu Erfolg, in denen die Führungsperson nicht unter Stress steht (Muck, 2007, S. 358). Auch ein hohes Anschluss- oder Leistungsmotiv können in einem Kontext erfolgsrelevant sein, in einem anderen kann Selbstkontrolle, in wieder einem anderen Extraversion den Führungserfolg positiv beeinflussen. Eine Führungskraft wird zudem nur selten alles Wünschenswerte in einer Person verkörpern können. Es ist zu erwarten, dass eine Führungskraft einige Aufgaben stärker annimmt und auch ausfüllt, während sie andere Inhalte delegiert und abgibt (Innerhofer & Innerhofer, 2004, S. 420). Dies ist menschlich und auch in Ordnung, solange dies der Führungskraft bewusst ist und alle Aufgaben abgedeckt werden. Dennoch gibt es einige Fähigkeiten, über die eine erfolgreiche »bindende« Führungskraft grundlegend verfügen sollte. Hierzu zählen die Folgenden (Loffing, 2005, S. 37 ff.):

- Selbstreflexion
- Selbstmanagement
- Soziales Bewusstsein
- Sozialkompetenz

Diese vier Fähigkeiten sind Inhalte der emotionalen Intelligenz (Goleman, 1997). Da die emotionale Intelligenz das Vermögen beschreibt, sich selbst und die Beziehung zu anderen effektiv zu gestalten, kann ihr für die Führung und speziell für die Bindung von Mitarbeitern eine große Bedeutung zugeschrieben werden. Im Folgenden werden dementsprechend die vier primären Inhalte emotionaler Intelligenz näher ausgeführt (Loffing, 2005; Goleman, 2000; Goleman, 1997).

Kompetenzen

> Für die Bindung von Mitarbeitern ist die emotionale Intelligenz der Führungskraft mit entscheidend.

∎∎ Selbstreflexion

Für eine Führungskraft ist es wichtig, ihr eigenes Verhalten zu hinterfragen und zu reflektieren. Dies gilt für neue, unerfahrene Personen ebenso wie für langjährig erfahrene Führungskräfte. Da Führung stets Interaktion bedeutet, bekommt die Führungskraft in jeder Führungssituation Gefühle und Verhalten von ihrem Gegenüber zurück. Was diese Reaktionen bei der Führungskraft selbst für Gefühle auslöst, sollte reflektiert werden. Nur so kann auf Dauer die **Professionalität** der Führung gewahrt und weiter entwickelt werden. Wichtig ist zudem die sichere Einschätzung der eigenen Stärken und Schwächen. Besonders in diesem Punkt ist die Unterstützung eines Coaches hilfreich, um eine zweite Perspektive in die Reflexion einbeziehen zu können. Eng gekoppelt an die Kenntnis der eigenen Potenziale und Schwachstellen ist das **Selbstbewusstsein**. Um als Führungskraft auch in schwierigen Situationen zu bestehen, an sich zu glauben und sich durchzusetzen, ist ein gesundes Selbstbewusstsein unerlässlich. Auch hier ist ein Coaching ein sehr wirkungsvolles Instrumentarium, um an einem angemessenen Selbstbewusstsein zu arbeiten. Denn einer Führungskraft, die nicht an sich selbst glaubt, wird auch ein Mitarbeiter wenig Glauben schenken (◘ Tab. 8.2).

◘ Tab. 8.2 Selbstreflexion

Inhalte	Mögliche Schwerpunkte
Emotionale Selbstreflexion	– Eigene Gefühle realisieren – Auswirkungen auf Leistung, Führung und Beziehungen verstehen
Realistische Selbsteinschätzung	– Eigene Stärken und Schwächen kennen – Diese beurteilen und einordnen können
Angemessenes Selbstbewusstsein	– Reales, positives Gefühl des eigenen Wertes haben

In Anlehnung an Loffing, 2005, S. 40 in Goleman, 2000, S. 11

Selbstreflexion

> Selbstreflektive Fähigkeiten sind für eine Führungskraft sehr wichtig. Nur wer sich selbst mit seinen individuellen Stärken und Schwächen gut kennt, kann authentische, vertrauensvolle Beziehungen zu seinen Mitarbeitern aufbauen und diese sicher leiten und führen.

Aus der Beobachterrolle als Vorgesetzter, als Mitarbeiter, als Kunde oder als Berater fällt es oft leicht, die Persönlichkeit der Führungskraft mit einigen Begriffen, wie beispielsweise ehrlich, loyal, freundlich, relativ zuverlässig o. Ä., zu beschreiben. Auch das Gesagte mit Beispielen zu hinterlegen oder Verbesserungswünsche preiszugeben, fällt auf Nachfrage meist nicht schwer. Doch das Verhalten einer Person ist in seiner ureigenen Persönlichkeit begründet, nicht etwa in dem, was andere von außen beobachten (Weinert, 2004, S. 132). Schlussfolgernd bedeutet dies, dass die Führungskraft auch mit sich selbst, ihren Eigenschaften, ihren Stärken und Entwicklungspotenzialen arbeiten muss. Auch der »Engagement Index 2008« (Gallup, 2008) verdeutlichte, dass die Auseinandersetzung mit den eigenen Stärken und Schwächen unumgänglich und Voraussetzung dafür ist, dass durch das Führungsverhalten im Alltag »der Grad der emotionalen Bindung« der Mitarbeiter veränderbar ist.

◘ Tab. 8.3 Selbstmanagement

Inhalte	Mögliche Schwerpunkte
Selbstkont-rolle	– Gefühle erkennen und be-herrschen
Vertrauens-würdigkeit	– Die eigene Ehrlichkeit be-stätigen – Gemeinsame Werte von Hand-lungen
Gewissenhaf-tigkeit	– Verpflichtungen und Verspre-chungen gerecht werden
Anpassungs-fähigkeit	– An wechselnde Situationen anpassen – Hindernisse überwinden
Leistungs-orientierung	– Eigener Antrieb für hohe Leistung – Eigener Anspruch hoher Leistung
Tatkraft	– Bereitschaft, Chancen zu nutzen

In Anlehnung an Loffing, 2005, S. 44 in Goleman, 2000, S. 11

Bindung

Eine ausgeprägte Selbstreflexion kann als Voraussetzung dafür bezeichnet werden, den »Grad der emotionalen Bindung« der Mitarbeiter zu verändern (Gallup, 2008).

Bedeutung von Selbstreflexion in der Praxis
Auch die Erfahrung der Führungskräfte der Gesundheitswirtschaft zeigt, dass die Auseinandersetzung mit der eigenen Rolle, den eigenen Ressourcen und Grenzen wichtig ist, um gut und authentisch führen zu können. Die für die Mitarbeiter wichtige Vorbild-Funktion kann von der Führungskraft nur dann eingenommen werden, wenn regelmäßig eine angemessene Selbstreflexion stattfindet. Diese findet in vielen Fällen in der Praxis mit Unterstützung eines Coaches oder eines Supervisors statt.

■ ■ Selbstmanagement
Da Führung in jeder Situation bei jedem Mitarbeiter anders ist, ist nicht alles planbar. Doch auch bei ungeplanten Reaktionen sollte eine bindende Führungskraft das Geschehen, zumindest jedoch ihre eigenen Emotionen, kontrollieren können. Bei unzureichender Selbstkontrolle kann ein Mitarbeiter sich leicht missverstanden, nicht wertgeschätzt oder verletzt fühlen. Dies kann mit einer angemessenen Ausprägung an Selbstkontrolle vermieden werden. Auch Vertrauenswürdigkeit und ein ehrlicher Umgang spielen für die Bindung der Mitarbeiter eine große Rolle. Hierfür sollten Entscheidungen transparent gemacht werden und Inhalte verbindlich umgesetzt werden. Versprechen müssen stets eingehalten werden, sonst wird ein Team sein Vertrauen in die Führungskraft und ihre Glaubwürdigkeit in Frage stellen.

❯ Halten Sie Versprochenes ein! Ihre Mitarbeiter wollen und müssen sich auf das von Ihnen Gesagte verlassen können. Versprechen Sie nur die Dinge, die Sie zu 100% erfüllen können.

Ein gutes Selbstmanagement beinhaltet auch Leistungsorientierung und Tatkraft der Führungskraft für die Mitarbeiter und die zu erreichenden Ziele. Besonders mit Hilfe »guter« Ziele ist es möglich, den einzelnen Mitarbeiter zu fordern, zu fördern und zu motivieren. Dabei geht eine aktive Führungskraft als gutes Vorbild voran. Sie koordiniert die einzelnen Aufgaben und hat die Ziele ihrer Mitarbeiter stets vor Augen (◘ Tab. 8.3).

■ ■ Soziales Bewusstsein
Über soziales Bewusstsein verfügen Personen, die in der Gesundheitswirtschaft arbeiten, zumeist mehr als Personen anderer Branchen. Für Führungskräfte ist die Fähigkeit, sich in unterschiedliche Personen und Situationen einzufühlen, also empathisch zu sein, für den Erfolg ihrer Arbeit unerlässlich. Je feiner die Stimmungen von Mitarbeitern erkannt werden, desto besser können Konflikte umgangen oder gelöst werden. Auch die für die Bindung von Mitarbeitern so wichtige Motivation kann gezielter und somit erfolgreicher stattfinden, wenn die Führungskraft die Interessen der Mitarbeiter versteht und nachvollziehen kann.

Doch zum sozialen Bewusstsein gehört neben einer guten **Empathie**-Fähigkeit auch ein ehrliches Gespür für unternehmensinterne Vorgänge sowie

◻ Tab. 8.4 Soziales Bewusstsein

Inhalte	Mögliche Schwerpunkte
Empathie	– Sich in andere hinein fühlen – Andere Sichtweisen erfragen, anerkennen und verstehen – Sich für Meinung und Interessen anderer wirklich interessieren (und diese ggf. nach-fragen)
Sinn für unternehmens-interne Vorgänge	– Stimmungen im Unternehmen wahrnehmen – Konflikten vorbeugen bzw. sie sinnvoll bearbeiten – Kommunikations- und Entscheidungsnetze stärken
Service-Orientierung	– Bedürfnisse der Mitarbeiter nachfragen und bestmöglich befriedigen

In Anlehnung an Loffing, 2005, S. 47 in Goleman, 2000, S. 11

ein gewisses Maß an **Service-Orientierung**. Da in einem Unternehmen stets mehrere, wenn nicht sogar sehr viele Menschen zusammenarbeiten, sollten Konfliktherde schnell erkannt und aufgelöst werden. Hierzu gehört, im Alltag genau hinzuhören, was die Mitarbeiter sagen und wie die Stimmung ist. Mit einem offenen Ohr kann Spannungen vorgebeugt werden, während Kontakte und Kooperationen unterstützt und verstärkt werden können. Als Vorbild für die Mitarbeiter kann die Führungskraft des Weiteren nicht nur für die Kunden, sondern auch für die Mitarbeiter ein serviceorientierter Ansprechpartner sein, den die Belange der Mitarbeiter interessieren und der sich um diese bestmöglich kümmert. Verbindliche, offene Sprechstunden und ein regelmäßiger Informationsfluss können hier nützlich sein (◻ Tab. 8.4).

❱ Gerade beim sozialen Bewusstsein stellt sich für die Führungskraft die Frage, ob nicht nur der Kunde, sondern auch der Mitarbeiter »König« ist...

▪▪ Sozialkompetenz
Die Sozialkompetenz führt noch etwas weiter als das soziale Bewusstsein. Hier geht es um die konkrete Umsetzung von Fähigkeiten, wie etwa **Kommunikations- oder Konfliktfähigkeit**. Wie eingangs beschrieben wurde, bedeutet Führung stets Einflussnahme. Soziale Kompetenz bedeutet in diesem Zusammenhang auch, dass eine Führungskraft ein breites Spektrum an Einflussmöglichkeiten kennt und diese in der entsprechenden

Situation anzuwenden weiß. Zudem erkennt eine sozial kompetente Führungskraft die Potenziale ihrer Mitarbeiter und stellt diese in der täglichen Arbeit soweit es geht in den Vordergrund, so dass eine individuelle Förderung des Einzelnen möglich ist. Für die Bindung der Mitarbeiter ist das Gefühl, mit den eigenen Stärken und dem eigenen Potenzial gesehen und anerkannt zu werden, von großer Bedeutung.

> **Idee Nr. 44 – Die Stärken der Mitarbeiter herausstellen**
> Können Sie spontan sagen, welche individuellen Stärken und Potenziale ihre einzelnen Mitarbeiter haben, die für das Erreichen der Unternehmensziele wichtig sind? Sprechen Sie mit Ihren Mitarbeitern darüber – vielleicht beim nächsten Mitarbeitergespräch – und überlegen Sie in einem zweiten Schritt gemeinsam, wie diese Potenziale im Alltag stärker eingesetzt werden können.

Eine weitere Fähigkeit sozial kompetenter Führungskräfte ist die **Motivation** der Mitarbeiter auf Grundlage einer lebendigen Umsetzung der Unternehmensvision. Wenn die Führungskraft es schafft, den Sinn und die Ziele des gemeinsamen täglichen Handelns in die Köpfe und Herzen der Mitarbeiter zu transportieren, können sich die Mitarbeiter mit großer Wahrscheinlichkeit intensiver mit ihrem Unternehmen identifizieren und sind somit ein weiteres Stück gebunden.

Doch auch die Fähigkeit zur Kommunikation – deren Komplexität oftmals leider erst bei Unstimmigkeiten und Konflikten erkannt wird – ist Teil der Sozialkompetenz. Die Führungskraft muss genau zuhören, vermitteln, verhandeln, Menschen zusammenbringen, Standpunkte klären, schlichten, Ideen sammeln, kooperieren, ein Team zusammenbringen und vieles andere mehr. Dieses große Aufgabenspektrum wird meist als gekonnt vorausgesetzt. Da aber jede Führung über einen der zahlreichen Kommunikationswege läuft und es unzählige Möglichkeiten gibt, die eigene Kommunikationsfähigkeit zu schulen und weiterzuentwickeln, sollte an guten Fort- und Weiterbildungen für Führungskräfte in diesem Bereich nicht gespart werden.

> Die Investition in gute Trainings zu Kommunikation, Konflikten und Teamprozessen für die Führungskräfte kann als Investition in die Qualität der Führung und die Qualität der Arbeit bezeichnet werden.

Die Sozialkompetenz umfasst mehrere weitere Inhalte, die mit möglichen Schwerpunkten in ▣ Tab. 8.5 zusammengefasst werden.

8.2.3 Selbstwirksamkeit – überzeugte Mitarbeiter durch überzeugte Führungskräfte

Es wurden mehrere Faktoren dargestellt, die dazu führen, dass eine Führungskraft ihre Mitarbeiter erfolgreicher bindet als eine andere. Das Arbeitsverhalten, die Arbeitsleistung und auch das Verhalten in Stresssituationen ist jedoch auch davon abhängig, welche Fähigkeiten die Person besitzt, mit einer Situation umzugehen und wie sie sich selbst wahrnimmt. Essenziell ist dementsprechend die Selbstwirksamkeit der Führungskraft.

>> Selbstwirksamkeit. Überzeugung einer Person, dass sie »wirksam« ist, dass sie fähig ist, eine Aufgabe erfolgreich auszuführen. (Weinert, 2004, S. 142)<<

Aus mehreren Gründen spielt die Selbstwirksamkeit für die erfolgreiche Führung mit dem Ziel, Mit-

arbeiter zu binden, eine Rolle (vgl. Weinert, 2004, S. 142 f.):

- Menschen mit einer hohen Selbstwirksamkeit zeigen mehr Ausdauer und bessere Arbeitsleistungen
- Menschen, die sich ihrer Aufgabe gewachsen fühlen, empfinden weniger Stress bei ihrer Arbeit
- Menschen mit einer hohen Selbstwirksamkeit nehmen ihre Fähigkeiten besser wahr und können sie zielführender zum Einsatz bringen
- Menschen mit einer hohen Selbstwirksamkeit streben hohe Ziele an
- Hindernisse oder Rückschläge werden von Menschen mit einer hohen Selbstwirksamkeit als Herausforderung wahrgenommen

Menschen verhalten sich gemäß ihrer eigenen Erwartungen, das heißt, sie »codieren« sich gewissermaßen selbst für eine erfolgreiche oder weniger erfolgreiche Arbeit und Führung.

Führungskräfte mit einer hohen Selbstwirksamkeit können die Ansprüche an **authentische Führung** aufgrund ihrer eigenen Überzeugung besser verwirklichen. Sie verfolgen ihre Ziele stringent, zeigen sich flexibel und nach Rückschlägen keineswegs demotiviert. Sie sind überzeugt davon, dass sie ihre Arbeit in bester Qualität erbringen werden. Dieses Gefühl können die Führungskräfte an ihre Mitarbeiter und an ihr Team weitergeben und auch sie zum Erfolg motivieren, indem sie das **Vertrauen** in die eigenen Fähigkeiten und Stärken intensivieren. Die Erfüllung vieler für die Führungskräfte so wichtiger Aufgaben ist von ihrer Selbstwirksamkeit stark beeinflusst.

Überzeugung

Die Selbstwirksamkeit einer Person, also die Überzeugung, mit den eigenen Fähigkeiten Aufgaben erfolgreich zu bearbeiten und »wirksam« zu sein, spielt für die erfolgreiche und bindende Führung von Mitarbeitern eine große Rolle.

Nur wer als Führungskraft von seinen Fähigkeiten und dem effektiven Einsatz dieser überzeugt ist, wird seine Mitarbeiter in ihren Fähigkeiten stärken

◻ Tab. 8.5 Sozialkompetenz

Inhalte	Mögliche Schwerpunkte
Visionäre Führung	– Ziele und Leitlinien mit Leben füllen und vorleben – Verantwortung übernehmen – Mitarbeiter »mitreißen« und inspirieren
Einfluss	– Einflussmöglichkeiten kennen und situationsgerecht anwenden können
Förderung anderer	– Bereitschaft, Fähigkeiten und Potenziale der Mitarbeiter zu erkennen – Fähigkeit, diese rückzumelden, zu stärken und einzusetzen
Kommunikationsfähigkeit	– Aktives Zuhören, nachfragen – Eindeutige, überzeugende Botschaften aussenden können
Konfliktmanagement	– Missstimmungen erkennen – Meinungsverschiedenheiten aufklären – Für alle akzeptable Lösungen suchen
Teamarbeit/Zusammenarbeit	– Beziehungsnetze schaffen und stärken – Zusammenarbeit und Kooperationen fördern
Katalysator des Wandels	– Zu neuen Ideen anregen – Richtungsweisender Führungsstil

In Anlehnung an Loffing, 2005, S. 50 f. in Goleman, 2000, S. 11

und motivieren können. Denn wem als Mitarbeiter das Gefühl gegeben wird, gut zu sein und die Gewissheit, dass seine Fähigkeiten für das Unternehmen wirklich wichtig sind, wird zufriedener sein und sich mit dem Unternehmen stärker identifizieren.

Auch vom eigenen Erfolg einer Führungskraft ist ihre Fähigkeit, Mitarbeiter zu binden, abhängig. Eine selbst unzufriedene und wenig erfolgreiche Führungskraft wird zum einen nur wenig Motivation zeigen können, zum anderen ist diese für den Mitarbeiter kein Vorbild, deren Meinung mit Respekt und Achtung begegnet wird.

Praxis-Beispiel: Führung mit Selbstwirksamkeit

Für die Führungskräfte in der Gesundheitswirtschaft sind beispielsweise folgende Faktoren in der täglichen Führung für die Bindung der Mitarbeiter besonders wichtig (Loffing, 2009):

- Offenheit, Transparenz, eigene Fehler eingestehen können
- Ehrlichkeit (mit der Voraussetzung, »mit sich selbst im Reinen zu sein«)
- Die Mitarbeiter dort abholen, wo sie stehen

- Wertschätzung und Lob
- Soziale Sicherheit geben
- Stabilität, Konsequenz und Verbindlichkeit
- Fähigkeiten und Belastungen der Mitarbeiter erkennen, verstehen und einbeziehen bzw. bearbeiten
- Mit Haltung als Vorbild fungieren

Fast alle diese als wichtig erachteten Faktoren können von einer Führungskraft, die über eine hohe Selbstwirksamkeit verfügt, besser ausgefüllt werden.

Wie kommt es aber dazu, dass eine Führungskraft über eine höhere Selbstwirksamkeit verfügt als eine andere? Sowohl frühere Leistungen und Erfahrungen, als auch der Einfluss und die Verdienste anderer Personen, aber auch der eigene emotionale Zustand beeinflussen die Stärke der eigenen Selbstwirksamkeitsüberzeugung. Die gute Nachricht ist jedoch die, dass Selbstwirksamkeit veränderbar ist. Die Selbstwertschätzung im Gegensatz dazu ist eine Persönlichkeitseigenschaft, die verhältnismäßig stabil ist und sich nur schwerlich ändern lässt. Die Selbstwirksamkeit einer Person kann jedoch mit

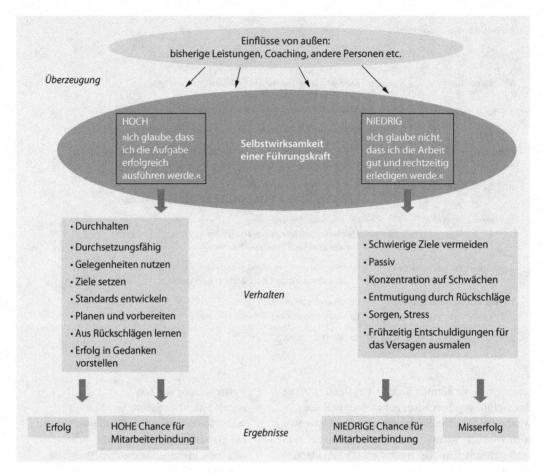

Abb. 8.2 Die Zusammenhänge von Selbstwirksamkeit, Erfolg und Bindung (in Anlehnung an Wood & Bandura (1989) in Weinert, 2004, S. 14)

Unterstützung von Trainings oder Coachings verbessert werden (Weinert, 2004, S. 142). Eine stärkende Investition, die nachhaltige Verbesserung in der Führung und Bindung der Mitarbeiter mit sich bringen kann (◨ Abb. 8.2).

■ ■ Coaching
Die Selbstwirksamkeit einer Person kann durch Training und Coaching nachhaltig verbessert werden.

Idee Nr. 45 – Coaching – Stärkung der Führungskraft, der Mitarbeiter und des Unternehmens
Bieten Sie Ihren Führungskräften ein regelmäßiges Coaching an. Sowohl für die Selbstwirksamkeit als auch für die Reflexion der Führungserfolge gilt ein Coaching als besonders wirkungsvoll. Den Coach sollten die Führungskräfte (u. U. nach einer Vorauswahl bzw. Vorschlägen der Geschäftsführung) selbst wählen können. Über die regelmäßigen Treffen hinaus sollte der Coach auch zwischenzeitlich nach Bedarf für einen Austausch am Telefon oder per Mail zur Verfügung stehen.

8.3 Anerkennung und Wertschätzung im Führungsalltag

>> Mitarbeiter fühlen sich umso mehr an ihr Unternehmen gebunden, je mehr Wertschätzung und Anerkennung sie – für ihre Arbeit, ihre Potenziale und ihre Werte – von ihrer Führungskraft bekommen. **《**

Dies und mehr geht aus dem »Engagement Index 2008« (Gallup, 2008) hervor. Die Studie zeigte, dass sich branchenübergreifend fast 90% (!) der Mitarbeiter kaum an ihr Unternehmen gebunden fühlen. Dies äußert sich vor allem darin, dass die Mitarbeiter ihrer Arbeit zwar nachkommen, sich jedoch nur eingeschränkt emotional verpflichtet fühlen und somit »Dienst nach Vorschrift« absolvieren und sich weder engagiert noch motiviert zeigen. Die Ursachen lassen sich nach den Ergebnissen der Studie primär auf Defizite in der Führung der Mitarbeiter zurückführen. So gaben viele der knapp 2000 befragten Arbeitnehmer an, aus ihrer Sicht zu wenig Anerkennung zu erhalten. Auch ihre Meinung oder ihre Ideen würden nur in den seltensten Fällen angehört und wenig beachten.

Die Hewitt-Studie 2008 (Hewitt Associates GmbH, 2008) zeigt sehr ähnliche Ergebnisse. Auch hier zeigen die Befragungen, dass **»zu wenig Wertschätzung die Motivationsbremse Nummer eins«** sei. Die Mitarbeiter wünschten sich mehr Anerkennung ihrer Leistung. Anerkennung habe dabei einen wichtigen Einfluss auf das Engagement und die Arbeitsleistung. Die entscheidende Bedeutung hätten die direkten Vorgesetzten der Mitarbeiter. Sie könnten dem Missstand entgegenwirken und die Erfolge und Leistungen von einzelnen, wie auch vom Team bzw. einer Gruppe, regelmäßig hervorheben und wertschätzen. Dabei wäre durchaus auch die öffentliche Präsentation der Leistungen für viele Mitarbeiter eine Option. Dann wäre zusätzlich die Möglichkeit gegeben, nicht nur von der Führungskraft, sondern auch von Kollegen (und ggf. eigenen Mitarbeitern) Anerkennung für die erbrachte Leistung zu erhalten.

> **Idee Nr. 46 – Ehrungen für die Mitarbeiter**
> Ehren Sie Ihre Mitarbeiter an für sie wichtigen Tagen, wie Geburtstagen, Dienstjubiläen oder auch nach einer erfolgreich abgeschlossenen Weiterbildung. Besonderheiten, wie ein 25-jähriges Dienstjubiläum, können zudem im Internet, der internen Zeitung oder der lokalen Presse veröffentlicht werden. Der Inhalt der Ehrung kann zum Beispiel eine Karte und eine Blume in Verbindung mit ein paar persönlichen Worten sein.

Eine Studie von Philipp (2008) bestätigte die Ergebnisse in ähnlicher Weise speziell für die Pflegebranche. Anerkennung und Wertschätzung fördern das Engagement, die Leistung, die Identifikation mit dem Unternehmen sowie die Motivation der Mitarbeiter. Dabei müssen Anerkennung und Wertschätzung primär von den Führungskräften der Mitarbeiter ausgehen, um die gewünschte Wirkung zu erzielen.

Anerkennung

Anerkennung und Wertschätzung stellen für viele Arbeitnehmer eine Hauptenergiequelle für ihre Leistung, ihre Arbeit und ihre eigene Selbstwirksamkeit dar. Da viele Mitarbeiter hier einen großen Mangel beklagt, müssen die Führungskräfte für eine erfolgreiche Mitarbeiterbindung Möglichkeiten der Veränderung entwickeln und umsetzen.

■ ■ **Die Bedeutung von Werten**
Werte sind Überzeugungen, was eine Person als wünschenswert, richtig oder falsch ansieht (Weinert, 2004, S. 169). Solche **Glaubenskonzepte** sind in jedem Menschen tief verwurzelt und relativ stabil. Die Summe der gelebten Werte einer Person macht seine Persönlichkeit aus, die Summe der gelebten Werte eines Unternehmens dessen Unternehmenskultur. Werte sind für den Einzelnen ebenso wie für ein gesamtes Unternehmen fundamental und beeinflussen das Denken und Handeln so sehr wie kaum ein anderes Konstrukt. Sie sind grundlegend

■ **Tab. 8.6** Wertewandel in der Arbeit

Zeitspanne	Werte
1940er und 1950er Jahre	– Harte Arbeit – Loyalität dem Arbeitgeber gegenüber – Konservative Haltung
1960er und 1970er Jahre	– Lebensqualität – Suche nach Autonomie – Loyalität sich selbst gegenüber
1970er und 1980er Jahre	– Streben nach Leistung und beruflichem Erfolg – Ehrgeiz und Loyalität der eigenen Karriere gegenüber
1990er und Anfang 2. Jahrtausend	– Flexibilität, Unabhängigkeit – Arbeits- und Lebenszufriedenheit – Freizeit und Erholung

Inhaltlich in Anlehnung an Opaschowski, 2001

für Einstellungen und die Motivation einer Person. Doch auch als **Orientierung und Richtlinien** sind Werte unersetzlich. Sie verweisen auf Ziele und auf den Sinn, den die Person oder das Unternehmen mit der Arbeit verfolgt.

Die auf die Arbeit bezogenen Werte haben sich in den vergangenen Jahrzehnten stark verändert und werden auch in Zukunft nicht gleich bleiben (■ Tab. 8.6). Die Kenntnis über diese Veränderungen ist wichtig, um als Führungskraft die Bedürfnisse und Werte der Mitarbeiter nachvollziehen und integrieren zu können.

> **Werte**
>
> Insbesondere erfahrene Führungskräfte, die auch andere Werte als die heute vorherrschenden geteilt haben, müssen sich umstellen und die aktuellen Werte ihrer Mitarbeiter kennen, um bestmöglich mit ihnen zusammen arbeiten zu können.

Bis heute im Arbeitsleben gültige Werte wie Zufriedenheit, Freizeit und Erholung sind exzellente Anknüpfungspunkte für die Bindung von Mitarbeitern. Eine Führungskraft sollte die Werte seiner Mitarbeiter kennen, annehmen und bestmöglich

in der Arbeit des Einzelnen berücksichtigen. Schon das Nachfragen und das Interesse zeigen dem Mitarbeiter, dass er mit seiner individuellen Persönlichkeit der Führungskraft wichtig ist.

> **Idee Nr. 47 – Welche Werte haben meine Mitarbeiter?**
>
> Setzen Sie sich mit den Werten Ihrer Mitarbeiter auseinander, beispielsweise im Rahmen der jährlichen Klausurtagung. Ziel ist es nicht, die gleichen Werte zu haben, aber gemeinsam zu reflektieren, welche Werte das Unternehmen und der Einzelne haben.

Anerkennung und Wertschätzung hängen sehr eng mit Motivation und Anreizen zusammen. Der größte Unterschied zwischen Anerkennung und Anreiz ist jedoch, dass **Anerkennung** (sowie Wertschätzung) individuell auf eine Person angepasst ist. Die meisten **Anreize** stehen allgemein für einen Großteil der Mitarbeiter bzw. alle Mitarbeiter zur Verfügung. Anreizsysteme sind dennoch ein gutes Instrument, um Mitarbeiter zu motivieren und zu binden, auch wenn sie im Verhältnis zu individueller Wertschätzung anonymer wirken. Die Anwendung von Anerkennung und Wertschätzung bedeutet im Alltag mehr Aufwand für die einzelne Führungskraft, wirkt dafür aber auch intensiver und nachhaltiger. Beispielhafte Möglichkeiten von Wertschätzung im Alltag zeigt die ■ Tab. 8.7 auf.

> **Wertschätzen**
>
> Anerkennung und Wertschätzung sind individuell auf den Mitarbeiter abgestimmt und nur für diesen allein bzw. ihn und seine Gruppe bestimmt. Aus diesem Grund kann die Wirkung als intensiver und nachhaltiger beschrieben werden als die von allgemeinen, anonymer wirkenden Anreizsystemen, die für die Bindung jedoch zusätzlich wirksam sein können.

> **Idee Nr. 48 – Kleine Aufmerksamkeiten**
>
> Schenken Sie Ihren Mitarbeitern für besondere Leistungen kleine Aufmerksamkeiten. Dies

◻ Tab. 8.7 Möglichkeiten wertschätzenden Verhaltens einem Mitarbeiter gegenüber

Wertschätzung durch…	Im Detail…
Von Erfolgen des Mitarbeiters erzählen lassen	– Zeit und Aufmerksamkeit schenken – Aktiv zuhören
Klares und stringentes Feedback	– Mehr Aufmerksamkeit für Positives – Lob zeitlich unmittelbares an eine Leistung folgend (stärkere Wirkung)
Informieren der Mitarbeiter	– Aktiv am Unternehmensgeschehen teilhaben lassen
Hilfestellung bei Fehlern oder Überforderung	– Bei Fehlern oder Überforderung nicht alleine lassen – An Stelle von Kritik unterstützen
Aufgaben delegieren, die den Mitarbeiter nicht überfordern	– Realistische, herausfordernde Aufgaben delegieren – Durch Aufgabenstellung und -inhalte für Erfolgsmöglichkeiten sorgen
Einbeziehung des Mitarbeiters bei Entscheidungen	– Um fachlichen Rat bitten – Um persönliche Meinung bitten
Für Gespräche und Mitteilungen erreichbar sein	– Bestimmtes Kommunikationsmedium (Mail, Handy) – Bestimmte Zeiten/Sprechstunden/offene Tür
Interesse für das Privatleben des Mitarbeiters zeigen	– Auf Wunsch von familiären Ereignissen erzählen lassen – Bei Notfällen Unterstützung anbieten

In Anlehnung an Innerhofer & Innerhofer, 2004, S. 419

kann ein kurzes Gespräch mit lobenden oder dankenden Worten sein oder auch eine Packung Pralinen für das spontane Einspringen am Wochenende.

8.4 (Bindungs-)Orientierte Führung

Eine Führungskraft hat die unterschiedlichsten und, wie bereits dargestellt, eine große Anzahl an Aufgaben zu bewältigen. Sie soll die Unternehmensvision mit Leben erfüllen und gleichzeitig die Potenziale der Mitarbeiter erkennen und individuell einbinden, außerdem die Mitarbeiter motivieren, Anreize geben, für die Gesundheit der Mitarbeiter Sorge tragen, die Arbeit kontrollieren, Feedback geben und und und. In der Literatur werden Hauptfunktionen von Führungskräften beispielsweise wie folgt beschrieben (Innerhofer & Innerhofer, 2004, S. 422):

1. Führen von Mitarbeitern (delegieren, motivieren, kontrollieren)
2. Koordinieren von Personen, Bereichen und Projekten
3. Verwalten von Ressourcen und Durchsetzen von Regeln
4. Repräsentation einer Gruppe oder des Unternehmens
5. Weiterentwicklung und Orientierung einer Gruppe oder des Unternehmens

Speziell für die Bindung von Mitarbeitern finden sich die Hauptaufgaben im zuvor genannten Bereich »Führen der Mitarbeiter« wieder und können um weitere **Aufgaben** ergänzt werden:

– Motivierung der Mitarbeiter
– Schaffen einer kollegialen Arbeitsatmosphäre
– Einbindung der Mitarbeiter und ihrer individuellen Stärken
– Eindeutige Übernahme von Führungsverantwortung
– Klare Ausrichtung auf ein Ziel

Wie im ► Kap. 8.3 beschrieben dienen Werte als grundlegendes Fundament für das Handeln einer Person sowohl im privaten wie auch im beruflichen Kontext. Werte geben Orientierung und diese wiederum muss in Zielen und Aufgaben konkretisiert werden. Orientierung, Ziele und Grenzen zu bieten, ist eine entscheidende Verantwortung in der Führung von Mitarbeitern.

> **Orientierung**
>
> Eine zentrale Verantwortung als Führungskraft ist es, den Mitarbeitern eine klare Orientierung und mit eindeutig definierten Zielen und Grenzen Sicherheit zu bieten.

▪ ▪ Orientierung durch Ziele

Nach Muck (2007, S. 361 f.) wird die **Leistung von Mitarbeitern** von zwei Dingen maßgeblich beeinflusst:

1. Durch die zwischenmenschliche Beziehung zwischen Mitarbeiter und Führungskraft
2. Durch die Ziele, die zwischen Mitarbeiter und Führungskraft vereinbart werden

Die so genannte Zielsetzungstheorie von Edwin A. Locke führt etwas weiter als die üblichen Methoden der Zielsetzung, wie etwa das SMART- oder das CLEAR-Prinzip. Die Kernaussage lautet, dass anspruchsvolle, aber realistische Ziele den Mitarbeiter zu höherer Leistung motivieren. Ziele oder ein angestrebtes Endergebnis üben eine Anziehungskraft auf die entsprechende Person aus, denn **Ziele**

- lenken die Aufmerksamkeit in eine bestimmte Richtung,
- helfen, Aufgaben ausdauernd zu verfolgen, und
- vereinfachen die Entwicklung von Aufgabenstrategien (Methoden, das Ziel effizienter zu erreichen) (Weinert, 2004, S. 215).

Natürlich sind weitere Faktoren beteiligt und bestimmen mit, wann eine erzielte Leistung zu der für die Bindung so wichtigen Zufriedenheit führt. Zunächst muss das Ziel realistisch und exakt bestimmt sein. Der Mitarbeiter muss diesem Ziel zustimmen, erst dann wird er sich darum bemühen. Während der Bewältigung der Aufgabe spielt die fortwährende Unterstützung des Unternehmens bzw. der direkten Führungskraft, mit der das Ziel vereinbart worden ist, eine große Rolle. Wie bereits in ► Kap. 1 besprochen ist der Mitarbeiter auch nach Erreichen seines Zieles erst dann zufrieden, wenn er entweder eine intrinsische (von innen/vom Mitarbeiter kommende) oder eine extrinsische (von außen/z. B. von der Führungskraft kommende) Belohnung für seine Anstrengung erfährt. Für diese ist insbesondere die Führungskraft verantwortlich (◘ Abb. 8.3).

> **Belohnung**
>
> Ein Mitarbeiter ist nach der Erreichung seiner Ziele nur dann zufrieden, wenn er irgendeine Art von Belohnung erfährt. Je nach vorheriger Vereinbarung sollte die Führungskraft dies überprüfen und einhalten.

▪ ▪ Orientierung durch vollständige Aufgaben

Eine große Relevanz haben – wie sich aus dem gerade vorgestellten Modell schließen lässt – die exakten, erreichbaren Ziele bzw. Aufgabenstellungen. Doch nicht nur beim Setzen von »großen« Zielen beispielsweise im Rahmen der jährlichen Zielvereinbarungsgespräche, sondern auch bei den kleinen, täglichen Aufgaben ist es wichtig, diese eindeutig zu vermitteln. Der Arbeitspsychologe Eberhard Ulich fand heraus, dass die Vollständigkeit der Aufgaben entscheidend dazu beiträgt, ob die entsprechende Aufgabe mit Stresserleben verbunden ist und dementsprechend Leistung, Belohnung und Zufriedenheit geringer ausfallen oder nicht (Ulich, 2005, S. 208 ff.). Vollständige Aufgaben sind dabei solche, bei denen der Mitarbeiter in einem vorgegebenen Rahmen über die untergeordneten Ziele selbst entscheiden und die einzelnen Handlungen eigenständig vorbereiten kann. Auch die Mittel, mit denen er arbeiten möchte, sollte er selbst auswählen können, bevor er die Aufgabe eigenständig durchführt. Nach Vollendung der Aufgabe sollte der Mitarbeiter zum einen ein Feedback zum Resultat seiner Arbeit bekommen, zum anderen aber auch die Möglichkeit erhalten, selbst zu überprüfen, inwiefern die Leistung mit dem gesetzten Ziel übereinstimmt oder davon abweicht (◘ Tab. 8.8).

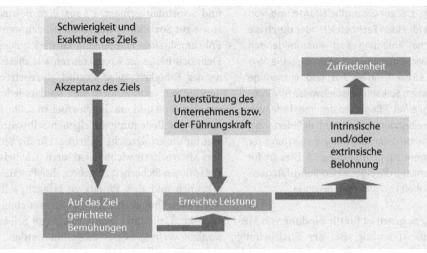

Abb. 8.3 Einflussfaktoren vom Ziel bis zur Zufriedenheit (in Anlehnung an Weinert, 2004, S. 217)

Idee Nr. 49 – Sinn vermitteln

Als Führungskraft sind Sie für die Arbeitsinhalte Ihrer Mitarbeiter verantwortlich. Sorgen Sie dafür, dass Ihre Mitarbeiter das Gefühl haben, dass ihre Arbeit sinnvoll und wichtig ist und für das Unternehmen der Beitrag jedes Einzelnen von Bedeutung ist.

Tab. 8.8 Merkmale vollständiger Aufgaben

1)	Selbstständiges Setzen von Zielen im Rahmen übergeordneter Ziele
2)	Selbstständige Planung und Vorbereitung der Handlungen
3)	Auswahl der Methoden und Maßnahmen zur Zielerreichung
4)	Eigenständige Ausführung der Handlungen
5)	Kontrolle des Resultats auf Übereinstimmung mit gesetzten Zielen – durch die Führungskraft *und* – eigenständig

In Anlehnung an Ulich, 2005, S. 209

■■ **Orientierung durch Grenzen**

Die Übertragung von Verantwortung und selbstständigen Entscheidungen in einem vom Unternehmen beziehungsweise der Führungskraft gesetzten Rahmen ist eine der schwierigsten, zudem aber auch der wichtigsten Führungsfunktionen. Um einen Mitarbeiter zu fördern, werden ihm Aufgaben übertragen, die er eigenverantwortlich ausfüllen soll. Sind die Grenzen, in denen er frei entscheiden und handeln soll, jedoch nicht deutlich und transparent definiert, kann sich der Mitarbeiter schnell überfordert fühlen oder aber über seinen Verantwortungsbereich hinaus arbeiten. Beides kann zu Problemen führen und wird mehr zu Unzufriedenheit als zur Zufriedenheit von Mitarbeiter und Führungskraft beitragen.

Grenzen

Ebenso wie eine Führungskraft selbst braucht auch ein Mitarbeiter umgrenzte statt grenzenloser Verantwortungsräume. Ebenso sollte den Mitarbeitern ein Rahmen vorgegeben werden, in dem sie selbstständig arbeiten können.

Eigenverantwortung stärken in der Praxis

Im Alltag der Gesundheitswirtschaft muss die Eigenverantwortung der Mitarbeiter immer wieder aktiv gefördert werden. Dies kann im Rahmen von Projekten, z. B. zur Gesundheitsförderung, von Expertentum für einen Fachbereich oder durch die verantwortliche Anleitung von Auszubildenden geschehen. Wichtig dabei ist stets, dass die Verantwortung einen Rahmen hat und eindeutige Grenzen aufweist. So kann beispielsweise für Gruppenleitungen eines Pflegedienstes mit Hilfe von Stellenbeschreibungen transparent definiert werden, wofür sie die Verantwortung tragen und für was ihre Vorgesetzten zuständig sind. Dies ist für die Arbeit im Alltag, die eigene Handlungsfähigkeit und Zufriedenheit von großer Bedeutung.

Orientierung zu geben ist für die Bindung von Mitarbeitern äußerst wichtig. Bei der Einarbeitung eines neuen Mitarbeiters wird diesem Anspruch meist noch ausreichend Sorge getragen. Doch im weiteren Alltag ist dies nicht immer der Fall. Wie aber sollen Mitarbeiter gute Leistung bringen und mit dieser auch selbst zufrieden sein, wenn das Feld, in dem sie handeln sollen, nicht klar umgrenzt ist? Für eine umfassende Orientierung sind vollständige Informationen notwendig, deren Bereitstellung Aufgabe der Führungskraft ist.

und Selbstmanagement, zu sozialem Bewusstsein sowie zur Sozialkompetenz sind bei den wenigsten Führungskräften von Anfang an stark ausgeprägt. Dennoch hängt an Kompetenzen wie diesen und an der Fähigkeit, diese flexibel einzusetzen und angemessen anzuwenden, viel, so dass jede Führungskraft an und mit diesen arbeiten sollte. Hinzu kommt die Bedeutung der eigenen Selbstwirksamkeit für die erfolgreiche Führung. Für die Bindung von Mitarbeitern wichtige Faktoren, wie beispielsweise ihnen Sicherheit zu geben, ihre Potenziale zu erkennen und zum Einsatz zu bringen, selbst als Vorbild zu fungieren etc., können von einer Führungskraft, die über eine ausgeprägte Selbstwirksamkeit verfügt, besser ausgefüllt werden. Diese Selbstwirksamkeit ist trainierbar.

Auch wenn die Ansprüche und Anforderungen an Führungskräfte, die ihre Mitarbeiter binden sollen, sehr hoch sind, haben sie doch zahlreiche Einflussmöglichkeiten. Um diese in ganzer Breite wirksam zu machen, sollten Führungskräfte in ihren Fähigkeiten und Kompetenzen unter anderem mit Unterstützung eines regelmäßigen Coachings gestärkt werden. Die Investition gilt den Führungskräften, den Mitarbeitern und dem Unternehmen.

8.5   Zusammenfassung

Der Anspruch an die heutigen Führungskräfte ist ein sehr hoher. Die Führungskräfte sind dafür verantwortlich, dass die Ziele des Unternehmens erreicht werden, die Unternehmenskultur gelebt wird und die Mitarbeiter wertgeschätzt und anerkannt werden. So befinden sie sich stets in einem Geflecht, bestehend aus den eigenen Eigenschaften und Erfahrungen, den Werten und Normen des Geführten und den Anforderung und Erwartungen des Umfeldes sowie der spezifischen Situation. Viele Inhalte von Führung sind nicht planbar und werden zu großen Teilen durch die Persönlichkeit der Führungskraft bestimmt. Um die zahlreichen Anforderungen zu bewältigen und Mitarbeiter binden zu können, sollte eine Führungskraft viel über sich selbst, ihre Stärken und Schwächen und ihre Motive wissen. Wie nachgewiesen werden konnte, sind es vor allem die Inhalte der emotionalen Intelligenz, die für den Erfolg von Führung eine stabile Rolle spielen. Die Fähigkeiten zu Selbstreflexion

Literatur

Gallup (2008). Engagement Index 2008. http://www.gallup.com/germany/117460/engagement-f%C3%B6rdert-wachstum.aspx (abgerufen am 18.11.2009, 10:43 Uhr).

Goleman, D. (2000). Durch flexibles Führen mehr erreichen. Harvard Business Manager 05/2000, 9–22.

Goleman, D. (1997). Emotionale Intelligenz. München: DTV.

Gonschorrek, U. (2004). Das Service-Center im Personalbindungsmanagement. In R. Bröckermann & W. Pepels (Hrsg.), Personalbindung – Wettbewerbsvorteile durch strategisches Human Resource Management. Berlin: Erich-Schmidt.

Hewitt Associates GmbH (2008). Hewitt-Studie »Attraktive Arbeitgeber«. http://www.openpr.de/news/235110/Hewitt-Studie-Mitarbeiter-erhalten-zu-wenig-Wertschaetzung.html (abgerufen am 22.09.2008, 9:43 Uhr).

Innerhofer, C. & Innerhofer, P. (2004). Mitarbeiter führen. In D. Franke & M. Boden (Hrsg.), PersonalJahrbuch 2004. Neuwied: Wolters Kluwer.

Loffing, D. (2009). Mitarbeiterbindung in der Pflege. Unveröffentlichte Studie. Essen: INSPER – Institut für Personalpsychologie.

Loffing, C. (2005). Mitarbeiter richtig führen – erfolgreiche Führungskräfte führen flexibel. Stuttgart: Kohlhammer.

Muck, P.M. (2007). Führung. In H. Schuler & K. Sonntag (Hrsg.), Handbuch der Arbeits- und Organisationspsychologie. Göttingen: Hogrefe.

Müller-Vorbrüggen, M. (2004). Best-Practice – Personalbindungsstrategien in internationalen Unternehmen. In R. Bröckermann & W. Pepels (Hrsg.), Personalbindung – Wettbewerbsvorteile durch strategisches Human Resource Management. Berlin: Erich-Schmidt.

Philipp, D. (2008). Psychische Belastungen von hauptamtlich beschäftigten Pflegekräften in der stationären Kinderhospizarbeit. Unveröffentlichte Diplomarbeit. Universität Bremen.

Ulich, E. (2005). Arbeitspsychologie (6. Aufl.). Stuttgart: Schäffer-Poeschel.

Weinert, A. (2004). Organisations- und Personalpsychologie (5. Aufl.). Weinheim: Beltz.

Anreizsysteme – Bindung durch konkrete Anreize

9.1   Einleitung

Beim Thema Mitarbeiterbindung wird schnell primär an monetäre oder auch nicht-monetäre Anreizsysteme gedacht, die die Mitarbeiter motivieren und an das Unternehmen binden sollen. Tatsächlich ist eine Funktion von Anreizen die Bindung der Mitarbeiter. In wirtschaftlich angespannten Zeiten sowie bei knapper werdenden finanziellen und personellen Ressourcen stellt sich die Frage, welche Möglichkeiten sich ein Unternehmen überhaupt leisten kann. Natürlich sind für die Mitarbeiter monetäre Anreize interessant, doch Anreize in Bezug auf die Strukturierung der Arbeit, auf die Gesundheit der Mitarbeiter und auf die Familie bezogene Unterstützungsangebote (nicht-monetäre Anreize) werden von vielen Mitarbeitern weitaus höher geschätzt. Insbesondere im Bereich der Familienfreundlichkeit kann ein Unternehmen – egal welcher Größe – verschiedenste Angebote einrichten und den Mitarbeitern in unterschiedlichster Weise entgegenkommen. Zudem kann solchen Angeboten häufig eine länger anhaltende Wirkung zugesprochen werden. Anreizsysteme können sehr gewinnbringend sein, doch sie müssen in die Unternehmenskultur und vor allem zu den Mitarbeitern passen. Insbesondere Mitarbeiter verschiedener Altersstufen haben verschiedene Bedarfe, die mit Hilfe unterschiedlicher Anreize befriedigt werden können. Wenn dies gelingt und sich die Mitarbeiter individuell von den Anreizen angesprochen fühlen, ist ein weiterer Schritt zu dem heute so wichtigen Ziel erreicht: Die Mitarbeiter mit Unterstützung von konkreten Anreizen an das Unternehmen zu binden.

9.2   Anreizmodelle zur Motivation und Bindung

Ebenso wie ein Mitarbeiter in ein Unternehmen passen muss (Person-Organisation-Fit ▶ Kap. 5), kann auch ein Anreizmodell nur dann seine Wirkung entfalten, wenn es in das Unternehmen und seine Kultur hinein passt. Ein Versuch, Anreize zu implementieren, die nicht authentisch zu den Unternehmensleitlinien passen, wird langfristig scheitern. Die Mitarbeiter müssen spüren, dass die

Anreize langfristig ausgelegt und dem Unternehmen wichtig sind. Anreize sollten demnach auf den im Unternehmen vorherrschenden Bedingungen aufbauen und das Erreichen der **Unternehmensziele** unterstützen. Nur dann kann ein Unternehmen selbst zum Anreiz werden – und nicht nur die Anreizsysteme losgelöst vom Unternehmen.

> **Authentizität** ◀◀
>
> Anreizsysteme sind vor allem dann langfristig wirksam, wenn sie in das Unternehmen passen. Bei nicht-authentischen Modellen besteht die Gefahr, dass die Mitarbeiter an die Anreize, nicht jedoch an das Unternehmen gebunden werden.

■ ■ Wirkungsweise und Ziele…

Ein Anreizsystem beinhaltet Anreize, die für den Abnehmer einen besonderen Wert darstellen.

❯❯ Unter Anreizsystemen wird […] die Summe aller im Wirkungsverbund bewusst gestalteten und aufeinander abgestimmten Stimuli (Arbeitsbedingungen [u. a.]) verstanden, die bestimmte Verhaltensweisen (durch positive Anreize, Belohnungen) auslösen bzw. verstärken [und] die Wahrscheinlichkeit des Auftretens unerwünschter Verhaltensweisen dagegen mindern… (Berthel & Becker, 2007, S. 445) ❮❮

Dieses Verständnis verdeutlicht, dass Anreize sowohl das Ziel verfolgen, die Mitarbeiter positiv zu stimulieren als auch negatives Verhalten der Mitarbeiter zu reduzieren. Das übergeordnete Ziel von Anreizsystemen ist jedoch, die Mitarbeiter direkt und indirekt zu motivieren und so die Unternehmensziele bestmöglich zu erreichen (Berthel & Becker, 2007, S. 445). Für Weinert (2004, S. 225 f.) kann die **Motivation** durch Anreizsysteme somit in vier Bereiche unterteilt werden:

1. Unternehmens- und Arbeitgeberattraktivität (für Fach- und Führungskräfte)
2. Förderung von effizientem Verhalten (Qualität, Interesse, Engagement etc.)

3. Vermeidung von unproduktivem Verhalten (häufige Abwesenheit, unvollständige Arbeit etc.)
4. Bindung von Mitarbeitern und Führungskräften

Sowohl nicht-monetäre als auch monetäre Anreize können dabei vom Gesamtunternehmen, von einzelnen Bereichen oder auch von den direkten Vorgesetzten bereitgestellt werden. Wichtig ist primär, dass die Mitarbeiter einen direkten Anreiz für sich erkennen. Je nachdem, welche **Zielgruppe** mit den Anreizen angesprochen werden soll, können verschiedene Schwerpunkte gesetzt und unterschiedliche Formen von Anreizen genutzt werden:

- **Eintrittsanreize** = der Mitarbeiter hat Interesse am attraktiven Arbeitgeber und/oder an einer spezifischen Position und bekommt zum Eintritt in das Unternehmen besondere Anreize
- **Bleibeanreize** = der bereits im Unternehmen tätige Mitarbeiter bekommt Anreize, die ihn bestärken, im Unternehmen zu bleiben
- **Leistungsanreize** = die Bereitschaft zu einem spezifischen Leistungsverhalten soll für bestimmte, im Unternehmen tätige Mitarbeiter gefördert werden

Bei der Entwicklung von Anreizsystemen können Eintritts- und Bleibeanreize oftmals zusammen betrachtet werden. Beide Anreizformen sprechen die Gesamtheit bestehender und zukünftiger Mitarbeiter an – im Gegensatz zu den meisten Leistungsanreizen, die zur Leistungsabgabe Einzelner motivieren sollen.

Je nachdem, welche Ziele verfolgt werden sollen bzw. welche Zielgruppe angesprochen werden soll, gibt es drei Arten von Anreizen:
- Eintrittsanreize
- Bleibeanreize
- Leistungsanreize

■■ **Welche Anreize sind für meine Mitarbeiter die richtigen?**
Auch wenn es unterschiedliche Anreize für verschiedene Zielgruppen gibt, wie kann sichergestellt werden, dass der Anreiz die individuelle Zielperson auch erreicht und diese motiviert? Anreize können als Mittler zwischen Motiven und der Motivation einer Person erklärt werden. Der erste Anknüpfungspunkt sind demnach die Motive bzw. die Bedürfnisse des Mitarbeiters, die durch den Anreiz angesprochen werden sollten wie ◘ Abb. 9.1 aufzeigt.

Die **Bedürfnisse** der einzelnen Mitarbeiter sind selbstverständlich höchst unterschiedlich, und nicht jedes einzelne Bedürfnis kann das Unternehmen kennen, geschweige denn befriedigen. Zu empfehlen ist dennoch, anfangs zu überlegen, in welchen Lebensphasen sich ein Großteil der Mitarbeiter befindet und welche Bedürfnisse in diesen Phasen besonders wichtig sind. In großen Unternehmen kann bei einer solchen Betrachtung eine große Anzahl von Bedürfnissen das Ergebnis sein, dann muss ausgewählt werden, was eine möglichst große Gruppe von Mitarbeitern anspricht und was für das Unternehmen umsetzbar ist. Neben der Analyse der Lebensphasen der Mitarbeiter und der dahinter stehenden Bedürfnisse können auch die Ergebnisse von Mitarbeiterbefragungen in die Planung einbezogen werden.

Bedürfnisse

Anreizsysteme müssen sich an den Bedürfnissen der Mitarbeiter orientieren, nur dann werden sie motivieren und binden können.

Idee Nr. 50 – Passgenaue Anreize für Ihre Mitarbeiter
Wenn Sie ein Anreizsystem in Ihrem Unternehmen implementieren möchten, analysieren Sie zunächst, in welchen Lebensphasen sich Ihre Mitarbeiter befinden. Für die größten Gruppen sollten Sie die Bedürfnisse ermitteln und anschließend möglichst zahlreiche, passgenaue Anreize, die diese Bedürfnisse befriedigen, zusammentragen. Erst dann können Sie auswählen, welche Angebote zu den Leitlinien Ihres Unternehmens und in den zuvor festgelegten finanziellen Rahmen passen.

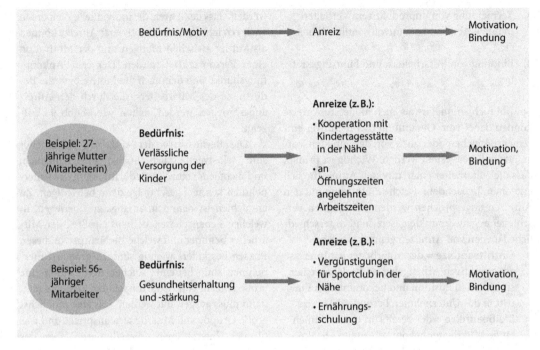

□ **Abb. 9.1** Beispiele bedürfnisorientierter Anreize

Doch auch die Mitarbeiter selbst können in die Entscheidung einbezogen werden – entweder von Beginn an oder nachdem die Unternehmensführung eine Vorauswahl getroffen hat. Die Akzeptanz und die Wirkung von Anreizsystemen können dadurch, dass die Mitarbeiter selbst die Anreize auch wirklich haben wollen, entscheidend erhöht werden.

> Werden Mitarbeiter befragt, welche Anreize sie sich wirklich wünschen würden, kann der Effekt der Anreize noch einmal nachhaltig gesteigert werden.

Idee Nr. 51 – Mitarbeiter in die Auswahl von Anreizen einbeziehen
Nach einer Vorauswahl möglicher Anreize von Unternehmensseite können Sie Ihre Mitarbeiter in die Entscheidung einbeziehen. Entweder im Rahmen einer Mitarbeiterversammlung oder bei Team- bzw. Bereichsbesprechungen können die Überlegungen den Mitarbeitern vorgestellt werden. Die Mitarbeiter haben dann die Möglichkeit, ihre Meinungen und

Bedürfnisse zu äußern und Präferenzen anzugeben.

▪▪ Anforderungen an Anreize
Sind die Anreize entsprechend der Bedarfe der Mitarbeiter ausgewählt, sollten mehrere Anforderungen beachtet werden, so dass die erarbeiteten Anreizsysteme von den Mitarbeitern auch angenommen werden. Nach Gonschorrek (2004, S. 207 ff.) sind für die **Qualität von Anreizsystemen** drei Faktoren besonders wichtig:

1. **Individualität** der Anreize
2. **Transparenz** der Anreize
3. **Gerechtigkeit** der Anreize

Dass die ausgewählten Anreize den Bedürfnissen und Motiven der Mitarbeiter entsprechen sollten, wurde bereits besprochen. Auch wenn dabei nicht die Individualität des einzelnen Mitarbeiters beachtet werden kann, so sollten die Anreize doch auf die **Individualität der Mitarbeiterschaft** des Unternehmens abgestimmt sein. Des Weiteren ist

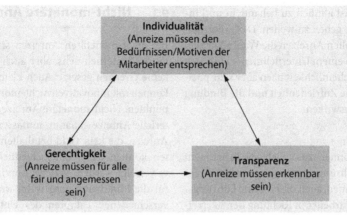

Abb. 9.2 Anforderungen an Anreize (in Anlehnung an Gonschorrek, 2004, S. 209)

die Transparenz der Systeme unerlässlich, denn nur klare und verständliche Anreize sind für die Mitarbeiter attraktiv. Doch nicht nur die Anreize selbst, sondern auch die Bedingungen, wann das Anreizsystem zum Einsatz kommt bzw. was der einzelne Mitarbeiter dafür tun muss, um einen Anreiz zu bekommen (z. B. bei Leistungsanreizen), müssen eindeutig und unmissverständlich definiert sein (**□ Abb. 9.2**).

Transparenz

Nicht nur Art und Inhalte der Anreize müssen transparent sein, sondern auch die Bedingungen, die der Mitarbeiter erfüllen muss, damit er den Anreiz in Anspruch nehmen darf.

Letztlich sollten die Anreizsysteme so aufgebaut sein, dass sie für jeden erreichbar sind – entweder für jeden Mitarbeiter des Unternehmens oder aber für jeden Mitarbeiter der dem jeweiligen Anreiz entsprechenden Zielgruppe. Sind diese grundlegenden Bedingungen erfüllt, steht der Wirkung von Anreizen kaum mehr etwas im Wege.

▪▪ Cafeteria-Modell

Sowohl für die Bleibeanreize für alle Mitarbeiter als auch für die Leistungsanreize einzelner Mitarbeiter bietet es sich an, den Arbeitnehmern die Auswahl der Inhalte zu überlassen. In Cafeteria-Modellen werden verschiedene Anreize (nicht-monetäre und monetäre) verbunden (Berthel & Becker, 2007, S.

474 ff.). Das Unternehmen stellt eine Auswahl von Anreizen zusammen und die Mitarbeiter können – bei entsprechender Leistung bzw. je nach Absprache – im Rahmen ihres Budgets die Anreize auswählen, die sie für sich bevorzugen. So favorisiert der eine Mitarbeiter eine Weiterbildung, ein anderer einen Zuschuss zu einer Unfallversicherung und wieder ein anderer einen zusätzlichen Urlaubstag. Obwohl ein Cafeteria-Modell einen nicht unerheblichen Planungsaufwand für die Verantwortlichen darstellt, bietet ein solches Modell den entscheidenden Vorteil, dass die Mitarbeiter nach ihren Bedürfnissen individuell entscheiden können. Eigenständig wählen zu können und sich nach den individuellen Bedarfen der eigenen Situation richten zu können, kann für einen Arbeitnehmer ein wahrer Motivationsschub sein.

Individualität

Durch die Wahlmöglichkeiten, die das Unternehmen seinen Mitarbeitern im Rahmen eines Cafeteria-Modells bietet, kann ermöglicht werden, dass jeder Mitarbeiter die für sich passendsten Anreize wählen kann. Durch die Befriedigung der individuellen Bedürfnisse kann die Motivation nachhaltig gesteigert werden.

Während Cafeteria-Modelle in Amerika bereits seit Jahren angewendet werden, haben sie sich in Deutschland bislang kaum etabliert. Ein Grund dafür könnte das verbreitete Interesse daran sein, alle

Personen möglichst ähnlich zu behandeln und ihnen gleiche Dinge geben zu wollen. Den Mitarbeitern aus ausgewählten Anreizen die Wahl zu lassen, erfordert Mut von einem Unternehmen – wird sich dafür aller Wahrscheinlichkeit nach aber sehr positiv in Bezug auf die Zufriedenheit und die Bindung der Mitarbeiter auswirken.

■■ Führung mit Anreizen

Anreizsysteme können zusätzlich als Instrument zur Mitarbeiterführung verstanden werden. Nicht nur das Unternehmen, auch die einzelne Führungskraft muss die Mitarbeiter in Richtung der zu erreichenden Ziele lenken und motivieren. Anreize, die nur für Mitarbeiter mit besonderen Leistungen bereitstehen, können in den Zielvereinbarungen mit der Führungskraft direkt verknüpft werden und als **Führungsinstrument** nutzbar gemacht werden. Andere Anreize, die für alle Mitarbeiter des Unternehmens zugänglich sind (beispielsweise Angebote zu Gesundheitsförderung), sind zur Führung von Mitarbeitern nicht geeignet, können die Verbundenheit zum Unternehmen dafür aber nachhaltig steigern.

> **Idee Nr. 52 – Anreize spezifizieren**
> Spezifizieren Sie die Anreize in solche, die allen Mitarbeitern unternehmensweit zur Verfügung stehen, und solche, die nur aufgrund von guter Leistung o. Ä. eingesetzt werden. Dies muss für alle Mitarbeiter und vor allem für die Führungskräfte transparent sein.

Natürlich darf auch die Beachtung der Wirtschaftlichkeit bei der Implementierung von Anreizsystemen nicht fehlen. Ein finanzieller Rahmen sollte in jedem Fall vor der Festlegung auf bestimmte Anreize definiert sein. Hierbei ist die Unterteilung in dauerhafte Systeme für alle Mitarbeiter und in temporäre, bei bestimmter Leistung für einzelne Mitarbeiter zum Einsatz kommende, Anreize besonders wichtig.

9.3   Nicht-monetäre Anreize

Bei nicht-monetären Anreizen sind der Kreativität des Unternehmens, aber auch der Mitarbeiter, keine Grenzen gesetzt. Auch kleine Unternehmen können mit innovativen nicht-monetären Anreizen punkten. Nicht-monetäre Anreize, oft auch immaterielle Anreize genannt, umfassen alle diejenigen Anreize, die kein Geld beinhalten. Mit den Inhalten können dabei unterschiedliche Schwerpunkte verfolgt werden. Welche Anreize letzten Endes für die Mitarbeiter ausgewählt werden, hängt von verschiedenen Faktoren des Unternehmens, der Mitarbeiterschaft und dem Ziel der Anreize (z. B. Bindung aller Mitarbeiter oder Leistungssteigerung einiger Mitarbeiter) ab. Mögliche **Inhalte** nicht-monetärer Anreizsysteme können sich sowohl an die Arbeit als auch an die Freizeit der Mitarbeiter richten, wie beispielsweise die Folgenden:

- Work-Life-Balance
- Gesundheit, Arbeitsschutz und Erholung
- Bewegung und Sport
- Familienfreundlichkeit und -unterstützung
- Soziale Aktivitäten/Gemeinschaft
- Personalentwicklungsmaßnahmen
- Arbeitsstrukturierung
- Lob und Anerkennung, Führungsstil
- Empowerment und Mitsprache bei der Arbeit

Konkret soll im Folgenden primär auf drei ausgewählte nicht-monetäre Anreizoptionen eingegangen werden, die sich aktuell als besonders relevant erweisen (Loffing, 2009):

1. Familienfreundlichkeit und -unterstützung
2. Gesundheit und Work-Life-Balance
3. Strukturierung der Arbeit

9.3.1   Familienfreundlichkeit und -unterstützung

Wie eine repräsentative Umfrage des Bundesministeriums für Familie, Senioren, Frauen und Jugend (2008) ergab, kann Familienfreundlichkeit als ein wesentlicher **Erfolgsfaktor** für die Bindung von Fachkräften angesehen werden. Zentrale Ergebnisse der Studie waren, dass

- Arbeitgeber, die Möglichkeiten bieten, Karriere und Familie zu verbinden, die Arbeitnehmerbindung nachhaltig verstärken können, und dass
- durch bedarfsgerechte Angebote an familienfreundlichen Maßnahmen sowohl weibliche als auch männliche Führungskräfte langfristig gebunden werden können.

Das Angebot familienfreundlicher Maßnahmen spielt eine immer größer werdende Rolle – für Unternehmen jeder Größe. Besonders in der Pflegebranche ist der Wunsch, trotz Schicht- oder Wochenenddienst Familie und Beruf unter einen Hut zu bringen, besonders groß. Zusätzlich steigt der Bedarf, auch eigene, zu pflegende Angehörige zu betreuen. Ein Entgegenkommen des Arbeitgebers durch flexible Arbeitszeiten oder eine Kooperation mit Betreuungsanbietern ist für viele Arbeitnehmer bereits von großem Nutzen.

> Besonders in zukünftigen Zeiten, in denen sich ein Arbeitnehmer in der Gesundheitsbranche seinen Arbeitgeber aussuchen können wird, werden Frauen, aber auch Männer, vermehrt darauf achten, ob bzw. welche familienunterstützenden Anreize ihnen ein Unternehmen bietet.

Idee Nr. 53 – Familienfreundlichkeit als ein zukunftsfähiger Nr.1-Anreiz
Welche familienfreundlichen Angebote bieten Sie Ihren Mitarbeitern bislang? Welche würden den Bedürfnissen Ihrer Mitarbeiter besonders entgegenkommen? Sammeln Sie die Wünsche und Möglichkeiten und erkundigen Sie sich auch nach Angeboten in Ihrer Region. In fast jeder Stadt gibt es Netzwerke und Angebote familiärer Unterstützung, mit denen eine Kooperation oftmals möglich ist.

Die Studie zur Familienfreundlichkeit als Erfolgsfaktor (Bundesministerium für Familie, Senioren, Frauen und Jugend, 2008) unterstreicht die Bedeutung des Themas für eine Großzahl der Arbeitnehmer. Selbst bei Personen mit über 18 Jahre alten Kindern bezeichneten 65% der Befragten die Vereinbarkeit von Familie und Beruf als wichtig bzw. sehr wichtig. Konkret sind den Arbeitnehmern dabei Angebote wichtig, die etwa flexible Arbeitszeiten, finanzielle Unterstützung, betriebliche Kinderbetreuung, Beratungsangebote o. Ä. beinhalten.

Damit sich auch neue Mitarbeiter von Anfang an für ein Unternehmen entscheiden, müssen sämtliche Angebote sehr deutlich und vor allem offen kommuniziert werden. Auch bestehende Mitarbeiter sollten angeregt werden, mit ihrer Führungskraft oder der Mitarbeiterberatung über ihre Unterstützungsbedarfe und Wünsche zu sprechen – denn noch immer schweigen viele Mitarbeiter ihrem Arbeitgeber gegenüber aus Angst vor negativen Konsequenzen.

Offenheit

Ein Großteil der Arbeitnehmer spricht aus Angst vor beruflichen Konsequenzen mit seinem Arbeitgeber nicht über familienfreundliche Angebote. Um dies zu ändern, muss das Unternehmen aktiv mit seinen Angeboten an die Mitarbeiter und die Öffentlichkeit herantreten und sie ermutigen, diese anzunehmen.

Anreize zur Vereinbarkeit von Familie und Beruf sollten **flexible Möglichkeiten** beinhalten, sich auf den Bedarf des Einzelnen einzustellen. Zudem sollten diese Angebote allen Mitarbeitern zur Verfügung stehen, unabhängig von der beruflichen Leistung oder Qualifikation der Mitarbeiter. Dem Unternehmen ist zu empfehlen, dass es sein Engagement transparent (intern wie extern) darstellt, um die Ernsthaftigkeit aktiv darzustellen und mögliche Hemmnisse abzubauen. Innerhalb des Unternehmens sollte klar definiert sein, wer für das Thema beratend für die Mitarbeiter sowie für die Kommunikation nach außen (inkl. der Kooperation mit Netzwerken oder Kindertagesstätten) zuständig ist. Auch für zukünftige Mitarbeiter wird dies ein Attraktivitätsmerkmal darstellen, wenn sie auf der Suche nach einem neuen Arbeitgeber sind.

Idee Nr. 54 – Unterstützungsangebote wahrnehmen

Unterstützung für Unternehmen zum Thema familienfreundliche Angebote bieten unter anderem auch

- die berufundfamilie gGmbH von der Gemeinnützigen Hertie-Stiftung (Informationen unter www.beruf-und-familie.de) sowie
- das Bundesministerium für Familie, Senioren, Frauen und Jugend, beispielsweise mit seinem Förderprogramm zur betrieblichen Kinderbetreuung (Informationen unter www.erfolgsfaktor-familie.de)

Nehmen Sie Angebote dieser Art unter die Lupe und prüfen Sie, inwiefern diese zu Ihrem Unternehmen passen könnten.

Praxis-Beispiel: Betriebskindergarten der Senioren und Pflegezentrum Brandenburg GmbH mit »Mond- und Sonnengruppe«

Die Mitarbeiter der Senioren und Pflegezentrum Brandenburg GmbH können ihre Kinder in die neu eingerichtete Mond- oder in die Sonnengruppe geben, bei denen eine besonders flexible Betreuung angeboten wird. Hier werden die Kinder von 5:30 Uhr (z. B. für die Mitarbeiter des Frühdienstes) bis 20:30 Uhr (z. B. für die Mitarbeiter des Spätdienstes) betreut. Die Betreuung wurde vom Programm »Betrieblich unterstützte Kinderbetreuung« des Bundesfamilienministeriums unterstützt. Als weitere Besonderheit ist der Betriebskindergarten zudem unmittelbar an das Pflegezentrum angeschlossen, so dass die Eltern auch im Notfall schnell vor Ort sein können.

Idee Nr. 55 – Nutzen Sie die folgenden Tabellen für eine eigene, erste Übersicht

In den folgenden Tabellen dieses Kapitels haben Sie die Möglichkeit, in der mittleren sowie in der rechten Spalte Ihre eigenen Notizen einzufügen. Hier können Sie eintragen, ob der genannte Anreiz sehr gut, ok oder weniger gut zu den Leitlinien Ihres Unternehmens sowie zu den Bedürfnissen Ihrer Mitarbeiter passt. Sie können Ihre Einschätzung zum jetzigen

Zeitpunkt festhalten oder Sie notieren die Ergebnisse nach einer bei Ihnen durchgeführten Recherche oder Befragung. In jedem Fall haben Sie anschließend eine erste Übersicht, welche Anreize für Ihr Unternehmen bzw. Ihre Mitarbeiter in Frage kommen (⬛ Tab. 9.1).

9.3.2 Gesundheit und Work-Life-Balance

Die Bedeutung betrieblicher Gesundheitsförderung nimmt für Arbeitnehmer aller Altersstufen weiter zu. Viele Mitarbeiter in der Gesundheitsbranche sind sowohl physisch als auch psychisch Tag für Tag **hohen Belastungen** ausgesetzt. Hinzu kommt die Tatsache, dass Arbeitnehmer länger arbeiten müssen und Arbeitgeber sich somit auch älter werdenden Mitarbeitern vermehrt widmen müssen. Anreizsysteme, die sich auf die Gesundheit, aber auch die Erholung und die Work-Life-Balance der Mitarbeiter beziehen, gelten für fast alle Arbeitnehmer als attraktiv, werden jedoch bislang nur in geringem Umfang eingesetzt.

> **Gesundheit**
>
> Anreize, die sich der Gesundheit und Erholung der Mitarbeiter widmen, sind für Mitarbeiter jeden Alters interessant und wichtig. Hier gibt es so viele Möglichkeiten, dass Unternehmen jeder Größe in diesem Bereich für ihre Mitarbeiter Anreize etablieren können.

Die Werte der Arbeit haben sich dahingehend verändert, dass Freizeit einen höheren Stellenwert hat als noch vor einigen Jahren (▶ Kap. 8.3). Ebenso wie im Bereich der Familienfreundlichkeit spielt auch hier die Flexibilität der Arbeit (Arbeitszeit, Arbeitsort, Arbeitsinhalt etc.) eine große Rolle. Auch die Wahlmöglichkeit, ob Überstunden mit Freizeit oder in Geld ausgeglichen werden, zählt zu den Anreizen (⬛ Tab. 9.2).

Neben dem gestiegenen **Gesundheitsbewusstsein** der Menschen steigt ebenso die Akzeptanz betrieblicher Gesundheitsförderung. Schulungen, wie

◨ Tab. 9.1 Anreize bezogen auf Familienfreundlichkeit und -unterstützung (Auswahl)

Anreize	Passung zu den Leitlinien des Unternehmens? *sehr gut/ok/weniger gut*	Passung zu den Bedürfnissen der Mitarbeiter? *sehr gut/ok/weniger gut*
Betriebliche Kinderbetreuung		
Finanzielle Unterstützung zur Kinderbetreuung		
Kooperationen mit Kinderbetreuungsanbietern		
(Finanzielle Unterstützung der) Betreuung und Hausaufgabenbetreuung für Schulkinder		
Interne Optionen für Kindernotfallbetreuung (z. B. bei Krankheit)		
Finanzielle Unterstützung für/Kooperation mit ambulanten Pflegedienst		
Finanzielle Unterstützung für/Kooperation mit Anbieter für haushaltsnahe Dienstleistungen		
Finanzielle Unterstützung für/Kooperation mit Service für Reinigung, Einkauf etc.		
Informations- und Beratungsangebote		
Tag der offenen Tür und/oder Aktivitäten für die ganze Familie und Angehörige		
Teilnahme an internen Fort- und Weiterbildungen während der Elternzeit		
Arbeitszeitstufensystem nach dem Wiedereinstieg nach der Elternzeit		
Eltern-Kind-Arbeitszimmer		
Mitnahme von Arbeit nach Hause		

rückengerechtes Arbeiten oder Raucherentwöhnungskurse, aber auch Sport- und Fitnessangebote halten im Arbeitskontext vermehrt Einzug. Bei sämtlichen gesundheitsorientierten Maßnahmen oder bei ärztlichen Untersuchungen im Unternehmen muss der Arbeitnehmer deutlich die Anonymität für die Mitarbeiter herausstellen. Auch hier sollten die Wünsche und Bedarfe der Mitarbeiter aktiv einbezogen werden. Zu groß ist sonst die Angst der Arbeitnehmer vor Konsequenzen, wenn der eigene Gesundheitszustand nicht der Norm entspricht. Wie das Beispiel der betrieblichen Gesundheitsförderung der Sozial-Holding Mönchengladbach GmbH (▶ Kap. 13) zeigt, nimmt ein solches Projekt unter Einbezug der Mitarbeiter zwar relativ viel Zeit in Anspruch, dafür sind die Akzeptanz und der nachhaltige Erfolg der Maßnahmen bis heute spürbar.

Eine größer werdende Bedeutung hat neben der gesundheitlichen Unterstützung auch die **psychosoziale Beratung**. Für die Leitungskräfte ist eine Unterstützung im Rahmen von Coachings oder Supervisionen mehr und mehr üblich, doch auch die Mitarbeiter benötigen einen Ansprechpartner, um sich über die Dinge, die sie beruflich, aber auch privat beschäftigen und belasten, auszutauschen. Ein Unterstützungsangebot, das die Mitarbeiter kostenfrei nutzen können, ist für viele ebenfalls ein

◘ Tab. 9.2 Anreize bezogen auf Gesundheit, Erholung und Work-Life-Balance (Auswahl)

Anreize	Passung zu den Leitlinien des Unternehmens? *sehr gut/ok/weniger gut*	Passung zu den Bedürfnissen der Mitarbeiter? *sehr gut/ok/weniger gut*
Ernährungskurse		
Rückenschule		
(Vergünstigungen für) Sportangebote, Fitnessstudios, Vereine etc.		
Raucherentwöhnungskurse		
Anti-Stress-Kurse und -Programme		
(Vergünstigungen für) Massagen (auch am Arbeitsplatz)		
Wasser und Obst am Arbeitsplatz zur freien Verfügung		
Gesundheitschecks		
Ruheraum (evtl. mit Massagesessel, Entspannungsmusik o. Ä.)		
Ferienhaus zur Benutzung		
Ergonomische Büromöbel		
Freiräume für individuelle Arbeitsplatzgestaltung		
Freizeitausgleich von Überstunden		
Mitarbeiterfahrräder für den Dienstweg		

ansprechender Anreiz. Einige Psychologen bieten hier branchenspezifische Mitarbeiterberatungsangebote an, die individuell auf die Bedürfnisse des Unternehmens und seiner Mitarbeiter zugeschnitten sind (z. B. Mitarbeiter-Pflege von INSPER, www.INSPER.de).

> **Psyche**
>
> Auch Anreize, die die psychische Gesundheit der Arbeitnehmer unterstützen, werden für die Mitarbeiter wichtiger und können sie zusätzlich an das Unternehmen binden.

Ergänzende Inhalte und Ideen aus der Praxis zu den Themen Gesundheit, Erholung und Work-Life-Balance finden sich in ► Kap. 6 »Mitarbeiterbetreuung – Bindung durch die tägliche Mitarbeiterpflege«.

9.3.3 Veränderung von Arbeitsstruktur und Arbeitszeit

▪▪ Arbeitsstrukturierung

Eine weitere Möglichkeit, die Mitarbeiter zu motivieren, ist die Strukturierung bzw. die Umstrukturierung der Arbeit. Im Laufe der Zeit wurde erforscht, dass die Komplexität bzw. Veränderung der Arbeit positive Effekte auf das Verhalten von Mitarbeitern hat. Besonderen **Einfluss auf die Motivation** haben fünf Merkmale, die für die Implementierung von Anreizsystemen ebenfalls wichtig sind (Weinert, 2004, S. 232):

1. Vielfalt der Arbeit
2. Autonomie
3. Verantwortlichkeit
4. Fachwissen und Fertigkeiten
5. Soziale Beziehungen und Kommunikation

Da diese Bedürfnisse nach Abwechslung und Mitbestimmung lange Zeit nicht beachtet wurden, auf die Motivation jedoch einen großen Einfluss haben, sollten sie heutzutage zumindest in Form von Anreizen für die Mitarbeiter und ihre Arbeit angeboten werden. Mittlerweile gibt es drei populäre **Maßnahmen** der Umstrukturierung:

- Job-Rotation (planmäßiger Stellenwechsel)
- Job-Enlargement (breiteres Aufgabenfeld)
- Job-Enrichment (tieferes Aufgabenfeld)

Die Strukturveränderungen Job-Enlargement und Job-Enrichment sind auch als Leistungsanreiz anzuwenden und somit nicht als ein für alle Mitarbeiter zugänglicher Anreiz nutzbar. Ein planmäßiger Wechsel der Position oder des Bereiches (Job-Rotation) ist jedoch für alle Mitarbeiter als Anreiz möglich. Wie das Beispiel des LVR-Klinikums Essen zeigt, kann ein solches Angebot vor allem für jüngere Mitarbeiter sehr attraktiv sein (▶ Praxis-Beispiel »Fachbereiche ausprobieren«, Kap. 4.5). Sie können zum einen das Unternehmen besser kennen lernen, zum anderen ausprobieren, welcher Bereich am besten zu ihnen passt. Im Allgemeinen gilt eine Umstrukturierung der Arbeit als Horizonterweiterung für den Mitarbeiter, jedoch ist sie – wie auch andere Anreizsysteme – stark von der Bedürfnisstruktur des einzelnen Mitarbeiters abhängig und sollte auf Freiwilligkeit basieren.

> **Strukturen**
>
> Die Methoden der Arbeitsstrukturierung können für verschiedene Anreizformen angewendet werden. So kann Job-Rotation als Eintritts- oder Bindeanreiz fungieren, während Job-Enlargement oder Job-Enrichment primär die Funktion eines Leistungsanreizes übernehmen kann.

▪▪ Flexible Arbeitszeiten

Für die Branche der Gesundheitswirtschaft und den Bedürfnissen vieler Mitarbeiter entsprechend ist vor allem eine Flexibilisierung der Arbeitszeiten interessant. Bereits in den 1970er Jahren beschäftigte man sich im Rahmen einer Konferenz der OECD (Organisation for Economic Co-operation

◘ **Tab. 9.3** Vorteile flexibler Arbeitszeiten für Unternehmen und Mitarbeiter	
Vorteile für das Unternehmen	Vorteile für den Mitarbeiter
Erhöhte Kundenorientierung, besserer Service	
Flexibilität bei erhöhter Nachfrage	
Dämpfung von Auftragslöchern	
Erhöhte Arbeitgeberattraktivität	
Erhöhte Mitarbeiterbindung	
	Erhöhte Arbeitsmotivation
Stärkung der Eigenverantwortlichkeit der Mitarbeiter	
Verbesserung der Vereinbarkeit von Familie und Beruf	

and Development) mit einem »**Modell zur flexiblen Gestaltung der Lebensarbeitszeit**« (Ulich, 2005, S. 585). Grundlage der Diskussionen war die Hypothese, dass jeder Mensch in verschiedenen Lebensphasen unterschiedliche Bedürfnisse habe und die Wahlfreiheit des Einzelnen gestärkt werden solle. So wurden die Anfänge flexibler Arbeitszeiten gestaltet, und einige Jahre später konnten einige Unternehmen bereits Vorzüge an dem neuen Modell benennen. So kann die Flexibilisierung von Arbeitszeiten neben dem Ziel der Mitarbeiterbindung weitere Vorteile – sowohl für das Unternehmen als auch für die Mitarbeiter – mit sich bringen (◘ Tab. 9.3).

Für die Arbeit mit flexiblen Arbeitszeiten gibt es die verschiedensten Möglichkeiten der Anwendung, wie etwa die Folgenden (vgl. Hoff & Weidinger, 2004, S. 244 ff.; Marburger, 2004, S. 312 f.):

- Flexible Tages- und Wochenarbeitszeit
- Jahresarbeitszeit und Lebensarbeitszeit
- Gleitzeit mit und ohne Kernzeit
- Teilzeit

Arbeitszeiten können sowohl innerhalb eines Tages, einer Woche, eines Monats oder auch eines gesamten Arbeitslebens flexibel gestaltet werden. Einige Unternehmen haben bereits dutzende von verschiedenen Arbeitszeitmodellen, so dass die Mitarbeiter einen großen Anteil an Mitbestimmung haben. Beispielsweise die Franziskusheim gGmbH in Geilenkirchen, die ein eigenes Arbeitszeitmodell mit hoch flexibler Arbeitszeitgestaltung entwickelte (▶ Praxis-Beispiel »Hoch flexible Arbeitszeitgestaltung der Franziskusheim gGmbH«). Ziel war es hier vor allem, den speziellen Bedürfnissen berufstätiger Mütter, aber auch dem höheren Stellenwert von Freizeit im Allgemeinen gerecht zu werden. Sowohl die Mitarbeiter als auch die Bewohner der Einrichtung und die Geschäftsführung bereuen diesen Schritt keinesfalls. Die Mitarbeiter begrüßten die gestiegene Eigenverantwortung und die verbesserten Möglichkeiten, Familie, Freizeit und Arbeit zu verbinden.

Praxis-Beispiel: Hoch flexible Arbeitszeitgestaltung der Franziskusheim gGmbH

Nachdem das Ziel, flexible Arbeitszeiten einzuführen, vereinbart war, wurde in der Franziskusheim gGmbH zunächst analysiert, wann wie viele Mitarbeiter welcher Qualifikationen im Tagesablauf benötigt wurden. Schnell stellte sich dabei heraus, dass die Anforderungen innerhalb einer Schicht sehr unterschiedlich waren. In einer Erprobungsphase über neun Monate wurde die »flexible Vertrauensarbeitszeit« eingeführt. Bei dieser können die Mitarbeiter ohne Angabe von Gründen bis zu 115 Stunden im Plus oder im Minus arbeiten. Diese Stunden werden erst am Ende des Arbeitsverhältnisses oder zu Beginn eines Erziehungsurlaubes abgerechnet. Nach Abschluss der Probephase wurde das Modell beibehalten und es stellte sich als sehr effizient dar, dass bei hoher Belastung im Tagesablauf bis zu 30% mehr Mitarbeiter arbeiten als früher. Sowohl die allgemeine Zufriedenheit der Mitarbeiter – und die der Bewohner – als auch die Ausfallzeit und die Fluktuationsquote konnten mit der Einführung der Arbeitszeitflexibilisierung stark gesenkt werden (Nickels, 2003, S. 75 ff.).

Praxis-Beispiel: Kombizeiten in der Altenzentrum Klarastift gGmbH

Das Altenzentrum Klarastift in Münster beteiligte sich bei dem vom Europäischen Sozialfond – Gemeinschaftsinitiative ADAPT – und dem Land Nordrhein-Westfalen geförderten Projekt »Kombizeit«,

das zum Ziel hatte, flexible Arbeitszeitmodelle zu entwickeln und einzuführen, um Arbeitnehmern eine bessere Vereinbarkeit von Familie und Beruf zu ermöglichen. Mit Hilfe einer Analyse der bestehenden Arbeits- und Arbeitszeitstrukturen (u. a. einer schriftlichen Mitarbeiterbefragung und einer Mitarbeiterversammlung) sowie einer internen Projektgruppe wurde ein Arbeitszeitmodell erarbeitet, das den Interessen der Mitarbeiter entsprechen sollte. Während der Projektphase gab es Workshops, Berichte der Zwischenstände und gemeinsame Reflexionssitzungen. Ergebnis war unter anderem ein Arbeitszeitkonto mit Kontogrenzen. Diese (Zeitschulden-)Grenzen wurden so berechnet, dass Teilzeit- und Vollzeitkräfte gleichberechtigt sind (die wöchentliche Arbeitszeit mit 10% multipliziert). Durch Mehrarbeit oder Überstunden sowie mit Feiertags- oder Sonntagszeitzuschlägen kann das Konto aufgefüllt und durch Freinahme einzelner Stunden oder Tage abgebaut werden. Die Kontostände werden der Pflegedienstleitung und der Betriebsleitung monatlich zur Kenntnisnahme vorgelegt. Auch wenn die Mitarbeiter gewohnte Strukturen verlassen mussten, so erfreute sich ein Großteil von ihnen an der neu gewonnen Freiheit.

Oftmals stellt sich bis heute die Frage der **Wirtschaftlichkeit** von Teilzeitstellen. Zur Wirtschaftlichkeit dieser gibt es ausführliche Darstellungen, die zeigen, dass den geringen Mehrkosten ein erheblicher Nutzen gegenübersteht (Ulich, 2005, S. 590 ff.). Beispielsweise seien die Fehlzeiten von Teilzeitkräften im Durchschnitt halb so hoch wie die von Vollzeitbeschäftigten. Auch die Leistung wird bei Teilzeitkräften um bis zu 10% höher geschätzt, so dass das frühere Urteil, Teilzeitkräfte wären zu teuer, kaum noch haltbar ist (◘ Tab. 9.4).

9.3.4   Diverse nicht-monetäre Anreize

Es gibt zahlreiche Ideen und Möglichkeiten, den Mitarbeitern der Gesundheitsbranche nicht-monetäre Anreize zu bieten, um sie zu motivieren und an das Unternehmen zu binden. Exemplarisch werden diese in ◘ Tab. 9.5 zusammengestellt. Zwei innovative Beispiele eines Bindeanreizes und eines

◘ **Tab. 9.4** Anreize bezogen auf die Arbeitszeit (Auswahl)

Anreize	Passung zu den Leit-linien des Unterneh-mens? *sehr gut/ok/weniger gut*	Passung zu den Bedürf-nissen der Mitarbeiter? *sehr gut/ok/weniger gut*
Teilzeit		
Teilzeit während der Elternzeit		
Flexible Tages- und Wochenarbeitszeit		
Vertrauensarbeitszeit		
Lebensarbeitszeitkonto		
Gleitzeit		
Home Office		
Job-Sharing		
Kurzfristige Freistellung bei Krankheit von Kindern oder für pflegebedürftige Angehörige		
Zusätzliche unbezahlte Urlaubstage		

Leistungsanreizes, wie sie in der Praxis bereits angewendet werden, werden vorangestellt.

Praxis-Beispiel: Weihnachtspräsente bei der Katholischen Pflegehilfe Essen mGmbH

Seit vielen Jahren erhalten alle Mitarbeiter der Katholischen Pflegehilfe Essen mGmbH zu Weihnachten ein persönliches Präsent vom Unternehmen. Aus der Tradition heraus hat es sich entwickelt, dass die Leitungen jedes Bereiches die entsprechenden Geschenke aussuchen und kurz vor Weihnachten übergeben. Ein traditionsreicher Bleibeanreiz, den jeder Mitarbeiter unabhängig von seiner Qualifikation und Leistung erhält.

Praxis-Beispiel: Kino-Gutscheine im Phönix Haus Sonnengarten Wohn- und Pflegezentrum

Im Phönix Haus Sonnengarten Wohn- und Pflegezentrum in Essen bekommen die Mitarbeiter nach einer erfolgreich gemeisterten Prüfung der Medizinischen Dienstes der Krankenversicherung (MDK) in einer Mitarbeiterversammlung zum einen das Ergebnis mitgeteilt, zum anderen beispielsweise einen Kino-Gutschein als Dankeschön für die gute Arbeit und als Belohnung für ihre gute Leistung (Leistungsanreiz).

9.4 Monetäre Anreize

Nach Meinung von Geschäftsführern und Personalverantwortlichen der Branche sind das Betriebsklima, ein persönliches Geschenk, eine gewünschte Fortbildung mit schönem Hotel o. Ä. (nicht-monetäre Anreize) für die meisten Arbeitnehmer mittlerweile von größerer Wertigkeit (Loffing, 2009). Dennoch sind auch monetäre Anreize für viele Arbeitnehmer und gerade für Führungskräfte von Interesse, auch wenn sie in ihrer **Wirkung** als **kurzzeitiger** bezeichnet werden können. Nach Knoblauch (2004, S. 128) wird die leistungsorientierte oder variable Vergütung langfristig bis zu 40% der Gesamtvergütung betragen. Doch da eine wirtschaftliche Stabilität bzw. finanzielle Großzügigkeit oftmals nicht gewährleistet werden kann, sollten die Instrumente sorgfältig ausgewählt werden. Die ◘ Tab. 9.6 gibt einen Überblick über mögliche Elemente der Vergütung.

▣ Tab. 9.5 Diverse nicht-monetäre Anreize (Auswahl)

Anreize	Passung zu den Leitlinien des Unternehmens? *sehr gut/ok/weniger gut*	Passung zu den Bedürfnissen der Mitarbeiter? *sehr gut/ok/weniger gut*
Fort- und Weiterbildung – Mit anteiliger Kostenübernahme – Mit vollständiger Kostenübernahme – In der Arbeitszeit – Ohne anschließende Verpflichtungen		
Individuelle Karriereplanung		
Mentoren- und Einarbeitungsprogramme		
Coaching und/oder Supervision		
Psychosoziale Beratungsangebote für Mitarbeiter/Unternehmenspsychologe		
Dienstwagen und -handy zur privaten Nutzung		
Internet zu Hause		
Gemeinsame Veranstaltungen und Feste		
Freier/vergünstigter Eintritt zu Kulturveranstaltungen/Freizeitparks o. Ä.		
Unterstützung zu sozialem oder ehrenamtlichem Engagement		
Gemeinsames Engagement für die Region oder die Umwelt		
Kooperationen mit Winter-, Gärtner- oder Umzugsdiensten		

▣ Tab. 9.6 Elemente der Vergütung

Gesamtvergütung	Arbeitnehmerfinanzierte Altersversorgung			Betriebliche Altersvorsorge	
	Aktuelle Vergütung	Variabel	Einmalig	– Erfolgsprämien – Boni – Sonderzahlungen	
		Fix	Einmalig	– Weihnachtsgeld – Zusätzliche Urlaubsvergütung	
		Variabel	Laufend	Umsatz-/Abschlussprovision	
		Fix	Laufend	Monatsgehalt/Stundenlohn	Übertarifliche Zulagen
					Leistungszulagen
					Tariflohn/-gehalt
Modifiziert nach Femppel & Zander, 2000 in Knoblauch, 2004, S. 126					

Obwohl es zur Wirksamkeit von Geld auf die Arbeitszufriedenheit und/oder die Arbeitsleistung kaum tragfähige Untersuchungen gibt und einige Forscher, wie beispielsweise Frederick Herzberg, sogar postulierten, finanzielle Anreize hätten keinerlei Wirkung auf die Motivation von Mitarbeitern, zeigen wiederum andere Umfragen, dass die Bedeutung von Geld für verschiedene Zielgruppen bzw. Mitarbeiter in verschiedenen Lebensphasen variiert (Weinert, 2004, S. 226 f.). Diese Gegebenheiten zeigen, dass auch monetäre Anreize individuell auf verschiedene Mitarbeiter angepasst werden und ihren aktuellen Bedürfnissen entsprechen müssen.

Lebensphasen

Ebenso wie unentgeltliche müssen auch monetäre Anreize individuell auf die Bedürfnisse der Mitarbeiter im Unternehmen angepasst werden. Insbesondere die Lebensphase, in der sich eine Person befindet, hat einen großen Einfluss auf ihre finanziellen – und nicht-finanziellen – Bedarfe.

Während eine hohe Vergütung oftmals als Eintrittsanreiz fungieren kann, müssen für das Bleiben der Mitarbeiter andere Reize geschaffen werden. Nur wenige monetäre Anreize sind dafür geeignet, allen Mitarbeitern einen Mehrwert zu bieten, ohne diesen aufgrund ihrer Leistung zu differenzieren (z. B. Weihnachtsgeld). In der Praxis werden zusätzliche Vergütungselemente oft eng mit Zielvereinbarungen und der vollbrachten Leistung verknüpft. Dabei können Erfolge verschiedener Gruppen betrachtet werden und diese eine entsprechende monetäre **Erfolgsbeteiligung** erhalten:

- Unternehmenserfolg → Beteiligung aller Mitarbeiter
- Erfolg eines Teams/Bereichs → Beteiligung der Mitarbeiter des Teams/Bereichs
- Individueller Erfolg → Beteiligung des einzelnen Mitarbeiters

Wichtig ist auch hier, durch Transparenz und Gerechtigkeit die Qualität der Anreize aufrecht zu erhalten und Neid oder Missstimmungen vorzubeugen. Dies bedeutet für ein Unternehmen unter Umständen einen erheblichen Aufwand, dennoch kann nur so eine gezielte, erfolgsbasierte Zahlung funktionieren, die von den Mitarbeitern akzeptiert wird.

Klarheit

Wann immer ein Erfolg Einfluss auf eine Sonderzahlung hat, müssen die Maßstäbe für alle Mitarbeiter transparent definiert und offen zugänglich sein.

In der Praxis wird eine leistungsgerechte Vergütung oftmals für Leitungskräfte verhandelt, wobei die Höhe der zusätzlichen Vergütung zu einem großen Teil mit den Zielvereinbarungen der Person oder des Bereiches, für den sie verantwortlich ist, verbunden sind (Loffing, 2009). Andere Unternehmen belohnen zudem Mitarbeiter, die über die vereinbarte Leistung hinaus über eine gewisse Zeit (ein halbes oder ein ganzes Jahr) ein überdurchschnittlich hohes Engagement gezeigt haben. Dies ist beispielsweise bei der DRK-Schwesternschaft Essen der Fall, wo Stationsleitungen, die über ein Jahr lang die stattfindenden Pflege-Assessments begleitet haben, eine Gratifikation erhalten und Mitarbeiter, die sich als Springer eingetragen haben, monatlich mehr Geld und zusätzlich fünf Tage Urlaub erhalten. Weitere Beispiele sind im folgenden ▸ Praxis-Beispiel »Monetäre Anreize in der Praxis (Beispiele verschiedener Unternehmen)« zusammengestellt.

Monetäre Anreize in der Praxis (Beispiele verschiedener Unternehmen)

- Quartalsweise leistungsorientierte Vergütung für Leitungskräfte, gemessen an guter Wirtschaftlichkeit, Überstundenabbau etc. im verantwortlichen Bereich
- Sondervergütung für alle Mitarbeiter eines Bereiches, wenn dort der Gewinn steigt, ein geringer Krankenstand herrscht und das Team gut zusammenarbeitet
- Sondervergütung für einzelne Mitarbeiter nach extremer Belastung, z. B. eine hohe Anzahl an Überstunden durch hohen Krankenstand (dabei Abstufung nach Anzahl der Überstunden)

▣ Tab. 9.7 Diverse monetäre Anreize (Auswahl)

Anreize	Passung zu den Leitlinien des Unternehmens? *sehr gut/ok/weniger gut*	Passung zu den Bedürfnissen der Mitarbeiter? *sehr gut/ok/weniger gut*
Erfolgsbeteiligung (Unternehmen, Bereich oder individuell)		
Jubiläumszuwendungen		
Betriebliche Beteiligungsmodelle		
Betriebliche Altersvorsorge(zusatz)vorsorge		
Zuschüsse zu vermögenswirksamen Leistungen		
(Zuschüsse zu) Unfall- oder Berufsunfähigkeitsversicherung		
Rabatte für unternehmenseigene Dienstleistungen		
Arbeitnehmer-Darlehen		
Fahrtkostenzuschüsse		

— Erfolgsabhängige jährliche Zusatzvergütung, gemessen am Zielerreichungsgrad von Budgetplanungen

Auch hier kann die Empfehlung gegeben werden, die Mitarbeiter im Rahmen eines Cafeteria-Modells in die Auswahl der Anreize, die für sie persönlich am passendsten sind, mit einzubeziehen. Eine beispielhafte Übersicht der zahlreichen Möglichkeiten monetärer Anreize findet sich in ▣ Tab. 9.7.

> **Idee Nr. 56 – Veröffentlichen Sie Ihre Anreize**
> Wie bereits dargestellt, können Anreize sowohl intern für die bestehenden Mitarbeiter als Motivation als auch extern für die Attraktivitätssteigerung als Arbeitgeber wirken. Werben Sie also mit Ihren Anreizsystemen und stellen Sie diese beispielsweise im Internet oder in einer Veröffentlichung dar. Dies wirkt sowohl für bestehende als auch für potenzielle Mitarbeiter anziehend und verdeutlicht transparent die Werte des Unternehmens.

9.5   Zusammenfassung

Anreizsysteme können langfristig die Motivation und Bindung von Mitarbeitern unterstützen. Je besser sie in die Kultur des Unternehmens passen und die Bedürfnisse der Mitarbeiter ansprechen, desto intensiver können sie wirken. Eine sorgfältige Analyse der Möglichkeiten und Bedarfe und die Einbeziehung der Mitarbeiter in den Entwicklungsprozess sind aufwändig, rechnen sich langfristig jedoch und können die Akzeptanz der Instrumente unterstützen. Die Anreize sollten ihrer Zielgruppe entsprechend eingesetzt und unterschieden werden. Je nachdem, ob die Anreize der gesamten Mitarbeiterschaft zur Verfügung stehen sollen (Bleibeanreiz), auch für zukünftige Mitarbeiter sichtbar sein sollen (Eintrittsanreiz) oder einzelne Mitarbeiter zu (erhöhter) Leistung motivieren sollen (Leistungsanreiz), sollte hier von vornherein differenziert werden. Für die Mitarbeiter ist besonders bei der Neueinführung von Anreizsystemen wichtig, dass sie sich auf eindeutige Strukturen und Kriterien verlassen können. Ohne Transparenz und das Vertrauen in eine gerechte Verteilung werden Anreize kaum ihren gewünschten Erfolg erzielen. Dabei können sowohl nicht-monetäre als auch monetäre Anreize sehr flexibel nach den Möglichkeiten des Unternehmens und den Bedürfnissen der Mitarbeiter eingesetzt werden. Anreizsysteme sollten langfristig geplant und auch in wirtschaftlich schwachen Zeiten aufrecht erhalten werden – der finanzielle Rahmen sollte somit stets vor der Planung abgesteckt werden. Doch auch nach einer ersten Einführung und Akzeptanz der Mitarbeiter wird eine langfristige Bindung nur dann möglich sein, wenn die Anreize an die sich verändernden Motive des Unternehmens und seiner Arbeitnehmer angepasst werden. Durch Offenheit bezüglich der Bedürfnisse der Beteiligten kann jedoch langfristig ein reizvolles Instrument geschaffen werden, das Mitarbeiter individuell und dennoch authentisch motiviert und bindet.

Literatur

Berthel, J. & Becker, F. G. (2007). Personalmanagement – Grundzüge für Konzeptionen betrieblicher Personalarbeit (6. Aufl.). Stuttgart: Schäffer-Poeschel.

Bundesministerium für Familie, Senioren, Frauen und Jugend (2008). Familienfreundlichkeit von Unternehmen – Familienfreundlichkeit als Erfolgsfaktor für die Rekrutierung und Bindung von Fachkräften. Zu beziehen unter: http://www.erfolgsfaktor-familie.de.

Hoff, A. & Weidinger, B. (2004). Auf dem Weg zum flexiblen Arbeitszeitsystem. In D. Franke & M. Boden (Hrsg.), PersonalJahrbuch 2004. Neuwied: Wolters Kluwer.

Gonschorrek, U. (2004). Das Service-Center im Personalbindungsmanagement. In R. Bröckermann & W. Pepels (Hrsg.), Personalbindung – Wettbewerbsvorteile durch strategisches Human Resource Management. Berlin: Erich-Schmidt.

Knoblauch, R. (2004). Motivation und Honorierung der Mitarbeiter als Personalbindungsinstrumente. In R. Bröckermann & W. Pepels (Hrsg.), Personalbindung – Wettbewerbsvorteile durch strategisches Human Resource Management. Berlin: Erich-Schmidt.

Loffing, D. (2009). Mitarbeiterbindung in der Pflege. Unveröffentliche Studie. Essen: INSPER – Institut für Personalpsychologie.

Marburger, G. (2004). Best-Practice-Personalbindungsstrategien im Klein- und Mittelstand. In R. Bröckermann & W. Pepels (Hrsg.), Personalbindung – Wettbewerbsvorteile durch strategisches Human Resource Management. Berlin: Erich-Schmidt.

Nickels, A. (2003). Mitarbeitergewinnung und Mitarbeiterbindung durch kunden- und mitarbeiterorientierte hoch flexible Arbeitszeiten. In Kuratorium Deutsche Altershilfe (KDA) (Hrsg.), Personalgewinnung und Personalbindung in der Altenhilfe. Dokumentation der KDA-Fachtagung 2003. Köln: KDA.

Ulich, E. (2005). Arbeitspsychologie (6. Aufl.). Stuttgart: Schäffer-Poeschel.

Weinert, A. (2004). Organisations- und Personalpsychologie (5. Aufl.). Weinheim: Beltz.

Zusammenfassung –
Die Erfolgsfaktoren
im Kurz-Überblick

Mitarbeiterbindung ist umfangreich und vielfältig, zugleich aber mit vielen Einsatzmöglichkeiten verbunden. Die Komplexität bietet Vorteile, denn viele Instrumente unterstützen sich gegenseitig, so dass zahlreiche Synergien genutzt werden können. So ist es nur schwer möglich, eine einzelne Maßnahme aus dem Portfolio des Mitarbeiterbindungsmanagements zu implementieren, da diese in der Vielfältigkeit eines Unternehmens kaum Wirkung zeigen wird. Um Instrumente erfolgreich einzubinden, müssen sämtliche das Personal betreffende Bereiche einbezogen werden. Zudem müssen sämtliche Personen des Unternehmens beteiligt werden:

- die Geschäftsführung, um einen Rahmen festzulegen,
- die Führungskräfte, um die Instrumente im Alltag anzuwenden und zu »betreuen«, und natürlich
- die Mitarbeiter, denen die Instrumente primär zu Gute kommen sollen.

Dabei sollten die Mitarbeiter so oft wie möglich einbezogen werden – denn sind diese von den ausgewählten Instrumenten nicht überzeugt, wird das Ziel, sie an das Unternehmen zu binden, kaum erreicht werden können.

Doch schauen wir die beschriebenen sieben Erfolgsfaktoren noch einmal in der Übersicht an, um zu verstehen, welche Erfordernisse wichtig sind, um Instrumente der Mitarbeiterbindung erfolgreich implementieren zu können.

■ ■ 1. Eine zukunftsorientierte, tragfähige Grundlage schaffen: Mitarbeiterorientierte Unternehmenskultur

Instrumente, die in einem Unternehmen neu eingeführt werden sollen, brauchen ein solides Fundament und einen Rahmen, in dem sie sich bewegen dürfen. Dazu gehören eine eindeutige Vorgabe über die Vision, die Ziele und die Werte, die dem Unternehmen wichtig sind. Leitlinien, die die Kultur eines Unternehmens widerspiegeln, sollten dabei so konkret wie möglich formuliert werden. Für alle Beteiligten muss durch konkrete Maßnahmen ersichtlich sein, wie die Werte im Alltag gelebt werden sollen. Je transparenter dies – wie auch weitere Informationen und Ziele des Unternehmens – für

die Mitarbeiter ist, desto besser werden sie neue Maßnahmen der Mitarbeiterbindung einzuordnen wissen. Der Aufwand einer transparenten Informationspolitik sollte dabei nicht unterschätzt werden – es ist eine fortwährende Aufgabe, die für die Identifikation der Mitarbeiter mit ihrem Unternehmen äußerst wichtig ist. Um sich als Mitarbeiter mit einem Unternehmen identifizieren zu können, ist es notwendig, möglichst viel über die Identität des Unternehmens zu wissen. Erst dann kann entschieden werden, ob diese zur eigenen Identität passt oder nicht. Um eine solide Grundlage zu schaffen, sind vom Unternehmen außerdem grundlegende Bereiche zu optimieren. Sowohl die Arbeitsumgebung, die Sicherheit bei der Arbeit, aber auch das Organisationsklima und die vorherrschenden Methoden alltäglicher Kommunikation sind wichtige Faktoren, die eine mitarbeiterorientierte Unternehmenskultur bereitstellen sollte. Insgesamt sollten die Bedingungen eindeutig und transparent dargestellt werden. Wann und wo immer es möglich ist, sollten bereits bei dem Bau des Fundaments die Mitarbeiter mit ihrer Meinung gefragt und einbezogen werden. Je mehr sie gefragt und gehört werden, desto eher werden sie Entscheidungen und neue Ideen von Unternehmensseite akzeptieren und unterstützen.

■ ■ 2. Die besten Mitarbeiter anziehen: Wirkungsvolles Personalmarketing

Die Anzahl verfügbarer Fach- und Führungskräften in der Gesundheitswirtschaft wird immer geringer, die Suche bzw. das Finden von geeigneten Mitarbeitern ebenso. Einem Unternehmen, welches sich nicht aktiv als attraktiver Arbeitgeber auf dem Bewerbermarkt präsentiert, wird es langfristig kaum gelingen, neue Mitarbeiter zu bekommen. Um Mitarbeiter binden zu können, ist der erste aktive Schritt, auf diese zuzugehen und sie vom Unternehmen zu überzeugen. Zuvor muss geklärt werden, welche Mitarbeiter gebraucht werden, um die strategischen Unternehmensziele erreichen zu können und so die Zielgruppe zu spezifizieren. Im Anschluss daran sollten die Medien eruiert werden, auf die die Zielgruppe primär zugreift. In Zeiten von Internet und Mailverkehr nehmen online-Stellenanzeigen sowie der Internet-Auftritt eines Unternehmens im externen Personalmanagement mit den höchsten Stellenwert ein. Bei jedem Auftritt muss jedoch darauf geachtet werden, dass auch die zu erreichende Zielgruppe angesprochen wird – nämlich potenzielle neue Mitarbeiter (oft ist der Außenauftritt bislang nur für die Zielgruppe der Kunden bestimmt). Auch die Außenwirkung (Corporate Identity) sowie die Eindeutigkeit des Unternehmens als Arbeitgebermarke sollten überprüft und gegebenenfalls optimiert werden. Eine inkonsequente Marke sowie ein mangelhaftes Auftreten werden einen Interessenten nur selten überzeugen. Dabei hat ein attraktiver Arbeitgeber viel zu bieten und sollte dies nach außen repräsentieren. Nicht nur potenziell neue Mitarbeiter, sondern auch die bestehenden Mitarbeiter werden auf ihr Unternehmen und darauf, bei diesem arbeiten zu dürfen, stolz sein.

■■ 3. Die Passenden auswählen: Effektive Personalauswahl

Nachdem sich – der vorher definierten Zielgruppe entsprechende – Interessenten beim Unternehmen gemeldet haben, geht es darum, herauszufinden, welche Personen wirklich in das Unternehmen passen und welche nicht. Ein Bewerber, dessen Werte und Ziele mit denen des Unternehmens kollidieren, wird schon aus diesem Grund nicht lange im Unternehmen bleiben – unabhängig von sonst effektiv wirksamen Instrumenten der Mitarbeiterbindung. Wieder einmal liegt es im ersten Schritt am Unternehmen selbst zu definieren, wie der Mitarbeiter genau sein sollte und welche Kompetenzen er mitbringen sollte. Die Erstellung einer Aufgaben- und Anforderungsanalyse bzw. eines -profils kann hierfür einen guten Überblick bieten. Ähnlich wie in einer Partnervermittlung geht es im zweiten Schritt darum, möglichst viel über die Wünsche und Potenziale des Bewerbers herauszufinden. Besonders die Interessen einer Person bleiben über die Lebenszeit verhältnismäßig stabil, so dass eine Übereinstimmung in diesem Bereich für die langfristige Bindung der Person sehr wichtig sein kann – wie in einer Ehe ist es vermehrt positiv zu bewerten, wenn ähnliche Bedürfnisse und Interessen zwischen beiden Partnern bestehen. Zur detaillierten Erfassung der Qualitäten und Potenziale eines Bewerbers stehen dabei unterschiedliche Instrumente der Personalauswahl zur Verfügung. Je nachdem,

welche Informationen über den Bewerber für das Unternehmen am wichtigsten sind, sollten entsprechende Methoden ausgewählt werden. Diesbezüglich kann eine höhere Investition in Auswahlinstrumente und die qualifizierte Anwendung dieser die Qualität der Auswahl bzw. die Passungssicherheit erhöhen. Dabei kann durchaus auch eine sinnvolle Kombination mehrerer Instrumente empfehlenswert sein. Ist die Entscheidung von beiden Seiten gefallen, geht es darum, die sensibelste Phase, nämlich die der ersten Tage im neuen Unternehmen und der Einarbeitung, mit Hilfe von kleinen und auch umfangreicheren Maßnahmen für den Mitarbeiter so transparent und angenehm wie möglich zu gestalten – sowohl für die Glaubwürdigkeit als auch für die Identifikation und die Bindung stellt der Einstieg die entscheidende Phase dar.

■■ 4. Mitarbeiter pflegen und stärken: Nachhaltig wirksame Mitarbeiterbetreuung

Im klassischen Personalmanagement folgt nach der Auswahl und Einarbeitung der Mitarbeiter meist das Kapitel der Personalentwicklung. Nicht jeder Mitarbeiter will sich jedoch (ständig) weiterentwickeln. Mit Maßnahmen der Mitarbeiterbindung müssen jedoch auch diejenigen angesprochen werden, die sich im Unternehmen und auf ihrer Position wohl fühlen und einfach ihrer Arbeit nachgehen möchten. Mitarbeiter, die von Seiten des Unternehmens vor Stress und gesundheitlichen Schädigungen geschützt und in ihren eigenen Fähigkeiten gestärkt werden, fühlen sich ihrem Unternehmen verbunden. Die Pflege von Mitarbeitern kann beim Schutz vor übermäßiger Belastung und beim Erlernen und Anwenden wirkungsvoller Bewältigungsstrategien ansetzen. Doch auch für die unterschiedlichen Bedürfnisse nach Erholung und Entlastung kann das Unternehmen Unterstützung anbieten. Sowohl für die aktive als auch für die passive Entspannung können Maßnahmen zur Verfügung gestellt werden, so dass jeder Mitarbeiter eine für sich passende Methode finden kann. Auch eine gelebte Pausenkultur – vorgelebt von den Führungskräften – kann die Erholung der Mitarbeiter verbessern. Entlastende Faktoren, wie Unterstützung im Kollegenkreis, Supervision oder eine erfolgreiche Selbstabgrenzung des Einzelnen, können zudem mit gezielten Maßnahmen positiv verstärkt werden und die Mitarbeiter stärken. Auch das Interesse an einer möglichst guten Vereinbarkeit von Privatleben und Arbeit, die Fürsorge im Krankheitsfall und die Förderung der physischen und psychischen Gesundheit des Mitarbeiters sind Inhalte nachhaltig wirksamer Mitarbeiterbetreuung. Dabei spielen auch externe Mitarbeiterberatungen, bei denen ein Experte den Mitarbeitern mit Rat und Tat zur Seite steht, eine immer größer werdende Rolle. Denn insbesondere aufgrund des erhöhten Anteils psychischer Erkrankungen von Arbeitnehmern wissen Mitarbeiter die Fürsorge ihres Unternehmens auf psychosozialer Ebene immer mehr zu schätzen.

■ ■ 5. Mitarbeiter fordern und fördern: Passgenaue Personalentwicklung

Der Arbeitsplatz ist für viele Mitarbeiter ein Ort, an dem die eigenen Stärken und Potenziale ausgelebt und berufliche Ziele erreicht werden sollen. Mitarbeiter, die sich weiterentwickeln wollen, können mit für sie passgenauen Instrumenten der Personalentwicklung zusätzlich im Unternehmen gehalten werden. Personalentwicklungsmaßnahmen sollten so geplant sein, dass mit ihnen sowohl die Ziele des Unternehmens (z. B. das Anbieten einer neuen Dienstleistung) als auch die Interessen der Mitarbeiter (z. B. Verbesserungen der Selbstverwirklichungschancen) berücksichtigt sind. Eine Maßnahmenplanung bzw. Angebote für die Mitarbeiter sollten demnach erst dann erfolgen, wenn eine Organisationsanalyse, eine Aufgaben- und Anforderungsanalyse und eine Personalanalyse vollzogen und somit alle Perspektiven eingebunden sind. Bevor ein Mitarbeiter in den Genuss einer Entwicklungsmaßnahme kommt, sollte das Unternehmen zunächst eruieren, wer Leistungsträger und wer eher Mitläufer ist und welche Mitarbeiter über ein hohes bzw. niedriges Potenzial verfügen. In einer detaillierten Beurteilung sollten zudem die soziale und persönliche, die Methoden- und die Fachkompetenz des Einzelnen beurteilt werden. Ein Hauptinstrument der Beurteilung ist dabei das Beurteilungs- oder Fördergespräch. Hierbei sollte der Mitarbeiter die Möglichkeit haben, eine eigene Einschätzung über seine Kompetenzen abzugeben und anschließend über die Beobachtungen und Ergebnisse der Führungskraft in Kenntnis ge-

setzt werden. Gemeinsam können dann Ziele und Fördermaßnahmen vereinbart werden. Auch hier sollte sich die Auswahl der Methoden an den zu erreichenden Zielen orientieren. Je besser dabei die Wünsche und Bedarfe des einzelnen Mitarbeiters unter Berücksichtigung seiner Beurteilung einbezogen werden, desto zufriedener wird dieser mit den Maßnahmen sein.

■ ■ 6. Mitarbeiter mitnehmen und wertschätzen: Bindende Personalführung

Auf den Schultern der Führungskräfte liegt eine große Verantwortung, sie müssen Ziele vorgeben, die Arbeit strukturieren, die Mitarbeiter motivieren und vieles andere mehr. Auch für die Umsetzung von Maßnahmen der Mitarbeiterbindung spielen die Führungskräfte die entscheidende Rolle. Um als Führungskraft Mitarbeiter binden zu können, müssen zunächst eigene Kompetenzen vorhanden sein, wie etwa die Fähigkeiten zur Selbstreflexion, Selbstmanagement, Soziales Bewusstsein und Sozialkompetenz (Inhalte emotionaler Intelligenz). Eine Führungskraft kann ihre Mitarbeiter zudem erst dann binden, wenn sie von sich selbst überzeugt ist, also über eine hohe Selbstwirksamkeit verfügt. Dabei kann die Selbstwirksamkeit einer Person durch Training und Coaching nachhaltig verbessert werden – so können mit Hilfe eines Coachings die reflexiven Kompetenzen einer Führungskraft und somit eine effektive, bindende Führung gestärkt werden. Doch auch die Anerkennung und Wertschätzung von den Vorgesetzten ist für die Mitarbeiter von großer Bedeutung. Dabei gibt es verschiedenste Möglichkeiten, wie dies im Alltag aussehen kann. Letztlich müssen die Mitarbeiter zufrieden sein und das Gefühl haben, dass sie und ihre Arbeit für das Unternehmen und die Kunden von großem Wert sind.

■ ■ 7. Konkrete Bedürfnisse befriedigen: Individualisierte Anreizsysteme

Auch wenn Mitarbeiterbindung sehr viel mehr umfasst als Anreize zu geben, so bestehen dennoch zusätzlich effektive Möglichkeiten, die Mitarbeiter mit nicht-monetären oder monetären Anreizsystemen zu motivieren. Mit Hilfe positiver Anreize oder Belohnungen sollen die Mitarbeiter dabei angeregt werden, vermehrt ein bestimmtes Verhalten zu zeigen (z. B. ein hohes Eigenengagement). Doch aufgrund der unterschiedlichen Werte und Bedürfnisse müssen auch hier verschiedene Anreize für die Mitarbeiter angeboten werden. Insbesondere in verschiedenen Lebensphasen stehen an erster Stelle unterschiedliche Interessen (z. B. Kinderbetreuung für einen jungen Vater und Vergünstigungen fürs Wellenbad sowie Kurse zum rückenschonenden Arbeiten für ältere Mitarbeiter). Besonders angenehm ist es für die Mitarbeiter, wenn sie – nach festgelegten Kriterien – in einem Cafeteria-System selbst aus verschiedenen Angeboten wählen können. Durch die eigenständige Entscheidung können die für jeden passendsten Anreize ausgewählt werden, und die Motivation, das gesetzte Ziel zu erreichen, ist oftmals höher. Für den Erfolg von Anreizsystemen ist es wichtig, dass die Inhalte und auch die Kriterien, wer wann eine Zuwendung bekommen kann, transparent kommuniziert sind. Das Unternehmen muss zudem entscheiden, ob es sich bei den einzelnen Angeboten um Eintrittsanreize, um Bleibeanreize oder um Leistungsanreize handeln soll. Im Detail können sich nicht-monetäre Anreize auf die Familienfreundlichkeit und -unterstützung, die Gesundheit und Work-Life-Balance der Mitarbeiter oder auch auf die Veränderung von Arbeitsstruktur und Arbeitszeit beziehen. Mit Hilfe einer guten Planung können oft gleichzeitig für die Mitarbeiter und das Unternehmen Vorteile entstehen – beispielsweise, wenn durch die Umstellung auf flexible Arbeitszeiten eine erhöhte Kundenorientierung sowie ein besserer Service möglich sind und ein Mitarbeiter nachmittags bei seinen Kindern zu Hause sein kann. Bei monetären Anreizen gibt es ebenso viele Möglichkeiten, die von einer Erfolgsbeteiligung über eine betriebliche Altersvorsorge bis hin zu Rabatten für unternehmenseigene Dienstleistungen reichen können. Entscheidend bei den Anreizen ist, dass sie die Bedürfnisse möglichst vieler Mitarbeiter befriedigen. Durch eine solche Zufriedenstellung kann die Motivation und die Bindung der Mitarbeiter zusätzlich gestärkt werden.

Good Practice

Good Practice der APD Ambulante Pflegedienste Gelsenkirchen GmbH

11.1   Einleitung

Die APD Ambulante Pflegedienste Gelsenkirchen GmbH betreut als Gesundheits- und Pflegedienst ca. 500 Menschen und unterstützt sie mit unterschiedlichen Dienstleistungen. Als Dienstleister mit traditionellen und modernen Werten steht für die APD der Mensch im Mittelpunkt. Um eine qualitativ hochwertige Pflege leisten zu können, investiert das Unternehmen viel in ein strukturiertes Qualitätsmanagement und ebenso viel in seine Mitarbeiter. Für den Geschäftsführer Claudius Hasenau ist das Zusammenspiel mehrerer Faktoren für die Bindung seiner Mitarbeiter von Relevanz. Neben der im Fokus der strategischen Ausrichtung liegenden Kundenorientierung, den zahlreichen Arbeitszeitmodellen und spezifischen Maßnahmen zur Einarbeitung und Betreuung der Mitarbeiter, ist die interne Team-Prozess-Entwicklung als ungewöhnlich und erfolgreich zugleich hervorzuheben. Dass die intensive Arbeit mit den Mitarbeitern in ihrer Gruppe und den verschiedenen Prozessen, die sich in einem Team abspielen, nachhaltig lohnenswert ist, zeigen unter anderem die niedrige Fluktuationsrate sowie die hohe Zufriedenheit der Mitarbeiter mit ihrem Arbeitgeber. Die APD wurde 2008 mit TOP JOB als einer der 100 besten Arbeitgeber im Mittelstand ausgezeichnet.

11.2   Die APD Ambulante Pflegedienste Gelsenkirchen GmbH – Hintergründe und Leitlinien

Die APD Ambulante Pflegedienste Gelsenkirchen GmbH besteht seit über 16 Jahren und beschäftigt mittlerweile ca. 180 Mitarbeiter. Gegründet wurde die APD von Petra und Claudius Hasenau im Jahre 1993 und wurde seitdem stetig vergrößert. 1995 fusionierten sie mit dem privaten Pflegedienst cura-Gelsenkirchen und 4 Jahre später erfolgte die Übernahme des ehemals privaten Pflegedienstes St. Ansgar. Auch das Spektrum moderner Dienstleistungen wurde stetig vergrößert. Nach der Erweiterung um die Leistung der ambulanten Pflege zur Nacht im Jahr 2000 versteht sich die APD heute als Gesundheits- und Pflegedienst, bei dem tradi-

tionelle Werte mit innovativen und ökonomischen Aspekten verbunden werden. Derzeit bietet die APD folgende Dienstleistungen an:
- Ambulante Alten- und Krankenpflege
- Pflegeberatung
- Hauswirtschaftlichen Dienst
- Tages- und Nachtpflege
- Ambulant betreute Wohngemeinschaften für Senioren

Der Pflegedienst APD ist seit 2005 Mitglied im Bundesverband privater Anbieter sozialer Dienste e.V. (bpa) und Gründungsmitglied der 1993 entstandenen kommunalen Arbeitsgemeinschaft Verbund freier sozialer Dienste e.V. Nach dem humanistischen Leitbild der APD steht der Mensch als Pflegebedürftiger und als Kunde im Mittelpunkt des Geschehens. So werden zwei **primäre Ziele** und Aufgaben abgeleitet:
- Gesundheit sowie Selbstständigkeit zu fördern und Krankheit zu verhüten
- Gesundheit wiederherzustellen und Leiden zu lindern

Diese Ziele spiegeln auch das Unternehmensleitbild sowie das Pflegeleitbild wider. Das Pflegeleitbild wurde von Mitarbeitern verschiedener Professionen gemeinsam entwickelt. Es betont die selbstbestimmte und eigenständige Lebensführung der pflegebedürftigen Menschen, wie es auch die Pflegemodelle nach Krohwinkel und Orem vorsehen. Um das angestrebt hohe Qualitätsniveau zu erfüllen, sieht sich die APD in einem fortlaufenden Prozess, in dem die Arbeit hinterfragt und aktuellen Bedingungen und Veränderungen angepasst wird. Zum einen wird das fachliche Wissen kontinuierlich aufgefrischt und neueste Erkenntnisse aus den Pflegewissenschaften und der Forschung werden in die Praxis einbezogen. Zum anderen gibt es ein umfassendes Qualitätsmanagement mit dem EFQM-Modell als Grundlage. Nach Claudius Hasenau, Geschäftsführer der APD, dient das EFQM-Modell besonders gut als Rahmenmodell für ein stetig wachsendes Unternehmen – sowohl für die Mitarbeiter als auch für das Unternehmen insgesamt. Die **Kundenorientierung** wird hierbei an erste Stelle gestellt, so dass sich sämtliche weitere Prozesse, wie Führung, Politik oder Mitarbeiterauswahl und -beurteilung, daran anlehnen. Auch die Qualitätsbeauftragte, regionale Qualitätszirkel und regelmäßige Fort- und Weiterbildungen tragen nachhaltig zu dem hohen Qualitätsstandard bei. Im Frühjahr des Jahres 2009 wurde die APD in der ersten Runde der »Deutschen Pflegedienst-Qualifizierung« mit vier Sternen ausgezeichnet, wodurch der hohe Standard noch einmal von unabhängiger Seite bestätigt wurde. Vor allem in den Bereichen Organisation (nur ein Punkt unter dem Maximalwert) und Qualität (voller Maximalwert) zeigt sich die intensive und strukturierte Arbeit höchst erfolgreich.

Die **Führungskultur** ist aus der Familientradition der Unternehmer partizipativ. Jedem Mitarbeiter wird die Möglichkeit gegeben, sein berufliches, soziales und persönliches Potenzial bestmöglich in seine Arbeit und das Unternehmen einzubringen. Die hohe Zufriedenheit der Mitarbeiter mit der gelebten Kultur ihres Arbeitgebers zeigte sich bereits mehrmals. So erhielt die APD 2008 die Auszeichnung TOP JOB als einer der 100 besten Arbeitgeber im Mittelstand (▶ Kap. 11.4). In den Jahren zuvor wurde die APD unter anderem als »Unternehmen mit Weitblick« im Rahmen der bundesweiten Kampagne »Perspektive 50plus« des Ministeriums für Arbeit und Soziales ausgezeichnet, da die APD besonders die Bedürfnisse der Mitarbeiter über 50 Jahre aktiv in die Arbeitsabläufe mit einplant. So zeigt die APD, dass bei ihr jeder Mensch, egal welchen Alters, im Mittelpunkt steht.

11.3   Fokus der Mitarbeiterbindung: Interne Team-Prozess-Entwicklung

Für die Mitarbeiterbindung ist das Zusammenspiel verschiedener Faktoren wichtig. Für die APD gehört grundlegend eine zukunftsorientierte Personalplanung dazu. Da die Mitarbeiter für das Unternehmen das höchste Gut sind, stellt die Geschäftsführung der APD bei einer zu hohen Belastung sobald wie möglich neue Mitarbeiter ein. Denn ist ein Mitarbeiter erst einmal psychisch und/oder physisch überlastet, so steigt die Gefahr einer Kündigung des Mitarbeiters rasant, während die Rückkehr zur ursprünglichen Arbeitsqualität und

-zufriedenheit meist sehr lange dauert, so die Erfahrung. Doch auch an den Bedürfnissen der Mitarbeiter orientierte Verträge sowie eine ausführliche Einarbeitung und Betreuung neuer und bestehender Mitarbeiter sind notwendige Voraussetzungen, um mit ergänzenden Instrumenten die **Identifikation** mit dem Unternehmen, die **Zufriedenheit** mit dem Arbeitsplatz und so auch die **Bindung** der Mitarbeiter weiter zu stärken. Ergänzend sind für die APD folgende Punkte grundlegend wichtig:

- Gegenseitiger Respekt
- Kontinuität
- Sicherheit durch Transparenz und Offenheit (durch Ziele, Beurteilungen, Kommunikation etc.)
- Klares Rollenverständnis aller Beteiligten
- Auf die Individualität des Einzelnen einstellen (auf seine Lebenssituation, seine Ressourcen, seine Motivation etc.)
- Fokus auf Teamentwicklung und Gruppenbegleitung

Für die Begleitung von Gruppen sowie für die Teamentwicklung hat die APD ein spezifisches Programm entwickelt, mit dem sie ihre Mitarbeiter intern schult und für das Thema Gruppe und Team sensibilisiert. Die Inhalte und das Vorgehen dieser Instrumente werden in den folgenden Kapiteln näher beleuchtet.

11.3.1   Die Gruppe: Wollen alle das Gleiche?

Die Fokussierung auf die Entwicklung und Begleitung der Gruppen/Teams, die in der APD zusammenarbeiten, hat mehrere Hintergründe. In der Pflege sowie in der Gesundheitswirtschaft im Allgemeinen gibt es wenige Professionen, die nicht Tag für Tag gemeinsam in einer Gruppe zusammen arbeiten. Doch anders als beispielsweise in Amerika, wo die Bildung von Gruppen sehr häufig aktiv unterstützt wird, werden hierzulande die meisten Mitarbeiter allein gelassen, wenn es um das Einfinden und die Positionierung in ihrer entsprechenden Arbeitsgruppe geht. Es wird davon ausgegangen, dass die Gruppe »schon von allein funktioniere«. Dies ist jedoch nicht immer der Fall. Und

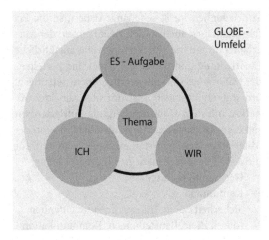

□ Abb. 11.1 Themenzentrierte Interaktion (TZI) (in Anlehnung an Löhmer & Standhardt, 1994, S. 39)

auch wenn eine Gruppe »von allein« gute Arbeit leistet und sich untereinander stützt, so gibt es stets Verbesserungspotenzial, um die Zufriedenheit der Gruppenmitglieder und/oder die Qualität ihrer Arbeit weiter zu steigern. Genau hier setzt die APD mir der internen Team-Entwicklung an.

> **Unterstützung**

> Mitglieder einer Gruppe sind selten allein dazu befähigt, die Gruppe zu strukturieren, sich selbst zu positionieren und gemeinsam eine optimale Leistung zu erbringen. Fast jede Gruppe profitiert von einer kontinuierlichen Begleitung und aktiven Unterstützung – dies kann nachhaltig Erfolge für das Unternehmen und für den Einzelnen bringen.

Die APD stellt ihre verschiedenen Arbeitsgruppen und Teams sehr bewusst zusammen und achtet bereits bei der Mitarbeiterauswahl sorgfältig auf die Zusammenstellung. Auch im Alltag begleitet sie die Gruppen und ihre Arbeit kontinuierlich und aktiv. Die interne Team-Prozess-Entwicklung baut dabei auf der **Themenzentrierten Interaktion** von Ruth Cohn auf (Cohn, 1992; Löhmer & Standhardt, 1994).

■■ Ablauf und Inhalte der internen Schulung
Die Geschäftsführung lädt die Mitarbeiter in ihren Teams regelmäßig zu einer Schulung zum Thema »Gruppe« ein. **Ziele** dieser internen Schulung sind unter anderem,
— voneinander zu lernen,
— Erfahrungen auszutauschen,
— die eigene Aufgabe zu hinterfragen,
— die eigene Motivation zu hinterfragen und
— die eigene Haltung und die der Gruppe zu kennen und zu diskutieren.

》 Wenn wir uns gemeinsam auf den Weg machen, müssen wir alle voneinander lernen!, **《**

so der Grundsatz für die gemeinsame Schulung. Neu ist für viele Mitarbeiter, dass hier auch sonst selten angesprochene Inhalte diskutiert werden und die Teilnehmer angeregt werden, in sich hineinzuhorchen und zu erfahren, was ihr Bauchgefühl und ihr Herz eigentlich von einem bestimmten Sachverhalt halten.

In der zugrunde liegenden Themenzentrierten Interaktion werden drei Anteile betrachtet, die für eine Gruppe stets von Relevanz sind (□ Abb. 11.1):
— ES: Um welche Sache bzw. Aufgabe geht es?
— ICH: Welche Bedürfnisse habe ich bzw. hat der Einzelne?
— WIR: Welche Interaktion/en sind in unserer Gruppe vorherrschend?

Durch den gemeinsamen Austausch und die Diskussion über Haltung, Identität, Wert und Ziele kann die **Identifikation mit der Gruppe** und mit dem Unternehmen gesteigert werden. Die bewusste Einbindung in das soziale Gefüge der Gruppe kann zudem die soziale Sicherheit (ein Grundbedürfnis eines jeden Menschen) stärken. Doch auch die Art und Weise, wie im Alltag innerhalb der Gruppe miteinander umgegangen wird, welche Rolle der Einzelne dabei hat und welche Wirkung dabei nach außen dringt (anderen Kollegen bzw. Gruppen sowie den Kunden gegenüber), werden diskutiert. Die Erfahrung zeigt, dass die Mitarbeiter mit Hilfe dieser Schulungen für sich selbst, für ihre Mitmenschen im Team, für ihre Arbeit und den sozialen Kontext sensibilisiert werden. Auch das **Verantwortungsbewusstsein** – sowohl des Einzel-

TZI Hilfsregeln nach Ruth Cohn

- Sprich per »ich«, nicht per »man« oder »wir«
- Bestimme klar, wann Du etwas sagen willst
- Mach eine persönliche Aussage, bevor Du eine Frage stellst
- Achte mit darauf, dass immer nur eine/r spricht
- Versuche, das zu sagen, was Du willst und nicht das, was Du glaubst, was andere von Dir erwarten
- Vermeide nach Möglichkeit Interpretationen anderer, teile lieber Deine persönlichen Reaktionen mit
- Lass Kritik einmal stehen, verteidige Dich nicht sofort

Abb. 11.2 TZI Hilfsregeln (in Anlehnung an Löhmer & Standhardt, 1994, S. 33ff.)

nen als auch der Gruppe – kann in diesem Rahmen überdacht und neu geordnet werden. In einem Teil der Schulung werden zudem die Hilfsregeln und Richtlinien nach Ruth Cohn (Löhmer & Standhardt, 1994, S. 33 ff.) vorgestellt und besprochen (Abb. 11.2). Diese bieten ergänzend eine Handlungsorientierung und eine Diskussionsgrundlage für die Gruppe.

Sensibilisierung

Mit Hilfe der Themenzentrierten Interaktion ist es möglich, die Mitarbeiter für ihre Aufgaben und ihre Verantwortlichkeiten zu sensibilisieren. Auch das Verständnis der Gruppenmitglieder untereinander kann durch bestimmte Fragestellungen und Diskussionen angeregt und verbessert werden.

> Eine Gruppe bedarf der stetigen Unterstützung. Auch wenn grundlegende Gruppenstrukturen gefestigt worden sind, sollte eine langfristige Begleitung erfolgen, um Unklarheiten frühzeitig zu besprechen und interne Regeln und Verantwortlichkeiten zu hinterfragen.

■ ■ **Störungen und Konflikte sind wichtig**

Dass auch mit gegenseitiger Offenheit und Hilfsregeln im Alltag nicht alles rund laufen kann, ist den meisten Mitarbeitern klar. Eben deshalb wird in den Schulungen und im Alltag auch der Umgang mit Störungen und Konflikten bewusst thematisiert. Da Störungen als »Aufmerksamkeitsverschiebungen« verstanden werden können, kann die eigentliche Aufgabe ab dem Moment der Störung nicht fortgeführt werden (Löhmer & Standhardt, 1994, S. 33 ff.). Die Störung hat somit Vorrang und steht im Fokus. Ziel ist es, dies möglichst zeitnah zum Thema zu machen und gemeinsam eine Lösung zu finden. Im Alltag ist es Aufgabe aller Leitungen (insbesondere der Gruppenleitungen), die Stimmungen bei den Mitarbeitern sehr genau zu beobachten und Fragen zu stellen. Die Leitungskräfte haben gelernt, mit viel Einfühlungsvermögen auf einzelne Mitarbeiter zuzugehen und diese anzusprechen. Sie tauschen sich in täglichen Runden mit der Geschäftsführung über fachliche und außerfachliche Dinge aus.

Konkret: Die morgendliche Besprechung am Standort

In der ambulanten Pflege ist die Kommunikation oftmals allein deshalb sehr schwierig, weil sich viele Mitarbeiter untereinander und auch ihre Leitungskraft nur selten sehen. Die Mitarbeiter starten ihre Touren oft direkt von zu Hause aus und haben so kaum Kontakt zum Standort, den dort ansässigen

Personen und ihren Kollegen. Bei der APD treffen sich morgens alle eingesetzten Mitarbeiter am Standort, gemeinsam mit ihrer Gruppenleitung. Dies bietet sowohl für die Mitarbeiter einen Rahmen zum Austausch und dem sozialen Kontakt. Aber auch für die Leitungskräfte bietet sich hierbei die Chance, die Stimmungen jeden Morgen von Neuem zu erfassen. So haben sie zum einen den Verlauf der sich evtl. verändernden Atmosphäre sowie der Arbeitsbelastung in der Übersicht, zum anderen können sie so auch direkt bzw. sehr zeitnah auf sich anbahnende Konflikte oder Störungen reagieren bzw. präventiv intervenieren.

▪▪ Verantwortung und Stärkung der Leitungskräfte

Damit die Leitungskräfte diesen Aufgaben gerecht werden können, bekommen auch sie **Schulungen** für die Leitung von Gruppen/Teams. Gemeinsam wird diskutiert und besprochen, wie die aktive Unterstützung der Gruppen im Alltag aussehen kann und wie neue Mitarbeiter möglichst gut in die Gruppe eingeführt werden können. Für die Einführung eines neuen Mitarbeiters ist es für die APD von großer Wichtigkeit, dass die Leitungen bereits bei der Auswahl der Mitarbeiter aktiv beteiligt sind. So kann schon sehr frühzeitig geprüft werden, inwiefern eine Gruppe und eine Person zusammenpassen könnten.

Doch auch die eigene Rolle als Führungskraft wird bei den internen Schulungen für die Leitungskräfte besprochen und klar definiert. Der APD ist es wichtig, dass besonders die Gruppen- bzw. Teamleitungen ihre Stärken kennen und reflektieren. So sind sie für ihre verantwortungsvollen Aufgaben und in ihrer Vorbildfunktion gestärkt.

Idee Nr. 57 – Leitungskräfte stärken
Stärken Sie gezielt Ihre Leitungskräfte (insbesondere Ihre Gruppen- oder Teamleitungen), indem Sie in internen Seminaren oder Schulungen gemeinsam ihre Rolle definieren und sie mit ihren individuellen Ressourcen und Stärken bewusst unterstützen. Auf ihnen lastet im Alltag eine hohe Verantwortung – neben allen Alltagsaufgaben wird ihnen viel Beziehungsarbeit und Gespür abverlangt. Diese

---

Aufgaben werden sie umso besser erfüllen können, je stärker und sicherer sie sich mit sich selbst und ihrer Rolle fühlen.

11.3.2 Das optimale Team: Ich bin o.k. – Du bist o.k.

Ein weiteres Thema, das bei der APD einen hohen Stellenwert hat und in Ergänzung zu den zuvor (▶ Kap. 11.3.1) dargestellten Schulungen ebenfalls in Form von Inhouse-Schulungen bzw. Seminaren diskutiert und erlernt wird, ist »das optimale Team«. Hierbei geht es um die verschiedenen Phasen der Teamentwicklung, um mögliche Konflikte im Team und deren Lösung sowie um Kritik und Rückmeldung. Der Fokus liegt hier ebenfalls auf der Zusammenarbeit, um gemeinsam ein Ziel zu erreichen, nämlich die bestmögliche Versorgung der Kunden. Die Mitarbeiter erarbeiten hier gemeinsam konkrete Handlungsempfehlungen, wie es z. B. möglich ist, Kritik zu äußern, ohne den Gesprächspartner anzugreifen.

Um ein »optimales Team« zu sein, sind zunächst mehrere **Voraussetzungen** zu prüfen und zu erfüllen:

1. Das gemeinsame Ziel muss klar definiert sein (»Was ist ein optimales Team überhaupt?«)
2. Die eigene Rolle sollte klar sein
3. Mögliche Ursachen für Konflikte im Team sollten bewusst sein
4. Grundlagen zu Kritik und Feedback sollten bekannt sein und angewendet werden können
5. Möglichkeiten zur Konfliktlösung sollten bekannt sein und angewendet werden können

Diese fünf Voraussetzungen werden in der Gruppe diskutiert und bearbeitet, so dass es eine gemeinsame Handlungs- und Entscheidungsgrundlage gibt.

Grundlegend für die Arbeit mit dem Thema Team und Teamentwicklung – auch zur Kenntnis der Mitarbeiter – sind in der APD die vier **Phasen der Teamentwicklung** von Tuckmann (1965, in Haeske, 2008, S. 46 ff.) (◻ Abb. 11.3):

– **Formierungsphase** (»forming«): Beginn der Zusammenarbeit, erstes Kennenlernen der

Personen und der in der Gruppe vorhandenen Ressourcen, erster Wunsch nach Regeln für die Zusammenarbeit
- **Konfliktphase** (»storming«): Machtkämpfe und Konflikte durch unterschiedliche Rollen, Testen von Nähe und Distanz, Grenzen ziehen, Regeln erstellen
- **Regelphase** (»norming«): vereinbarte Regeln einhalten bzw. umsetzen, Lösungsstrategien finden, ggf. »Wir-Gefühl« entwickeln
- **Arbeitsphase** (»performing«): Soll-Zustand, eingespielte Gruppe, effiziente Arbeit, natürlicher Umgang miteinander, Aufgaben und deren Lösung stehen im Vordergrund

Diese vier Phasen beschreiben den Ablauf der Entwicklung, den ein Team nach seiner Zusammensetzung typischerweise durchläuft. Da es in den einzelnen Phasen zu unterschiedlichen Konflikten kommen kann, ist die Beachtung des Modells sowohl für das **Verständnis** der Mitglieder in einer Gruppe als auch für die Leitung einer Gruppe unerlässlich. Natürlich ist das Modell sehr vereinfacht und könnte suggerieren, dass die Entwicklung von einer zur nächsten Phase mühelos funktioniert. Im Alltag steckt jedoch intensive Arbeit für jedes Teammitglied dahinter. Besonders prägenden Einfluss haben in diesem Prozess die Mitarbeiter selbst, die (direkten) Führungskräfte und auch die Aufgabe selbst sowie sämtliche Einflüsse aus der Umgebung. Das Zusammenspiel all dieser Faktoren bedingt, ob bzw. wann eine Gruppe das Stadium der Arbeitsphase erreicht und ob bzw. wann Konflikte eintreten.

■■ Kommunikationskultur und Spielregeln

Durch die gemeinsame Arbeit mit möglichen Störungen, Konflikten und Lösungsoptionen können die Mitarbeiter gezielt lernen, Probleme konkret zu benennen und beteiligte Personen direkt anzusprechen. Ziel der APD ist es, eine klare und für jeden eindeutige **Kommunikationsstrategie** zu haben, die jeder Mitarbeiter auch anzuwenden weiß. Dies setzt voraus, dass man sich gemeinsam mit internen Spielregeln beschäftigt und diese diskutiert. Dazu gehört auch, »no go's« zu thematisieren. Doch im Rahmen der internen Schulungen passiert mehr, als »nur« die Diskussion mit den Inhalten:

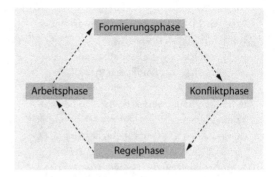

□ **Abb. 11.3** Phasen der Teamentwicklung (in Anlehnung an von Dick & West, 2005)

Die besprochenen Ideen werden gemeinsam ausprobiert und eingeübt. Dies ist ein wichtiger Teil der gemeinsamen Arbeit, für den die Schulungen einen geschützten Rahmen bieten.

❯ Für die Arbeit mit Konflikten im Team oder Kommunikation sollte stets ausreichend Zeit eingeplant werden. Die Mitarbeiter sollten Ruhe finden können, um Besprochenes in Rollenspielen auszuprobieren und zu üben. Wichtig hierfür ist ein geschützter Rahmen und eine professionelle Anleitung und Unterstützung. Diese kann entweder intern oder extern erfolgen.

Die APD investiert sehr bewusst zeitliche und personelle Ressourcen in die gemeinsame Arbeit und die Übungen der diskutierten Strategien und dies rechnet sich. So ist der Geschäftsführer Claudius Hasenau davon überzeugt, dass ohne die Schulungen durch Störungen und Konflikte im Alltag sehr viel mehr Zeit und Kosten verloren gehen, als die Schulungen selbst dauern und kosten. Hinzu kommt die gesundheitliche und psychische Belastung, denen die Mitarbeiter bei der Auseinandersetzung mit Konflikten ausgesetzt sind.

❯❯ Die Arbeitszeit ist Lebenszeit und der Arbeitsraum ist Lebensraum, ❮❮

so Claudius Hasenau.

Idee Nr. 58 – Schulung zu »Teamentwicklung, Konflikten und Kritik«
Investieren Sie in eine Schulung zum Thema Teamentwicklung, Konflikte und Kritik. Die gemeinsame Arbeit mit einem solch grundlegenden Thema wird sich positiv auf die Zusammenarbeit, die Qualität der Arbeit und die Zufriedenheit Ihrer Mitarbeiter auswirken. Eine nachhaltige Wirkung ist immer dann erzeugt, wenn Sie Ihre Mitarbeiter befähigen, sich in Zukunft (auch) selbst helfen zu können.

▪▪ Positive Grundhaltung und Respekt

Eine positive Kommunikationskultur ist ebenfalls ein kontinuierlicher Prozess, der stetiger Pflege bedarf. In der APD ist ein Ziel der Geschäftsführung, die Kommunikation zu lenken und zu steuern. Wieder einmal sind im Alltag in erster Linie die Leitungskräfte gefragt, diese Aufgabe umzusetzen. Sie selbst sollten mit positivem Beispiel voran gehen und einen respektvollen Umgang mit den Mitarbeitern (und untereinander) pflegen. Da von den Mitarbeitern eine positive Grundhaltung eingefordert wird, muss eine solche auch vorgelebt werden.

> Die APD Ambulante Pflegedienste Gelsenkirchen GmbH kümmert sich sehr intensiv um ihre Mitarbeiter und investiert viel für ihr Wohlbefinden am Arbeitsplatz und im sozialen Gefüge. Eine stetige Arbeit mit den und für die Mitarbeiter bringt messbar nachhaltige Erfolge mit sich, die sich rechnen.

11.4 Attraktivität als TOP JOB Arbeitgeber

▪▪ Die Initiative TOP JOB

»TOP JOB – Die 100 besten Arbeitgeber im Mittelstand« wurde im Jahr 2002 erstmals durchgeführt. Unter dem Dach der compamedia GmbH, die sich auf Benchmarking und den Aufbau mittelständischer Netzwerke fokussiert hat, und mit Unterstützung des Mentors des Projektes, Wolfgang Clement, soll die Initiative TOP JOB sowohl das Arbeitgebermarketing als auch die Organisations-

entwicklung unterstützen (compamedia GmbH, 2009). Mittlerweile ist dies eine renommierte Initiative, die sich branchenübergreifend einen Namen gemacht hat. So können durch eine solche Auszeichnung einerseits die Mitarbeiter neu motiviert und an ihr Unternehmen gebunden werden, zum anderen zeigt sie potenziellen Mitarbeitern klar die Vorzüge und die Attraktivität des Arbeitgebers auf. Besonders in Zeiten von Fach- und Führungskräftemangel kann dies zum entscheidenden Vorteil werden. Die Teilnahme an dem Wettbewerb ist nicht kostenlos (je nach Unternehmensgröße zwischen 4.000,- und 6.000,- Euro), jedoch sollte der potenzielle Nutzen mit den Kosten in Bezug gesetzt werden. Die Auszeichnung kann unter Umständen über viele Jahre als exzellente Werbung für das Unternehmen dienen.

Nach einer Bewerbung vollzieht sich die Auswahl in zwei Schritten. Zunächst werden die Mitarbeiter mit einem wissenschaftlich erprobten Fragebogen zu folgenden sechs Bereichen ausführlich befragt:

- Führung und Vision
- Motivation und Dynamik
- Kultur und Kommunikation
- Mitarbeiterentwicklung und -perspektive
- Familienorientierung und Demographie
- Internes Unternehmertum

Im zweiten Schritt werden die zuständigen Personalleiter beziehungsweise Geschäftsführer ausführlich über die von ihnen im Personalmanagement eingesetzten Instrumente befragt. Wie auch immer die Bewertung für das Unternehmen ausfällt, zeigen die Ergebnisse klar die individuellen Stärken und Entwicklungspotenziale auf. Ausführliche Ergebnisse dieser Art sind für jedes Unternehmen wertvoll, um den Status Quo zu kennen und sich gezielt weiter zu entwickeln.

Die Investition in eine Teilnahme bei einem Wettbewerb wie TOP JOB kann viele Vorteile bieten. Für die bestehenden Mitarbeiter kann die Teilnahme und die intensive Beschäftigung mit ihren täglichen Arbeitsbedingungen eine Wertschätzung sein. Beim guten Abschneiden im Wettbewerb kann die Identifikation mit dem Arbeitgeber wachsen und auch die Zufriedenheit, gemeinsam in diesem »ausgezeichneten« Unternehmen zu arbeiten. Bei einem weniger guten Ergebnis können gezielte Maßnahmen eingeleitet werden, die wiederum die Identifikation mit dem Unternehmen stärken können. Für interessierte, neue Arbeitnehmer können die »gemessene Arbeitgeberattraktivität« sowie die eindeutig definierte Arbeitgebermarke ausschlaggebend für eine Bewerbung sein.

■■ Die APD als einer der 100 besten Arbeitgeber
   im Mittelstand

Die APD wurde 2008 als einer der 100 besten Arbeitgeber im Mittelstand ausgezeichnet. Zu Recht ist sie stolz auf das Ergebnis, das sie nach eigenen Angaben in Zukunft als Arbeitgeber noch attraktiver machen wird. In allen sechs befragten Bereichen schnitt die APD gut bis sehr gut ab. Insbesondere in der Kategorie »**Führung und Vision**« gaben die Mitarbeiter überdurchschnittlich positive Antworten:

— 76% der Mitarbeiter waren der Meinung, dass bei der APD jeder Einzelne individuell berücksichtigt wird
— 73% der Mitarbeiter gaben an, dass sie sich von ihren Führungskräften optimal motiviert und gefördert fühlen

Die wissenschaftliche Auswertung der TOP JOB Arbeitgeber zeigt, dass alle besten 100 Arbeitgeber zwei Dinge gemeinsam haben:

1. Die 100 besten Arbeitgeber haben ein besonders **ausgeprägtes Verantwortungsbewusstsein** ihren Mitarbeitern gegenüber
2. Die 100 besten Arbeitgeber sind auf dem Markt erfolgreicher als andere Unternehmen (gemessen an Gewinn- und Umsatzsteigerung, Zuwachs an Marktanteilen, Kundenzufriedenheit etc.)

So bietet auch die APD sichere Arbeitsplätze mit unbefristeten Verträgen und zeigt Verantwortung auch für die persönliche Situation ihrer Mitarbeiter. Wird ein Arbeitnehmer krank, erfolgt innerhalb des Unternehmens kurzfristig eine Umbesetzung. Ist die Arbeitsleistung zeitweise eingeschränkt, so ist es in Gelsenkirchen kein Problem, die Arbeitszeiten für diesen Zeitraum zu verändern bzw. anzupassen. Bei der APD sind zudem mehrere Mitarbeiter beschäftigt, bei denen im Laufe der Jahre ein Handicap oder eine chronische Erkrankung diagnostiziert wurde. In solchen Fällen schaut die Geschäftsführung gemeinsam mit den betroffenen Arbeitnehmern, welche Arbeitsinhalte wie verändert werden können und welche neuen Arbeitsfelder optional zu »erobern« wären. So wird zu großen Anteilen individuell überlegt und den Ansprüchen und Bedürfnissen des Mitarbeiters so weit es geht entsprochen.

Auch für Arbeitnehmer mit Kindern hat die APD einen hohen Anspruch und wurde dementsprechend auch in der Kategorie **Familienorientierung** als guter Arbeitgeber bewertet. Für die Mitarbeiter ist es möglich, ihre Arbeitszeiten flexibel zu gestalten und sie den Zeiten der Kinderbetreuung anzupassen. Da mehr als 20% der Arbeitnehmer 50 Jahre oder älter sind, war es für die APD von vornherein auch wichtig, sich mit den Bedürfnissen älterer Mitarbeiter ausführlich auseinander zu setzen. Arbeitsabläufe wurden so organisiert, dass sich auch die älteren Mitarbeiter für das Wohl der Patienten optimal einsetzen können und sich dabei selbst sicher und zufrieden fühlen. Die große Erfahrung der älteren Mitarbeiter, welche im Allgemeinen oft als schwer vermittelbar gelten, ist von unbezahlbarem Wert für das Unternehmen, wie Claudius Hasenau im Interview betonte. Für die speziell geschaffenen Strukturen und das Engagement zur Beschäftigung Älterer erhielt die APD 2007 im Rahmen der Kampagne »**Perspektive 50plus**« bereits die Auszeichnung als »Unternehmen mit Weitblick«. Im Alltag profitieren sowohl die älteren als auch die jungen Mitarbeiter von den Strukturen. Die Unternehmenskultur sieht und lebt vor, dass das gemeinsame Unternehmensziel im Zusammenspiel und gegenseitigen Lernen optimal erreicht werden kann und jeder Einzelne hierfür wichtig ist.

Um es im Wettbewerb unter die 100 besten Arbeitgeber zu schaffen, sind selbstverständlich in allen sechs Kategorien gute bzw. sehr gute Ergebnisse erforderlich. Die erfolgreiche, konkrete Umsetzung für die Partizipation der Mitarbeiter zeigt das Beispiel ▶ Konkret: »Gemeinsame Entwicklung neuer Wohnbereiche«.

Konkret: Gemeinsame Entwicklung neuer Wohnbereiche

In der APD sollten neue Wohnbereiche errichtet werden. Für die Geschäftsführung war es klar, dass bei der Neuentwicklung auch Mitarbeiter als Experten einbezogen werden sollten. Die Mitarbeiter wurden zum Start des Projektes gefragt, wer sich vorstellen könnte, bei der Gestaltung und Planung mitzuwirken. So fand sich eine gemischte Planungsgruppe, die sich aus Teilen der Geschäftsführung, mehreren Mitarbeitern und einem Architekten zusammensetzte. Gemeinsam überlegte man, wie die neuen Bereiche so gestaltet werden könnten, dass sie sowohl für die Kunden als auch für die dort beschäftigten Mitarbeiter möglichst viele Wünsche und Bedingungen erfüllen. Bei allen Entscheidungen, auch bezüglich Farben, Formen und Gestaltung, wurden alle Mitglieder der Projektgruppe gleichermaßen mit einbezogen. Der Erfolg der Planung und der Umsetzung ist nicht zuletzt deshalb als äußerst positiv zu bewerten, weil die hohe Fachkenntnis und die Kompetenz der beteiligten Mitarbeiter stetig mit herangezogen wurden. In den neuen Wohnbereichen fühlen sich nun Kunden und Mitarbeiter gleichermaßen wohl.

11.5 Abgeleitete Handlungs- empfehlungen

Die grundsätzliche Orientierung an den Bedürfnissen der Kunden wird in sämtlichen Bereichen der APD deutlich. Sie bietet auch für die Mitarbeiter eine transparente Grundlage, anhand der Entscheidungen getroffen werden. Im Alltag von Einrichtungen und Diensten der Gesundheit und Pflege kommt die Betreuung und Begleitung der Mitarbeiter in ihren Teams sehr oft zu kurz. Welche Erfolge jedoch mit der investierten Zeit erreicht werden können, zeigt die APD deutlich. Gruppen und Teams zu unterstützen, ist täglich im kleinen Rahmen ebenso wichtig wie in regelmäßigen Abständen im größeren Rahmen (in Schulungen, Seminaren, Tagungen). Dies kann sowohl durch interne Expertise als auch mit Unterstützung externer Experten geschehen. Grundsätze der täglichen, gemeinsamen Arbeit zu hinterfragen, die Werte in der Gruppe zu kennen, Kommunikationsregeln zu erarbeiten und auszuprobieren, all dies ist für die Zufriedenheit am Arbeitsplatz und auch für die Qualität der Arbeit von großer Wichtigkeit. Ohne mit den Mitarbeitern zu diskutieren und ihre Meinung mit einzubeziehen, kann eine Unternehmenskultur oder -philosophie nicht umgesetzt werden.

Die Leitungskräfte haben in jedem Unternehmen eine große Verantwortung, die Stimmung zu erfassen, entsprechend einzugreifen und ihre Mitarbeiter bestmöglich zu unterstützen. Die von ihnen investierte Zeit in tägliche Gespräche sowohl mit ihren Mitarbeitern als auch mit der Geschäftsführung zahlt sich aus, wie die Arbeit der APD verdeutlicht. Auch und gerade die Leitungskräfte müssen geschult werden, wie ein Team in welchen Phasen bestmöglich unterstützt werden kann und mit Störungen und Konflikten umgehen sollte. Da die Begleitung von Gruppen jedoch nie als abgeschlossen betrachtet werden kann (ob mit oder ohne neue Gruppenmitglieder verändert sich eine Gruppe durch verschiedenste Faktoren und Einflüsse) und auch die Leitungskraft sich vor stetig verändernden Anforderungen sieht, braucht auch sie eine wiederkehrende bzw. dauerhafte Unterstützung. Ebenso wie die Zeit für die Mitarbeiter ist die investierte Zeit für und mit den Leitungskräften (je nach Hierarchieebene Gruppen- oder Teamleitungen jeweils eingeschlossen) essenziell. Und Zeit nehmen heißt in diesem Fall auch, auszuprobieren, bei Bedarf zu revidieren und sich wieder zu sehen, um den wirklichen Transfer in die Praxis zu hinterfragen und letztendlich zu optimieren. Die Kostenkalkulation der APD zeigt eindrucksvoll, wie viel mit gutem Gewissen in die Arbeit für Gruppen, Konfliktmanagement und Kommunikation investiert werden dürfte.

Zu guter Letzt ist auch die Investition in einen Wettbewerb und eine potenzielle Auszeichnung lohnenswert. Entweder, um sich zum Wohle der Arbeitnehmer und des Gesamtunternehmens weiterzuentwickeln und gezielt zu verbessern oder als Bestätigung, die die Mitarbeiter mit Stolz auf »ihr Unternehmen« erfüllen wird und Bewerber neugierig auf diesen attraktiven Arbeitgeber machen kann.

Übergeordnete Handlungsempfehlungen aus der Praxis

— Strategische Ausrichtung an den Bedürfnissen der Kunden
— Interne Teamentwicklungsmaßnahmen
— Langfristig ausgelegte Unterstützung und Begleitung der Mitarbeiter in ihrem Teams
— Aktive Kommunikation von Seiten der Führungskräfte (tägliche Gespräche, nachfragen etc.)
— Investition in Konfliktmanagement
— Teilnahme an Befragungen und Wettbewerben

Literatur

APD Ambulante Pflegedienste Gelsenkirchen GmbH (2009). http://www.apd.de/home.html (abgerufen am 09.11.2009, 14:48 Uhr).

Cohn, R. C. (1992). Von der Psychoanalyse zur Themenzentrierten Interaktion (11. Aufl.). Stuttgart: Klett-Cotta.

compamedia GmbH (2009). http://www.topjob.de (abgerufen am 12.11.2009, 8:16 Uhr).

Haeske, U. (2008). Team- und Konfliktmanagement: Teams erfolgreich leiten – Konflikte konstruktiv lösen (3. Aufl.). Berlin: Cornelsen.

Löhmer, C. & Standhardt, R. (1994). Themenzentrierte Interaktion. Die Kunst, sich selbst und eine Gruppe zu leiten (2. Aufl.). Mannheim: PAL.

Loffing, D. (2009). Mitarbeiterbindung in der Pflege. Unveröffentlichte Studie. Essen: INSPER – Institut für Personalpsychologie.

Von Dick, R. & West, M. A. (2005). Teamwork, Teamdiagnose, Teamentwicklung: Praxis der Personalpsychologie. Göttingen: Hogrefe.

Good Practice der Pflegedienst Lilienthal GmbH

12.1   Einleitung

Die Pflegedienst Lilienthal GmbH ist ein ambulanter Pflegedienst in Norddeutschland, der in den letzten Jahren gleich durch mehrere innovative Projekte in den Bereichen Unternehmenskommunikation und Mitarbeiterbeteiligung auf sich aufmerksam machte. Dieses Engagement wurde bereits zweimal im Rahmen der Vergabe des »Häusliche Pflege Innovationspreises« gewürdigt: Im Jahre 2008 mit einem zweiten und im Jahre 2009 mit dem ersten Platz für die Mitarbeiterbeteiligungsgesellschaft MITWinn GbR. MITWinn hat dabei einen nachweislichen Effekt auf die Bindung von Mitarbeitern und erscheint für viele Unternehmen nachahmenswert.

12.2   Die Pflegedienst Lilienthal GmbH – Hintergründe und Leitlinien

Die Pflegedienst Lilienthal GmbH ist seit 1998 als Pflegedienst in der ambulanten Pflege an den Standorten Lilienthal, Worpswede und Bremen-Borgfeld sowie mit der stationären Pflegeeinrichtung Haus Am Markt für pflegebedürftige und demenzerkrankte Menschen und einem Hausnotruf aktiv. Insgesamt sind derzeit 111 Mitarbeiter in dem Unternehmen beschäftigt, die sich in erster Linie um die Betreuung pflegebedürftiger Menschen kümmern, darüber hinaus aber auch offene Angebote für Pflegebedürftige und deren Angehörige bereithalten. Gründer und Geschäftsführer des Unternehmens ist Helmut Mensen (◘ Abb. 12.1).

■■ Bessere Versorgung der Kunden durch
　optimierten Austausch
Seit der Gründung des Unternehmens kommt den Mitarbeitern in ihrer Rolle als entscheidende **Bezugsperson** der Kunden aus Perspektive der Unternehmensleitung eine besondere Aufmerksamkeit zu. Neben den üblichen Besprechungen wurde eine innovative Intranet-Lösung zur Optimierung des Austausches entwickelt. Hiermit wurde den Mitarbeitern die Möglichkeit gegeben, ihre eigenen, innovativen Ideen gezielt mit einzubinden. Durch den ständigen Kontakt mit Patienten sind die Mitarbeiter des Pflegedienstes Lilienthal

stets mit aktuellen Veränderungen und entstehenden Problemen ihrer Kunden vertraut. Mit diesem Wissen, ihrer Ausbildung und Erfahrung können sie durch konstruktive Ideen und Lösungsvorschläge die alltägliche Situation aller optimal verbessern und erleichtern.

Zur Bündelung dieser Kräfte trägt heute unter anderem das vom Pflegedienst Lilienthal intern entwickelte Intranet-Programm I/PEP bei, das allen Mitarbeitern zugänglich ist und Ideen, Entwicklungen und Anregungen entsprechenden Raum gibt. Das Programm I/PEP dient zudem der gewollten Firmentransparenz (◘ Abb. 12.2).

> **Innovation**
>
> Das Programm I/PEP wurde im Jahre 2008 mit dem zweiten Platz bei der Vergabe des »Häusliche Pflege Innovationspreises« gewürdigt. Es bietet eine neue Form des internen Austausches und kommt letztendlich den Kunden zugute.

> **Idee Nr. 59 – Transparenz**
> Firmentransparenz ist ein wichtiger Faktor für die Zufriedenheit der Mitarbeiter in einem Unternehmen. Mitarbeiter wollen Unternehmensentscheidungen verstehen, wenn sie diese mittragen sollen. Fragen Sie Ihre Mitarbeiter, inwiefern sie sich transparent informiert fühlen und wo sie sich mehr Informationen wünschen.

12.3   Schwerpunkt der Mitarbeiterbindung: Die Mitarbeiterbeteiligungsgesellschaft MITWinn GbR

Der Schwerpunkt der Mitarbeiterbindung in der Pflegedienst Lilienthal GmbH liegt in der Beteiligung der Mitarbeiter an dem Erfolg des Unternehmens.

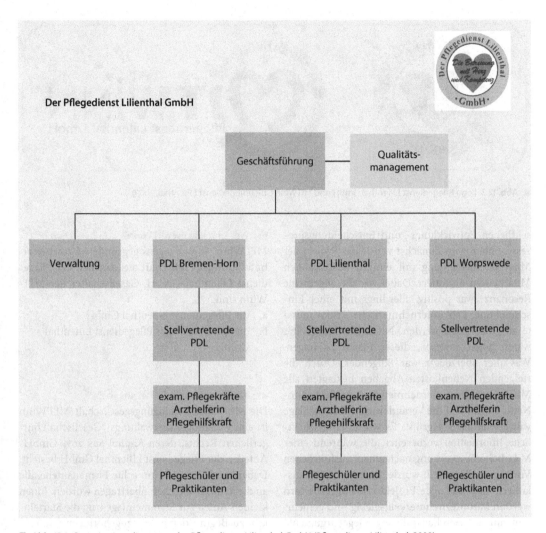

Der Pflegedienst Lilienthal GmbH

❏ **Abb. 12.1** Organisationsdiagramm der Pflegedienst Lilienthal GmbH (Pflegedienst Lilienthal, 2009)

12.3.1 Entwicklung und Aufbau des Beteiligungsmodells

∎∎ **Vom Mitarbeiter zum Unternehmer**

Um die Motivation aller Mitarbeiter in der Pflegedienst Lilienthal GmbH zu würdigen und weiter zu erhöhen, hatte die Geschäftsführung zunächst nach der Firmengründung einen **jährlichen Bonus** als Gewinnbeteiligung und besondere Anerkennung an die Mitarbeiter ausgezahlt. Im Rahmen erster Überlegungen zum Ausbau dieser Gratifikationsmöglichkeit entstand die Idee der Gründung einer separaten **Mitarbeiterbeteiligungsgesellschaft**. Gezielt wurden die Mitarbeiter dazu in die we-

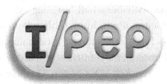

Das Innovative Personal-Entwicklungs-Programm für Dienstleister im Gesundheitswesen

❏ **Abb. 12.2** Logo I/PEP (Pflegedienst Lilienthal, 2009)

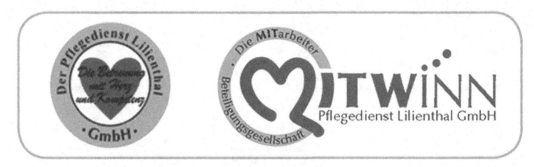

🔲 **Abb. 12.3** Logo Pflegedienst Lilienthal GmbH und MITWinn GbR (Pflegedienst Lilienthal, 2009)

sentlichen Entwicklungs- und Entscheidungsprozesse einbezogen. Zunächst wurde das Projekt der Mitarbeiterbeteiligung mit einigen ausgewählten Mitarbeitern diskutiert. Dabei war die allgemeine Resonanz zwar positiv, allerdings mit einer Einschränkung: Das unternehmerische Risiko musste ausgeschlossen werden. Nicht alle Mitarbeiter wären bereit gewesen, dieses Risiko zu tragen. Was aber überzeugte war Folgendes: Durch die steigenden Nebenkosten-Abgaben beklagten alle Mitarbeiter des Unternehmens die große Brutto-Netto-Differenz. Eine Veränderung dieser Sachlage wurde von allen begrüßt. Es wurde eine schriftliche Information vorbereitet, die während einer Mitarbeiterbesprechung nach einem ausführlichen Vortrag an alle verteilt wurde. In dieser Runde diskutierte man das neue Projekt »**Aus Mitarbeitern werden Mitunternehmer**« ausgiebig und gemeinsam mit der Geschäftsführung. Gegenargumente konnten – offen dargelegt und besprochen – keine Nachhaltigkeit entfalten. Erst als sich eine allgemeine Akzeptanz abzeichnete, wurden die letzten Formalien für die Teilhaberschaft festgelegt, damit sich kein Mitarbeiter überfahren fühlen konnte. Damit erhöhte sich die Transparenz innerhalb des Unternehmens konsequent. Gemeinsam wurde das »Grundgerüst« entwickelt. Die ersten Gespräche zur Einführung einer konsequenten Mitarbeiterbeteiligung fanden bereits 2005 statt, die vertragliche Umsetzung dauerte unter Einbezug unterschiedlicher externer Experten schließlich vier Jahre. Bei der MITWinn GbR handelt es sich heute um eine Teilhaberschaft aller Mitarbeiter der Pflegedienst Lilienthal GmbH, die in dieser konsequenten Form im Pflegebereich völlig neu ist (🔲 Abb. 12.3).

▪▪ Wer und was ist MITWinn?

MITWinn ist eine eigens gegründete **Mitarbeiterbeteiligungsgesellschaft** aus Anteilen der Pflegedienst Lilienthal GmbH. Gesellschafter der MITWinn sind:

a. die Pflegedienst Lilienthal GmbH
b. die Mitarbeiter der Pflegedienst Lilienthal GmbH

▪▪ Wie funktioniert MITWinn?

Die Mitarbeiterbeteiligungsgesellschaft MITWinn ist eine (Vermögensverwaltungs-)Gesellschaft bürgerlichen Rechts, deren Kapital aus 20% GmbH-Anteilen der Pflegedienst Lilienthal GmbH besteht. Dabei handelt es sich um echte Firmenanteile, die an die neue Gesellschaft übertragen wurden. Einen kleinen Anteil zur Stammeinlage trug die Starteinlage zu Beginn der Firmenzugehörigkeit von einmalig 10 Euro je Mitarbeiter als Gesellschafter bei. Dieses Stammkapital wird angelegt. Ausgeschüttet wird regelmäßig ein Gewinnanteil der Pflegedienst Lilienthal GmbH an alle MITWinn-Gesellschafter. Die Höhe dieses Anteils wird jeweils auf der Gesellschafterversammlung der Pflegedienst Lilienthal GmbH beschlossen und wird anfangs mit 25 bis 30% geplant. Der Verteilungsschlüssel bezieht sich auf die geleisteten Arbeitsstunden je Mitarbeiter. Die Pflegedienst Lilienthal GmbH als Hauptgesellschafter der MITWinn wird bei der Verteilung nicht berücksichtigt. Eine Verlustbeteiligung ist ausgeschlossen. Die Mitgliedschaft neuer Mitarbeiter erfolgt mit Beginn des Arbeitsverhältnisses. Eine **Freiwilligkeit** der Teilnahme bleibt jedoch in jedem Fall gewahrt. Wird das Arbeitsverhältnis mit der Pflegedienst Lilienthal GmbH aufgekündigt, löst sich auch die Teilhaberschaft an der MITWinn wieder auf. Anspruch auf Auszahlung der Gewinnausschüttung hat nur ein aktiver Mitarbeiter der Pflegedienst Lilienthal GmbH.

Vertragsbedingt verpflichtet sich der Pflegedienst Lilienthal zur Offenlegung finanzieller Firmendaten und schafft durch diese Transparenz eine solide **Vertrauensgrundlage** mit den Mitarbeitern. Die Wirtschaftsdaten sind so aufgearbeitet, dass sie für alle Mitarbeiter verständlich und persönlich nachvollziehbar sind. Allen Mitarbeitern des Pflegedienstes Lilienthal ist klar: Auf Veränderungen in der Arbeitswelt und im Gesundheitswesen muss man reagieren. Der Geschäftsführung obliegt es, deren Anregungen und Impulse zu sammeln, zu lenken und in entsprechender Weise umzusetzen.

» Im Wandel liegt die Zukunft, Stillstand hingegen ist Gift – wir kommunizieren das ganz offen und begründet, «

so der Geschäftsführer der Pflegedienst Lilienthal GmbH und MITWinn GbR-Initiator Helmut Mensen.

▪▪ Die Ziele

Im Kern geht es bei MITWinn um die **verantwortungsvolle Beteiligung der Mitarbeiter** in einem motivierenden und unternehmerischen Sinne und um eine gerechte Gewinnverteilung zwischen Arbeitgeber und Arbeitnehmer sowie einer damit einhergehenden **Zufriedenheit** auf allen Seiten. Die daraus resultierende Außenwirkung wird positiv von der Umwelt wahrgenommen. Die Mitarbeiter wirken als Sympathieträger, die Darstellung des Pflegedienstes Lilienthal als außergewöhnliches, sozial engagiertes Unternehmen steigert den Bekanntheitsgrad. Innovationsfreude und Verantwortlichkeit wirken suggestiv auf alle Bereiche des Unternehmens. Mit der Popularität steigt der Kundenstamm – Sicherung der Existenz und gute Wachstumsaussichten folgen daraus.

Wirkung und Zielsetzung von MITWinn in der Übersicht sind:

- Mehr Verantwortung und Eigenbeteiligung jedes einzelnen Mitarbeiters

- Mehr Motivation und damit mehr Engagement der Mitarbeiter
- Anerkennung aller Mitarbeiter als soziale Partner
- Mehr Sympathie, mehr Kunden durch positives, soziales Image
- Mehr reales Einkommen für die Mitarbeiter
- Kostensenkung für das Unternehmen
- Risikominimierung und Konsolidierung
- Existenzsicherung und Wachstum für alle
- Zukunftsfähigkeit

Vertrauen

Die Investition in das Vertrauen der Mitarbeiter durch unternehmerische Transparenz kann vielfältige positive Effekte haben.

12.3.2 Vorteile für alle Parteien

Augenscheinlich birgt die Mitarbeiterbeteiligungsgesellschaft Vorteile für die Teilhaber/Mitarbeiter, die Pflegedienst Lilienthal GmbH und zu guter Letzt für den Kunden.

▪▪ Vorteile für die Teilhaber/Mitarbeiter

Die Gewinne der Pflegedienst Lilienthal GmbH werden steuerbereinigt an die MITWinn GbR weitergegeben. Die Rendite daraus ist für die Mitarbeiter als MITWinn-Gesellschafter Einkommen aus Kapitalvermögen und damit steuer- und sozialabgabenfrei. Dadurch erhöht sich das Nettoeinkommen jedes Mitarbeiters in seiner Rolle als Gesellschafter deutlich. Dennoch tragen die Mitglieder von MITWinn kein unternehmerisches Risiko, weil zwischen MITWinn als eigenständiger Gesellschaft bürgerlichen Rechts keine haftungsrechtliche Verbindung mit der Pflegedienst Lilienthal GmbH besteht: Da die MITWinn GbR selbst nichts erwirtschaftet beziehungsweise keine Leistung erbringt, sondern lediglich Anteile des Gewinnes des Mutter-Unternehmens erhält und verwaltet, kann sie auch keine Verluste machen. Sie ist ausschließlich als Vermögensverwaltung tätig und führt keine weiteren Geschäfte. Im Zweifel gibt es bei Misswirtschaft keinen Gewinn. Das unternehmerische Risiko trägt also weiterhin die Pflegedienst Lilienthal GmbH als

»Mutterkonzern«. Durch die intensivierte, zunehmend eigenverantwortliche Verbindung zum Mutterunternehmen wird die **Identifikation** deutlich gesteigert. Die (verpflichtende) Transparenz bedingt eine direkte Nachvollziehbarkeit der eigenen Aktivitäten und damit Stolz und Zufriedenheit auf die eigenen Leistungen und die des Pflegedienstes. Die implizite Möglichkeit, den Erhalt des Arbeitsplatzes aktiv zu fördern und nicht in lähmender Passivität den Entscheidungen des Arbeitgebers ausgesetzt zu sein, wirkt hoch motivierend.

> **Motivation**
>
> Die Möglichkeit, das Unternehmen als Mitarbeiter aktiv zu fördern, kann eine große Motivation darstellen.

■■ Vorteile für die Pflegedienst Lilienthal GmbH

Die ausgegebenen Gewinnanteile sind gewinnmindernde Betriebsausgaben. Personal-Nebenkosten, die für die Bonuszahlungen zu zahlen waren, entfallen und die Kapitalstruktur verbessert sich. Ein partnerschaftliches Mitarbeitervergütungs- und Mitarbeiterbeteiligungssystem macht das Unternehmen interessanter für Fachkräfte. Gleichzeitig trägt es zur stärkeren **Bindung** der bisherigen Beschäftigten bei und vermindert so die Fluktuation. Gerade im Pflegebereich ist es zurzeit schwierig, gute Fachkräfte und Mitarbeiter zu finden, diese auch zu halten und stets aufs Neue zu motivieren. Bestens ausgebildete und geeignete Mitarbeiter sind Garanten für die gute Reputation und hervorragende Leistungen.

■■ Vorteile für den Kunden

Das Konzept dient zudem der Kundenbindung und -akquisition, denn motivierte und engagierte Mitarbeiter kommen letztendlich auch bei den Kunden positiv an. Transparenz schafft dabei eine gute Vertrauensgrundlage. Die Kunden des Pflegedienstes merken: Hier wird nichts verheimlicht. Hier steht der Mensch wirklich im Mittelpunkt – das ist durch MITWinn keine Phrase, sondern nachvollziehbare Tatsache. Abschließend steht die **soziale Vorreiterrolle** des Unternehmens in einem positiven Fokus: Wer gut mit seinen Mitarbeitern umgeht, geht auch gut mit seinen Patienten um.

12.4 Abgeleitete Handlungsempfehlungen

Die Idee der Beteiligung von Mitarbeitern an einem Unternehmen ist nicht neu. Durchdachte und vollendete Ideen der Mitarbeiterbeteiligung wie bei der Pflegedienst Lilienthal GmbH findet man jedoch eher selten. Für die ambulante Pflege ist diese Idee sogar völlig neu. Die in ▶ Kap. 12.2 aufgeführten Vorteile für Mitarbeiter/Gesellschafter, das Unternehmen und zu guter Letzt die Kunden empfehlen eine Nachahmung. Wer Mitarbeiter zu Gesellschaftern macht, investiert in die Eigenverantwortung eben dieser, zeigt Vertrauen und erklärt sich zu einer Belohnung bereit. Dies kann Mitarbeiter binden und sogar potenzielle neue Mitarbeiter locken. Im Rahmen der Belohnung scheint dabei weniger die Höhe, sondern vielmehr der dahinter stehende Wert entscheidend zu sein. Die Unternehmensleitung würdigt dabei das Engagement motivierter Mitarbeiter. Die daraus resultierende Wirkung sollte nicht unterschätzt werden. Unternehmen sollten sich fragen, wann und auf welche Art und Weise sie das Engagement ihrer Mitarbeiter würdigen.

> **Übergeordnete Handlungsempfehlungen aus der Praxis**
> ▬ Mitarbeiter durch Befragung zu einer Idee von Beginn einbeziehen
> ▬ Die Möglichkeit anbieten, dass Mitarbeiter zu Mitunternehmern werden
> ▬ Mitarbeitern auch eine Möglichkeit der Verweigerung einer Beteiligung einräumen
> ▬ Aktive Beteiligung der Unternehmensführung
> ▬ Langfristige, zukunftsorientierte Ausrichtung

Literatur

Pflegedienst Lilienthal (2009). http://www.pflegedienst-lilienthal.com (abgerufen am 29.11.2009, 8:10 Uhr).

Good Practice der Sozial-Holding Mönchengladbach

13.1   Einleitung

Die Sozial-Holding der Stadt Mönchengladbach GmbH ist als soziales Dienstleistungsunternehmen im Bereich der Altenhilfe, der Bildung sowie Beschäftigungsförderung tätig. Durch ihr vielseitiges Engagement wurde sie wiederholt mit verschiedenen Preisen ausgezeichnet. Die Sozial-Holding setzt sich dafür ein, aktuelle Schwierigkeiten (wie z. B. die alternde Beschäftigtenstruktur oder ein größer werdender Kampf um gute Mitarbeiter) als Chance zu sehen und an diesen Punkten zukunftsorientiert und systematisch zu arbeiten. Die entwickelten Instrumente der Mitarbeiterbindung und deren erfolgreiche Umsetzung sprechen für sich. Besonders durch ein breit aufgestelltes Programm der betrieblichen Gesundheitsförderung, flexible Arbeitszeitmodelle und transparente Gehaltsstrukturen zeichnet sich das Unternehmen durch eine hohe Mitarbeiterzufriedenheit und eine niedrige Fehlzeitenquote aus. Konkrete Beispiele ermöglichen es, einen guten Einblick in die – sowohl jahrelang bewährten als auch aktuell neu implementierten – angewandten Modelle zur Mitarbeiterbindung zu gewinnen.

13.2   Die Sozial-Holding Mönchengladbach GmbH – Hintergründe und Leitlinien

Die Sozial-Holding wurde 1996 in Form einer GmbH von der Stadt Mönchengladbach gegründet. Ziel hierbei war es, die wichtigsten sozialen Handlungsfelder flexibel und unbürokratisch zu organisieren. Durch die Wahl der Rechtsform einer GmbH ist der Konzern unabhängig vom kommunalen Haushalt und trägt somit sämtliche betriebswirtschaftlichen Entscheidungen und Risiken eigenverantwortlich. Mit ihren fünf Tochtergesellschaften bietet die Sozial-Holding ein breites Angebot für die Bürger der Stadt im Pflege- und Sozialbereich. Dieses Angebot reicht von der teilstationären und stationären über die ambulante (pflegerische und hauswirtschaftliche) Versorgung bis zur Weiterbildung von Altenpflegekräften. Zudem hat sich die Sozial-Holding im Rahmen der Beschäftigungs- und Qualifizierungs-GmbH mit Angeboten

zur Förderung und Wiedereingliederung von jugendlichen Arbeitslosen und Langzeitarbeitslosen regional einen Namen gemacht. Als Träger der fünf Städtischen Altenheime und mit insgesamt rund 900 Mitarbeitern ist die Sozial-Holding einer der größten Arbeitgeber im Stadtgebiet (◻ Abb. 13.1).

Durch die verschiedenen Bausteine im internen Verbund ist es besonders gut möglich, zeitnah und flexibel auf die unterschiedlichen Anforderungen der Kunden zu reagieren und die pflegerische Versorgung in der Stadt zu sichern und auszubauen. Auch im Einsatz von Personal und Sachmitteln bietet diese Organisation zahlreiche Synergieeffekte.

Das Leitmotiv der Sozial-Holding lautet:

>> Sozial handeln – Wirtschaftlich arbeiten <<

Seit der Gründung profiliert sich die Sozial-Holding durch ihre moderne Organisations- und Unternehmensstruktur. Im Mittelpunkt des Handelns stehen zum einen die Menschen, die Dienstleistungen der Sozial-Holding in Anspruch nehmen, zum anderen die Menschen, die diese Dienstleistungen erbringen. So stellt sich die Sozial-Holding täglich der Herausforderung, die Bedürfnisse ihrer Kunden mit den eigenen Wertvorstellung und der wirtschaftlichen Realität in Einklang zu bringen. Dabei ist sich die Holding auch immer ihrer **sozialen Verantwortung** gegenüber den Beschäftigten bewusst und bezieht deren Bedürfnisse bei Entscheidungen mit ein. Schließlich sind diese – aus den unterschiedlichsten Professionen stammenden – Mitarbeiter das Fundament des Unternehmens. Die Ideen und die vielfältigen Fähigkeiten der Mitarbeiter sollen genutzt und aktiv eingebunden werden. Dies ist Teil der Unternehmenskultur, die von den Leitungskräften transportiert wird und sich in zahlreichen Kampagnen widerspiegelt (◻ Abb. 13.2).

■ ■ Ausgezeichnetes Engagement
Als einer der größten Arbeitgeber der Stadt Mönchengladbach fühlt sich die Sozial-Holding verpflichtet, ihre Mitarbeiter in gleichem Maße zu fordern und zu fördern. Dieses Engagement wurde mit mehreren Auszeichnungen belohnt, die zeigen, dass die Beschäftigen hinter den Bemühungen ihres Arbeitgebers stehen und diese wertschätzen. So bekam die Sozial-Holding seit dem Jahr 2001 vier

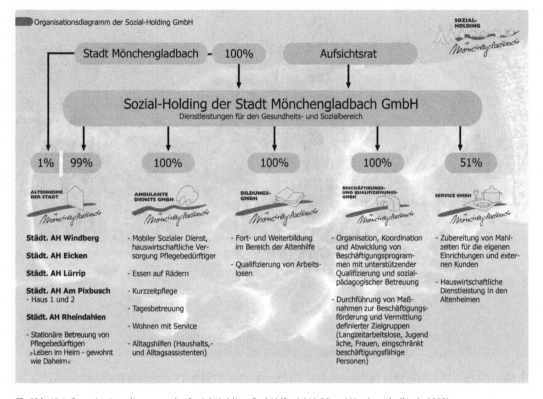

Organisationsdiagramm der Sozial-Holding GmbH

Abb. 13.1 Organisationsdiagramm der Sozial-Holding GmbH (Sozial-Holding Mönchengladbach, 2009)

Mal das Gütesiegel »ARBEIT PLUS« der Evangelischen Kirche Deutschlands (EKD), welches unter anderem die vorbildliche Unternehmenspolitik, die zukunftsweisende Beschäftigungspolitik und das überdurchschnittliche Engagement für die Belange der Beschäftigten (u. a. auch die betriebliche Gesundheitsförderung) würdigte. 2002 bekam die Sozial-Holding den Innovationspreis des Deutschen Verbandes der Leitungskräfte von Alten- und Behinderteneinrichtungen e.V. (DVLAB) und erreichte den 3. Platz beim Altenpflegepreis 2002 des Vincentz-Verlags für die Gesundheitsförderung der Mitarbeiter. Zudem wurde die Sozial-Holding 2007 als einer der »Besten Arbeitgeber im Gesundheitswesen« ausgezeichnet und 2009 mit dem internationalen »Employer Award« bedacht, unter anderem für das systematische Bildungs- und Gesundheitskonzept. Da sich die Sozial-Holding als »**lernende Organisation**« versteht, wird sie sich auch in Zukunft den Urteilen ihrer Mitarbeiter sowie externen Beurteilungsgremien stellen. Die Befragungen, die

mindestens alle zwei Jahre durchgeführt und bei denen alle Mitarbeiter, Kunden, Angehörige sowie Lieferanten und Kooperationspartner einbezogen werden, dienen zudem der eigenen Qualitätskontrolle. Auch hier werden sämtliche Ergebnisse öffentlich dargelegt.

13.3 Säulen der Mitarbeiterbindung

Der Geschäftsführer der Sozial-Holding, Helmut Wallrafen-Dreisow, benennt verschiedene Schlüsselpunkte, die beim Thema Mitarbeiterbindung eine entscheidende Rolle spielen und bei der strategischen Planung mit einbezogen werden müssen. Dies sind vor allem:

- Betriebliche Gesundheitsförderung
- Qualifizierung
- Transparente und leistungsorientierte Gehaltsstrukturen
- Flexible Arbeitszeitmodelle

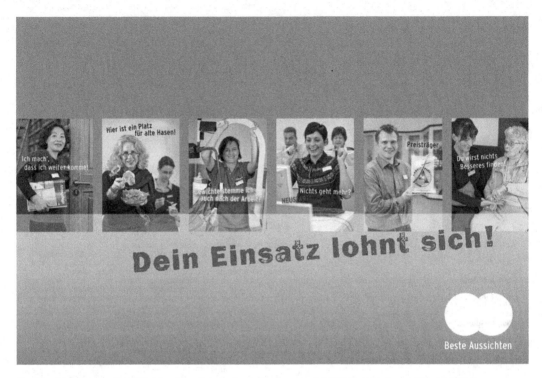

🔲 **Abb. 13.2** Plakat der Sozial-Holding Mönchengladbach (Eigentum Sozial-Holding Mönchengladbach, 2009)

— Unterstützungsangebote, wie (Team-)Supervisionen oder Leitungscoaching, für die Mitarbeiter und Führungskräfte (▶ Kap. 6)

Mitarbeiterbindung kann nie nur auf einem Fuß stehen. Besonders aufgrund der individuellen Ansprüche und Besonderheiten der Mitarbeiter und hier auch der Größe des Unternehmens ist es wichtig, sich auf mehrere Bereiche zu konzentrieren. Diese sollten zukunftsorientiert stabil sein, sich aber dennoch an die sich verändernden Bedingungen anpassen können. Ein Beispiel hierfür ist die demographische Entwicklung und die Erhöhung des durchschnittlichen Alters der Arbeitnehmer. »Das Älterwerden der Mitarbeiter ist eine Tatsache. Wir sind stolz darauf, dass fast 30% der Beschäftigten älter als 50 Jahre sind, mit all ihrer Erfahrung und all ihrem Wissen.«, so Helmut Wallrafen-Dreisow. Die vermeintliche Krise müsse als Chance erkannt und genutzt werden. So gibt es bei der Sozial-Holding ein spezielles **Seminarprogramm für »50+«**. Hier geht es thematisch sowohl um die Berufs- und Arbeitswelt und die eigene Gesundheit, aber auch

um das Älterwerden oder die Vorbereitung auf den Ruhestand. Durch die Herausstellung der Kompetenzen der »50+«-Kollegen ergeben sich zudem interessante Synergien. So profitieren nach eigenen Angaben auch junge Mitarbeiter oder Auszubildende von den Erfahrungen der Kollegen. Aufgrund der vorgelebten Unternehmenskultur wissen sie die Berufs- und Lebenserfahrung zu schätzen und fordern Unterstützung aktiver ein (Wallrafen-Dreisow, 2008, S. 17).

Im Folgenden wird als Schwerpunkt die betriebliche Gesundheitsförderung beleuchtet (▶ Kap. 13.3.1). Anschließend werden die weiteren Säulen der Mitarbeiterbindung in der Sozial-Holding dargestellt (▶ Kap. 13.3.2).

13.3.1 Betriebliche Gesundheitsförderung

∎∎ Die täglichen Arbeitsbelastungen
Der enge Zusammenhang zwischen Gesundheit und Arbeit ist der Sozial-Holding sehr bewusst.

Daher steht Gesundheitsförderung und Arbeitsorganisation ganz oben auf der Agenda der Mitarbeiterunterstützung. Die heutigen Arbeitsbelastungen, der Zeitdruck und ein immer größer werdendes Aufgabenspektrum stellen jeden Arbeitnehmer vor eine große Herausforderung. Doch die Unternehmensführung der Sozial-Holding will dieser **Verantwortung** nicht aus dem Wege gehen, sondern ihr aktiv begegnen. Dabei hat sie sich zum Ziel gesetzt, die Gesundheit der Mitarbeiter nicht nur zu erhalten, sondern möglichst auch zu verbessern. Der Geschäftsführer der Sozial-Holding, Helmut Wallrafen-Dreisow, betont diesbezüglich, dass sich arbeitsinduzierte Krankheit nicht nur auf die Lebensqualität und die Arbeitszufriedenheit der Mitarbeiter negativ auswirkt, sondern dass sie mit enormen wirtschaftlichen Folgen verbunden ist. Hierzu sind nicht nur die Fehlzeiten eines erkrankten Mitarbeiters zu zählen, sondern auch die Mehrbelastung der einspringenden Kollegen sowie der evtl. entstehende Qualitätsverlust für den Kunden. Die Investitionen in die Gesundheitsförderung der Mitarbeiter rechnen sich somit bereits nach kurzer Zeit auf mehreren Ebenen.

Investition
Die Investition in die Gesundheitsförderung der Mitarbeiter rechnet sich bereits nach sehr kurzer Zeit. Auch mit einem hohen finanziellen Engagement kann durch die Verbesserung des Gesundheitszustandes der Mitarbeiter eine deutlich positive wirtschaftliche Bilanz gezogen werden.

■■ Vorteile für alle Beteiligten

Eine strukturierte betriebliche Gesundheitsförderung bietet Vorteile für alle Parteien. Der Arbeitgeber kann mit geringeren aus Fehlzeiten resultierenden Kosten rechnen sowie mit produktiveren, gesünderen Mitarbeitern. Die Mitarbeiter wiederum sind weniger Mehrbelastungen durch krankheitsbedingte Kollegenausfälle ausgesetzt. Zudem steigt – wie Befragungen belegen – das eigene Wohlbefinden und das Gesundheitsbewusstsein. Letztlich ist somit für beide Parteien auch der langfristige Erhalt der Arbeitskraft (und für den Arbeit-

nehmer der Lohnerhalt) verbunden. Der Erhalt der Arbeitskraft gewinnt auch deshalb immer mehr an Bedeutung, da das Alter der Beschäftigten stetig steigt. Bereits heute ist fast ein Drittel der Beschäftigten der Sozial-Holding über 50 Jahre alt – Tendenz steigend.

Noch eine weitere Partei ist vom betrieblichen Gesundheitsmanagement der Sozial-Holding positiv betroffen: die zuständigen Krankenkassen, wie z. B. die AOK Rheinland. Hier besteht eine enge Zusammenarbeit, von der ebenfalls alle profitieren. Die Krankenkasse gewinnt durch geringere Ausgaben und durch zufriedenere Versicherte. So können für alle Beteiligten mehrere Ziele mit Hilfe der betrieblichen Gesundheitsförderung erreicht werden (Wallrafen-Dreisow, 2003).

Vorteile der betrieblichen Gesundheitsförderung:
1. Für den Arbeitgeber: ▬ Geringere Ausfall- und Ersatzkosten   ▬ Langfristiger Erhalt der Arbeitskraft   ▬ Gesündere, produktivere Mitarbeiter   2. Für den Arbeitnehmer: ▬ Erhöhtes Gesundheitsbewusstsein   ▬ Erhöhtes Wohlbefinden   ▬ Erhöhte Zufriedenheit mit der Arbeit (ggf. auch erhöhte Identifikation mit dem Arbeitgeber)   ▬ Langfristiger Erhalt der Arbeitskraft/ Lohnsicherung   3. Für die Krankenkasse: ▬ Geringere Leistungsausgaben   ▬ Gesündere Versicherte   ▬ Langfristiger Erhalt der Arbeitskraft der Versicherten

■■ Grundlagen der betrieblichen Gesundheitsförderung

Seit vielen Jahren gibt es ein umfassendes **innerbetriebliches Fortbildungsprogramm** in der Sozial-Holding. Um darüber hinaus auch ein systematisches Programm zur Gesundheitsförderung zu etablieren, musste dieses Teil des Managementsystems werden. Als Grundlage orientiert sich das Unternehmen am Total Quality Management (TQM).

Dieses stellt die Beteiligung der Mitarbeiter neben der Qualität in den Vordergrund. So wird die Ergebnisqualität aus Sicht der Mitarbeiter gemessen, die Mitarbeiter jedoch auch als »Befähiger« zur Herstellung von Qualität gesehen (Vomberg & Wallrafen-Dreisow, 2002).

Da die Ursachen arbeitsbedingter Erkrankungen heute komplexer sind als je zuvor, muss auch der Umgang mit ihnen beziehungsweise die Prävention so individuell und komplex wie möglich sein. Eine pauschalisierte Gesundheitsförderung wird nur bei wenigen Einzelnen ankommen, denn sowohl körperliche als auch psychische Anforderungen werden von jedem Mitarbeiter **individuell** erlebt. Zudem spielen die sich täglich verändernde soziale und ökologische Umwelt und die aktuellen Arbeitsbedingungen eine entscheidende Rolle, so dass es wichtig ist, mit unterschiedlichen Instrumenten flexibel agieren zu können. Ziel der Gesundheitsförderung der Sozial-Holding ist es, zum einen gemeinsam erarbeitete, möglichst individuell ansetzende Unterstützungsangebote bereitzustellen. Zum anderen ist es Ziel, die Mitarbeiter für die arbeitsbedingten Belastungen und die bereitstehenden **Ressourcen** zu sensibilisieren (z. B. die soziale Kommunikation oder die Bedeutung der Arbeit für die Kunden). Besonders die Ressourcen, die aus der alltäglichen Arbeit gezogen werden können, spielen im Alltag für die wenigsten Beschäftigten eine Rolle. Die Konzeption eines Gesundheitsmanagementsystems kann somit nicht an einzelnen Projekten orientiert sein. Ein solches System kann nur dann funktionieren und für den Einzelnen wirksam sein, wenn es auf allen Ebenen des Unternehmens etabliert ist, zukunftsorientiert ist und gleichermaßen dem Unternehmen, den Mitarbeitern und den Kunden Gewinn bringt (Wallrafen-Dreisow, 2003).

> **Ressourcen**
>
> Ein erster wichtiger Punkt besteht darin, die Mitarbeiter für die täglichen Arbeitsbelastungen zu sensibilisieren. Ein zweiter – oft unterschätzter – Punkt ist, zu lernen, auch die Ressourcen, die die Arbeit und das Umfeld mitbringen, wahrzunehmen. Erst dann kann es darum gehen, diese Ressourcen bewusst und nutzbar zu machen, weiter auszubauen und zu stärken.

> Eine betriebliche Gesundheitsförderung kann nur dann wirksam sein, wenn sie auf allen Ebenen des Unternehmens eine Rolle spielt. Einzelne Projekte erreichen nur kurzfristig einzelne Mitarbeiter. Somit ist ein ganzheitliches, langfristiges Konzept, das eine individuelle Förderung möglich macht, unerlässlich. Nur wenn der Einzelne Wahlmöglichkeiten hat, wird er sich beteiligen.

■ ■ Ziele der Konzeption

Der Unternehmensführung der Sozial-Holding war von Anfang an bewusst, dass zur Einführung des Gesundheitsmanagementsystems die Beteiligung aller unabdingbar ist. Als Teil der Managementstrategie wurde die Konzeption firmenübergreifend gestaltet, so dass die Mitarbeiter aller Tochterunternehmen gleichermaßen einbezogen werden konnten. Die betriebliche Gesundheitsförderung sollte **vier Bausteine** beinhalten (Wallrafen-Dreisow, 2003, S. 41):

1. Das Leitbild eines gesunden Unternehmens
2. Die Förderung persönlicher Gesundheitspotenziale
3. Die gesundheitsförderliche Arbeitsplatzgestaltung
4. Die gesundheitsgerechte Mitarbeiterführung und Organisation

Spätestens hier ist erkennbar, dass das Gesundheitsmanagementprogramm alle Bereiche von der Unternehmenskultur über die Führungskultur bis hin zur persönlichen Förderung und Arbeitsplatzgestaltung berücksichtigt und Leitungskräfte wie Mitarbeiter in die Verantwortung zieht. Zudem ist deutlich zu erkennen, dass eine Gesundheitsförderung in diesem Umfang eine gute Planung, Steuerung und Reflexion unbedingt benötigt. Einzelne Punkte können nur mit Hilfe transparenter Zielvorgaben umgesetzt werden und nur dann ihre geplante Wirkung erzielen. Für die Sozial-Holding wurden bei der Konzeption folgende **übergeordneten Ziele** festgelegt (Wallrafen-Dreisow, 2003, S. 44):

- Den Krankenstand reduzieren
- Kosten durch den Arbeitsausfall senken
- Die Qualität der angebotenen Dienstleistung sichern und weiter entwickeln
- Die Arbeitsmotivation erhalten und steigern
- Die Arbeitsplätze nach ergonomischen Erkenntnissen gestalten
- Das Betriebsklima und das Unternehmensimage nach innen und außen verbessern
- Das Gesundheitsbewusstsein und -verhalten der Mitarbeiter fördern
- Die Lebensqualität aller Beteiligten erhöhen

Auch hier wird deutlich, dass sowohl wirtschaftliche Größen als auch die Arbeitsmotivation des Einzelnen oder das Unternehmensimage Teil-Ziele der Konzeption sind. Dass sich somit zahlreiche Wechselwirkungen ergeben können, die sowohl in das Unternehmen als auch nach außen wirken, liegt nahe.

■ ■ Die praktische Umsetzung
Die praktische Umsetzung kann in diesem Beispiel in vier Schritte unterteilt werden:
1. Analyse
2. Zielvereinbarungen und Maßnahmenplanung mit Gremien auf drei Ebenen
3. Umsetzung von Maßnahmen
4. Evaluation

■ ■ 1. Analyse
In enger Zusammenarbeit zwischen der Geschäftsführung, der Personalabteilung und den Betriebsräten wurde 2002 eine Befragung der Mitarbeiter konzipiert, die die gesundheitlichen Belastungen im Fokus hatte und (mit externer Unterstützung) durchgeführt und ausgewertet wurde. Zudem wurde eine Erhebung der Arbeitsunfähigkeitsdaten durchgeführt. Die ausgewerteten Daten flossen in die Analyse ein. Zur Evaluation aktueller Bedingungen des Arbeitsschutzes wurden unter anderem Gefährdungsbegehungen durchgeführt. Auch die Unterstützung der täglichen Arbeit durch entsprechende Hilfsmittel, aber auch kurze und effiziente

Arbeitswege, spielen bis heute in der Sozial-Holding Mönchengladbach eine große Rolle.

■ ■ 2. Zielvereinbarungen und Maßnahmenplanung mit Gremien auf drei Ebenen
Zur Zeit der ersten Befragung (im Jahre 2002) wurde der **Lenkungsausschuss Gesundheit** gegründet, da das Konzept ein von allen getragenes, ganzheitliches sein sollte. Neben dem Arbeitskreis Gesundheit und den Gesundheitszirkeln ist der Lenkungskreis Gesundheit das erste der gegründeten Gremien des prozessorientierten Gesundheitsmanagements. Der Lenkungsausschuss Gesundheit übernahm die Aufgabe, Aspekte der Gesundheitsförderung als dauerhafte Bestandteile in die Managementprozesse zu integrieren. Der Lenkungsausschuss bestand aus folgenden Mitgliedern (Wallrafen-Dreisow, 2003, S. 45):

- Geschäftsführung
- Personalleitung
- Fachkraft für Arbeitssicherheit
- Betriebsarzt
- Betriebsrat
- Institut für Betriebliche Gesundheitsförderung (BGF) GmbH
- (Hauptamtliche) Projektkoordination

Die Projektkoordination ist primär wichtig für die Abstimmung der einzelnen Bereiche sowie für die Koordination der personellen und zeitlichen Kapazitäten. Natürlich wurden hierbei auch der Arbeitsschutz und die Qualitätssicherung mit integriert. Die Treffen des Lenkungsausschusses fanden alle sechs Monate statt, um gemeinsam Ziele zu definieren und dazu gehörige Maßnahmen zu planen und deren Umsetzung zu reflektieren.

Das zweite gegründete Gremium war der **Arbeitskreis Gesundheit**. Dieser war dafür zuständig, die Maßnahmen operativ umzusetzen und die Umsetzung zu kontrollieren. Der Fokus war hierbei die transparente Weitergabe von Informationen an alle Beteiligten. Da ein Teil des Konzeptes auch die Verbesserung der allgemeinen und der inneren Kommunikation war, wurde auf die Koordination der Informationen im Speziellen Wert gelegt, so dass alle Beteiligten über Ziele, Maßnahmen und Entscheidungen ausreichend informiert sein konnten. Der Arbeitskreis setzte sich aus der hauptamtlichen Koordinatorin des Gesundheitsmanagements, dem Betriebsrat und dem Sicherheitsbeauftragten zusammen. Zudem wurden die Betriebsräte, ein Datenbeauftragter der Personalabteilung sowie das Institut für Betriebliche Gesundheitsförderung (BGF) der AOK mit einbezogen. Auch inner- und außerbetriebliche Experten wurden punktuell um Rat gebeten.

Koordinator

Ohne einen zuständigen Haupt-Koordinator ist ein langfristiges Gesundheitsmanagement kaum möglich. Auch wenn es bei kleineren Unternehmen nicht gleich ein hauptamtlich tätiger Koordinator sein muss, lohnt es sich immer, (mind.) eine Person zu einem Stellenanteil mit dieser Aufgabe zu betreuen, um Kontinuität und Qualität gewährleisten zu können.

Der sich im zwei-Monats-Rhythmus treffende Arbeitskreis Gesundheit befasste sich unter anderem mit der Koordination und Übernahme der folgenden **Aufgaben** (Wallrafen-Dreisow, 2003, S. 45 f.):

- Sammlung und Auswertung von Gesundheitsdaten
- Organisation von Mitarbeiterbefragungen, Betriebsbegehungen, Workshops etc.
- Informationssammlung zum Thema »Gesundheitsförderung«
- Begleitung und Moderation der Gesundheitszirkel, Aufnahme der Ergebnisse
- Entwicklung konkreter, umsetzbarer Projekte
- Umsetzung der zielgruppenspezifischen Maßnahmen
- Sicherstellung des Austausches der drei Gremien
- Koordination mit externen Partnern
- Veröffentlichung und Kommunikation der Maßnahmen und Ergebnisse

Um die konkreten Arbeitsbedingungen und Bedarfe der Mitarbeiter mit einbeziehen zu können, wurden als drittes Gremium mehrere **Gesundheitszirkel** initiiert. Die Gesundheitszirkel zu verschiedenen Themen bestehen bis heute und setzen sich aus je

acht bis 12 Mitarbeitern unterschiedlicher Bereiche zusammen. Die einzelnen Zirkel werden von der hauptamtlichen Koordinatorin unterstützt und von externen Moderatoren des Instituts für betriebliche Gesundheitsförderung moderiert. Sie treffen sich – je nach Umfang der aktuellen Projekte und Anliegen – ca. sechs Mal für jeweils ein bis zwei Stunden während der Dienstzeit. Die Mitarbeiter werden in diesem Rahmen als Experten ihrer Bereiche direkt involviert. So werden zu Themen wie Organisation, Führung, Kommunikation oder Ergonomie beispielsweise belastende Faktoren herausgearbeitet, bevor gemeinsam Lösungsansätze entwickelt werden beziehungsweise Verbesserungsvorschläge mit Unterstützung der Koordinatorin an den Arbeitskreis Gesundheit übermittelt werden. Die Arbeit in den Zirkeln ist für die Mitarbeiter freiwillig, bei Zusage aber verbindlich. Sie sind sowohl mit der Kontrolle der Umsetzung vor Ort betraut, als auch wichtige Multiplikatoren für ihr jeweiliges Arbeitsumfeld. Die Arbeit in den Gesundheitszirkeln fördert somit die Eigenverantwortung am Arbeitsplatz sowie das persönliche Gesundheitsbewusstsein und -verhalten. Zudem kann das vorhandene Problemlösungs- und Kreativitätspotenzial genutzt und das Arbeitsklima verbessert werden, wie die Erfahrung zeigt (Wallrafen-Dreisow, 2003, S. 47).

Ziele der Arbeit der Gesundheitszirkel

- Beteiligung der Mitarbeiter an Problemlösungen
- Sensibilisierung von Unfallgefahren bzw. für Arbeitsschutz
- Sensibilisierung für pathogene und salutogene Strukturen am Arbeitsplatz
- Förderung der Eigenverantwortung
- Gemeinsame gesundheitsfördernde Arbeitsplatzgestaltung
- Förderung gegenseitiger Akzeptanz durch verbessertes Betriebsklima
- Förderung des persönlichen Gesundheitsbewusstseins und -verhaltens

Durch die Beteiligung der drei genannten Ebenen (Lenkungsausschuss, Arbeitskreis Gesundheit und Gesundheitszirkel) kann gewährleistet werden, dass selbst bei einem Unternehmen mit mehreren

Tochtergesellschaften und fast 900 Beschäftigen alle Bereiche und alle Beschäftigten die Möglichkeit haben, sich zu beteiligen und mit in die Planung sowie die Umsetzung einbezogen werden können. Für die **Akzeptanz** eines solchen Konzeptes ist dies einer der entscheidenden Punkte. Zur nachhaltigen Transparenz werden vom Gesundheitszirkel zudem alle verantwortlichen Personen benannt und Probleme, Maßnahmen sowie Umsatzkontrollen dokumentiert und für alle Mitarbeiter zur Einsicht zur Verfügung gestellt.

Drei Ebenen

Nur durch die Aktivierung der Gremien auf drei Ebenen können die Akzeptanz und die Wirksamkeit des Konzeptes gewährleistet werden. Durch die dauerhafte Etablierung der Gesundheitszirkel wird eine Kontinuität der Gesundheitsförderung sichergestellt. So kann auf aktuelle Anforderungen flexibel reagiert und Maßnahmen verändert und angepasst werden.

Die in diesen Gremien übergreifend vereinbarten Ziele sahen beispielsweise wie folgt aus ▶ Übersicht »Zielvereinbarungen zur Betrieblichen Gesundheitsförderung« (Wallrafen-Dreisow, 2003, S. 107).

Zielvereinbarungen zur Betrieblichen Gesundheitsförderung

— Wir wollen mit Hilfe des Gesundheitsprogramms die innerbetriebliche Kommunikation spürbar verbessern.
— Durch »Informationsgespräche nach Abwesenheit«, die wir in allen Bereichen des Unternehmens einführen wollen, soll sich die Zahl der mehrfach erkrankten Kollegen verringern.
— Durch die Gesundheitszirkelarbeit, in die möglichst alle Beschäftigten mit einbezogen werden, werden interne Probleme für alle Mitarbeiter transparent und dadurch lösbar.
— Zentrale Pausenräume werden in allen Häusern so gestaltet, dass die individuelle Entspannungs- und Erholungsfähigkeit

zunehmen kann und die Arbeitsplatzzufriedenheit steigt.

■ ■ 3. Umsetzung von Maßnahmen

Nach der verbindlichen Vereinbarung konkreter Ziele wurden nun die geplanten Maßnahmen konkret umgesetzt. Da die Ziele und entwickelten Maßnahmen höchst unterschiedlich waren, werden hier einige Beispiele skizziert, bevor eine Auflistung ausgewählter und durchgeführter Maßnahmen folgt.

Ein erarbeitetes Ziel war es, in den Altenheimen die Pausenräume gemütlicher und wohnlicher zu gestalten. Die resultierenden Maßnahmen sahen so aus, dass nach den Bedürfnissen der Beschäftigten in den Pausenräumen Ruhesessel, Leseecken und **Entspannungsmöglichkeiten** eingerichtet wurden. Zum allgemeinen Stressabbau und zur Gesundheitsförderung wurden **Sportkurse** eingerichtet sowie spezielle Angebote zur Rückenschulung entwickelt. Bis heute gern angenommen ist in diesem Bereich auch die angebotene **Massage**, bei der sich die Mitarbeiter während der Pausen regelmäßig in den Genuss einer Entspannungsmassage begeben können. Ein weiterer Bereich umfasste die Ernährung beziehungsweise die Nachfrage nach einer zielgerichteten Unterstützung für neue, gesunde Ernährungsgewohnheiten. Das bereits schon sehr umfangreiche Fort- und Weiterbildungsangebot wurde somit um Kurse für gesunde Ernährung oder zur Selbstpflege erweitert. Damit das Thema Gesundheit und Ernährung auch im Alltag sichtbar bleibt, wurde der **»tägliche Apfel«** eingeführt – ein Angebot des Arbeitgebers, mit einem Apfel am Tag den Mitarbeiter in seiner gesunden Ernährung zu unterstützen. Auch zu Raucherentwöhnungskurse wurden die Beschäftigten eingeladen.

Ein weiterer Bereich, in dem Verbesserung stattfinden sollte, war der der **Kommunikation**. Die Transparenz von Abläufen und internen Entscheidungen und Prozessen stand hier im Vordergrund. Die bis heute sehr wirksame Maßnahme diesbezüglich war unter anderem die Einführung einer **Unternehmenszeitung**, die über viele Jahre halbjährlich erschienen ist und im Herbst 2009 von einem aktuelleren Medium, dem Intranet, abgelöst wurde. Hier wird über aktuelle Projekte, neue Entwicklungen und besondere Aktionen von und mit Mitarbeitern und Bewohnern informiert. Aber auch über das Thema »Älter werden«, über die aktuellen Gruppen des Betriebssportes oder aber über »Lesepatenschaften« in einer Pflegeeinrichtung können hier Artikel geschrieben und gelesen werden.

> Auswahl umgesetzter Maßnahmen (Wallrafen-Dreisow, 2003; Bausch-Weiß, 2004):
> - Massage am Arbeitsplatz
> - Rückenschule
> - Ernährungskurse
> - Der »tägliche Apfel«
> - Raucherentwöhnungskurse
> - Umgestaltung der Pausenräume
> - Ergonomisch begründete Umbauten
> - Teamorientierte Maßnahmen zur Verbesserung der Arbeitsorganisation und Kommunikation
> - Einführung regelmäßiger Mitarbeiterbeurteilungsgespräche
> - Gründung einer Unternehmenszeitung
> - Schulung der Führungskräfte
> - Teamsupervision

Weitere Maßnahmen, die nicht direkt zu der betrieblichen Gesundheitsförderung zu zählen sind, wurden geplant, angestoßen und umgesetzt. Hierzu zählen etwa

- die Mitarbeiterbeteiligung durch regelmäßige Befragungen im Rahmen des Benchmarkings,
- die Einführung des betrieblichen Vorschlagwesens,
- innerbetriebliche Fortbildungen zur fachlichen und persönlichen (Weiter-)Qualifizierung sowie
- die Arbeitszeitflexibilisierung.

■■ 4. Evaluation
Die Dokumentation und Erfolgskontrolle der Maßnahmen erfolgt regelmäßig durch die Gremien sowie durch die hauptamtliche Koordinatorin der betrieblichen Gesundheitsförderung. In detaillierten Aktionsplanungen wird die Umsetzung kontrolliert und dokumentiert. Zudem dienen die regelmäßig stattfindenden Mitarbeiterbefragungen dazu, die

Veränderungen des subjektiven Gesundheitsbefindens sowie der allgemeinen Arbeitszufriedenheit zu evaluieren. Doch auch die wirtschaftliche Komponente darf in der Evaluation nicht fehlen. So werden ebenfalls **Kosten-Nutzen-Analysen** angefertigt, um zu beleuchten, welche Ausgaben mit welchem messbaren Mehrwert (niedrigere Fluktuation, geringere Krankheitsquote etc.) in Verbindung stehen.

13.3.2 Weitere Bindungsstrategien

Die Sozial-Holding Mönchengladbach hält neben der Implementierung der betrieblichen Gesundheitsförderung als dauerhaften Bestandteil des Managementsystems weitere Strategien für die Bindung der Mitarbeiter für wichtig, wie Helmut Wallrafen-Dreisow im Interview betonte. Ein Ziel, wie die Bindung von Mitarbeitern, muss in allen Bereichen des Unternehmens mit systematischen Maßnahmen konkretisiert sein.

■■ Bildung – kompetenzorientierte (Weiter-)Qualifizierung
Neben dem Thema betriebliche Gesundheitsförderung wird in der Sozial-Holding auch dem Thema Bildung ein großer Stellenwert zugeschrieben. Bildung bezieht sich hierbei zum einen auf die (hoch-)qualifizierten Mitarbeiter, zum anderen auch auf an- und ungelernte Beschäftigte. Besonders die als Zweites genannte Beschäftigungsgruppe der an- oder ungelernten Mitarbeiter ist oftmals um jede Anstellung – sei es aus der Arbeitslosigkeit heraus oder im Rahmen einer Beschäftigungsförderung – froh und verlässt ein Unternehmen selten von sich aus wieder. Diese Tatsache erkennt und nutzt die Sozial-Holding als Chance und investiert gezielt in die Ressourcen dieser Mitarbeiter, um sie effizienter einsetzen zu können. Die **stärken- und kompetenzorientierte Förderung** von Mitarbeitern steigert sowohl die Zufriedenheit der Mitarbeiter als auch die Qualität der Arbeit. So ergibt sich eine win-win-Situation, aus der beide Parteien – Arbeitnehmer wie Arbeitgeber – profitieren können, so Helmut Wallrafen-Dreisow. Ein solcher beidseitiger Gewinn gilt gleichermaßen für die (hoch-)qualifizierten Mitarbeiter. Auch bei diesen wird

das »**lebenslange Lernen**« angestrebt. Eine weitere Qualifizierung hin zu den eigenen Stärken und Kompetenzen möchte die Sozial-Holding für all ihre Mitarbeiter anbieten. Sie sollen gleichermaßen gefördert und gefordert werden. Denn ein an den individuellen Stärken der Mitarbeiter orientierter Einsatz erfordert die Auseinandersetzung mit der Arbeit, den eigenen Bedarfen und den Möglichkeiten, die der Arbeitgeber bietet. Als Unterstützung auf dem Weg dieser Zielfindung bieten sich unter anderem die regelmäßig stattfindenden Gespräche der Mitarbeiter mit ihren Vorgesetzen an. Hier werden die individuellen Ziele und Möglichkeiten evaluiert und gemeinsam abgestimmt.

Chancen

Die stärken- und kompetenzorientierte Qualifizierung sowohl von angelernten als auch von (hoch-)qualifizierten Mitarbeitern bietet zeitgleich mehrere Chancen und somit eine win-win-Situation für Arbeitnehmer und Arbeitgeber:

— Optimal eingesetzte Ressourcen
— Erhöhte Arbeitsqualität (im jeweiligen Kompetenzfeld)
— Erhöhte Arbeitszufriedenheit
— Erhöhte Bindung

▪▪ Transparente und leistungsorientierte Gehaltsstrukturen

Oftmals wird im Bereich des Pflegemanagements gesagt, dass in der Pflege kaum eine Flexibilität der Gehälter möglich sei. Auch wenn dies der Fall sein sollte, so vergleicht ein Arbeitsuchender natürlich die Gehälter, die die potenziellen Arbeitgeber zahlen, bevor er sich für eine Stelle entscheidet. In der Sozial-Holding hat man es im Laufe der Zeit möglich machen können, dass die Mitarbeiter derzeit 13% mehr Lohn erhalten als ihre in Mönchengladbach arbeitenden Berufskollegen. Dies allein ist zweifelfrei ein **Wettbewerbsvorteil**. Doch wichtiger als das erhöhte Gehalt ist der Sozial-Holding die Transparenz, die sie bezogen auf ihre Gehaltsstrukturen pflegt. Nach einem neuen internen Beschluss können Mitarbeiter und Interessierte auf der Homepage des Unternehmens die Gehäl-

ter der einzelnen Berufsgruppen abrufen. Zudem werden diese im Unternehmen ausgehängt. So ist die Gehaltsstruktur sowohl für bestehende als auch für neu beginnende (oder interessierte) Mitarbeiter gleichermaßen zugänglich und transparent. Bestimmte Erfolge konnten durch dieses Vorgehen bereits verzeichnet werden. Die im Vergleich positiven Gehaltsstrukturen erhöhen das Selbstbewusstsein der Mitarbeiter. Sie fühlen sich wertgeschätzt und melden eine gesteigerte Arbeitszufriedenheit zurück. Doch auch Bewerber fühlen sich von der Offenheit oftmals angesprochen. In Stellenausschreibungen finden sich fast immer Angaben zum Gehalt – das ist nicht nur in der Pflegebranche bislang eine Seltenheit. Auch in anderen Branchen herrscht bei der Transparenz von Vergütungsstrukturen oftmals Schweigen.

Gehalt

Warum nicht das (Grund-)Gehalt in einer Stellenausschreibung konkret nennen? Dies zeigt einem Interessenten von vornherein etwas über die Unternehmenskultur und das Selbstbewusstsein des Unternehmens. Ein guter Einstieg, zumal es im Unternehmen wie der Sozial-Holding mit einer Transparenz der Gehaltstrukturen weiter geht.

Interessant ist dieser offene Umgang mit den Gehältern nicht nur für Pflegekräfte, sondern auch für Hilfskräfte. Für Personen aus dem Niedriglohnsegment ist es oft noch entscheidender, wo sie wie viel verdienen. Auch für sie stellt die Sozial-Holding die Zahlen offen dar und unterstützt somit das Selbstbewusstsein dieser Berufsgruppe.

Neben dem festen Gehaltsanteil bietet die Sozial-Holding ihren Mitarbeitern auch **Leistungszulagen**. Im jährlichen Mitarbeitergespräch werden mögliche Karriereschritte zwischen Mitarbeiter und Vorgesetztem abgestimmt. Werden hier bestimmte Weiterentwicklungsziele erarbeitet, so können in kleineren zeitlichen Abständen individuelle Fördergespräche hinzukommen. Eine Besonderheit bei der Sozial-Holding ist, dass es Leistungszulagen nicht nur bei einem hierarchischen Aufstieg auf der vertikalen Karriereleiter gibt, sondern dass eine Zulage auch durch die Vertiefung in einem

Spezialgebiet möglich ist. Eine gute Führungskraft weiß, wer von ihren Mitarbeitern in der Lage ist, Personalführung zu übernehmen und wem dies auch Spaß macht. Doch nicht für jeden Mitarbeiter ist diese Verantwortung das Richtige. Durch das in der Sozial-Holding entwickelte »Experten-Prinzip« ist es auch denjenigen Beschäftigten möglich, sich weiterzuentwickeln und eine Leistungszulage zu bekommen, die sich gegen einen Aufstieg mit Personalverantwortung entschieden haben. So gibt es einen »Experten« im Bereich Wundversorgung oder als Praxisanleiter – mit monatlichen Zulagen zwischen 50 und 200 Euro.

> **Experten**
>
> Für Mitarbeiter, die sich weiterentwickeln und eine Leistungszulage verdienen wollen, ist das »Experten-Prinzip« eine Möglichkeit, sich in eine Richtung zu spezialisieren, Fachwissen zu vertiefen und unternehmensinterner Berater zu werden. So haben sie die gleiche Chance auf eine Zulage wie Kollegen, die mit Übernahme von Personalverantwortung die vertikale Karriereleiter wählen.

■ ■ Flexible Arbeitszeitmodelle

Im Rahmen des Projektstarts zur betrieblichen Gesundheitsförderung erfolgte auf Wunsch der Beschäftigten in den Altenheimen auch die Flexibilisierung der Arbeitszeiten. Nach dem im Unternehmen üblichen Grundsatz der Partizipation bereitete ein Team von Mitarbeitern Ideen für Arbeitszeitmodelle vor. Die Mitarbeiter der Sozial-Holding haben **Jahresarbeitszeitkonten** und können somit sehr individuell mit ihren Arbeitszeiten umgehen. Die Arbeitskräfte in der Pflege können aus ca. 20 verschiedenen Modellen wählen und so ihre Arbeitszeit den individuellen Bedürfnissen stark anpassen. Wie positiv die Arbeitnehmer auf die neue Flexibilisierung reagierten, zeigte die Krankheitsstatistik. Bereits ein halbes Jahr nach Einführung der Arbeitszeitflexibilisierung fiel die Krankenstatistik im Vergleich zum Zeitraum des Vorjahres um 1,5% niedriger aus (Wallrafen-Dreisow, 2003, S. 50). Dies war für die Sozial-Holding Grund genug, auch in den Folgejahren immer

wieder nach Möglichkeiten zu suchen, die Arbeitszeiten mit verschiedensten Modellen so individuell an die Bedarfe der Mitarbeiter (und des Unternehmens) anzupassen wie möglich.

> **Arbeitszeit**
>
> Mit einer nach einem halben Jahr gesunkenen Krankheitsstatistik zeigte sich bereits ein positives Ergebnis der erfolgten Arbeitszeitflexibilisierung.

Eine weitere, neue Art der Arbeitszeitflexibilisierung strebt die Sozial-Holding derzeit an. Teilzeitbeschäftige im Bereich der Pflege und Betreuung können – wenn sie es wünschen – ihre monatlich festen Arbeitszeiten mit einer Art von **Einsatz als Springer** kombinieren. So bietet die Sozial-Holding aktuell allen Beschäftigten eine volle Stelle an. Der Gewinn für den Mitarbeiter ist die Gewissheit des vollen Gehaltes am Monatsende. Der Arbeitgeber kann aus einem großen Pool den Anteil der flexiblen Stunden dem Bedarf entsprechend einteilen. Die Mitarbeiter bekommen dann ca. eine Woche vorher Bescheid, wann sie – zusätzlich zu ihren festen Arbeitsstunden – wo eingesetzt sind. Dieses Modell birgt für das Unternehmen zum einen die Chance, krankheitsbedingt fehlende Mitarbeiter intern und damit schnell und fachlich kompetent zu ersetzen, und zum anderen, den Gesamtzusammenhalt des Unternehmens zu stärken.

13.4 Abgeleitete Handlungsempfehlungen

Aus den Ideen und dem Engagement der Sozial-Holding Mönchengladbach GmbH lässt sich für Unternehmen der Pflege einiges ableiten. Zum einen machen die Beispiele der Mitarbeiterbindungsstrategien der Sozial-Holding deutlich, dass Mitarbeiterbindung nicht nur auf einem Fuß stehen kann. Je mehr Mitarbeiter ein Unternehmen hat, desto vielseitigere und flexiblere Instrumente müssen zur Verfügung stehen. Doch welche Instrumente zu dem Unternehmen und den Mitarbeitern passen, muss erfragt werden (ein Mitarbeiter, der sich flexiblere Arbeitszeiten wünscht, wird sich evtl. weniger für eine Rückenschulung interessieren). Es muss deutlich werden, dass es um die Belange der Mitarbeiter geht, aber auch, in welchem Rahmen Maßnahmen möglich sind. Zum anderen wird deutlich, dass Bindungs-Instrumente nicht losgelöst von den allgemeinen Strukturen eines Unternehmens bestehen können. Eine enge Verzahnung mit dem Management-System und der strategischen Ausrichtung ist von großer Relevanz für die Realisierung der Maßnahmen.

Bekanntermaßen lässt sich eine Strategie umso besser umsetzen, je mehr Personen davon überzeugt und daran beteiligt sind. Das Beispiel hier zeigt, wie mit Hilfe mehrerer Gremien auf verschiedenen Ebenen möglichst vielen Personen die Chance gegeben wird, sich zu beteiligen. Natürlich bietet es sich nicht für jede Unternehmensgröße an, Gremien auf drei unterschiedlichen Ebenen zu beteiligen. Dennoch kann durch die Zusammensetzung mehrerer Gruppen erreicht werden, dass sich viele Mitarbeiter aktiv an Planung und Umsetzung von Strategien beteiligen. Ein weiterer Vorteil durch die Beteiligung der Mitarbeiter liegt darin, dass diese selbst miterleben, wie der Prozess wächst. Es ist wichtig, keine Illusionen zu wecken, dass nach wenigen Monaten erste Veränderungen spürbar wären. Ein gutes Instrument braucht Systematik und baut auf **nachhaltigen statt kurzzeitigen Erfolg**. Dies können persönlich beteiligte Mitarbeiter erfahrungsgemäß besser nachvollziehen – und ihren Kollegen oftmals auch besser verständlich machen. Eine Koordinations-Verantwortung, die einer oder mehreren Personen zugeteilt wird, ist ebenso hilfreich. Hier ist zum einen die Unternehmensgröße eine wichtige Entscheidungsgröße, wie viele Ressourcen (z. B. Mitarbeiter-Stunden) zur Verfügung gestellt werden können, zum anderen die Priorität, die dem Projekt im Unternehmen beigemessen wird. Wie auch immer diesbezüglich eine Entscheidung ausfällt, ist es jedoch Grundvoraussetzung, dass die Führungskräfte hinter dem Projekt und den gewählten Instrumenten stehen. Gerade wenn etwas neu im Unternehmen implementiert werden soll, ist es von größter Wichtigkeit, dass die Mitarbeiter diesbezüglich in ihren Leitungskräften ein **positives Vorbild** sehen können.

Insgesamt wird zudem ersichtlich, welche produktiven und nachhaltigen Ergebnisse durch die Befragung, Einbeziehung und Ideenentwicklung der Mitarbeiter erarbeitet worden sind. Auch wenn die Partizipation der Mitarbeiter nicht immer einfach ist, birgt sie doch eine sehr große Chance, ebenso wie die Fokussierung auf vermeintliche Probleme, wie etwa das Älterwerden der Mitarbeiter. Einer solchen Gegebenheit aktiv zu begegnen ist sicher ein produktiver Weg, der sich lohnen wird, sowohl in der internen Erhaltung der Arbeitskräfte als auch im Wettbewerb als attraktiver Arbeitgeber für jedes Alter.

Für welche Instrumente sich ein Unternehmen entscheidet, bleibt selbstverständlich jedem selbst überlassen. Doch müssen es nicht immer große und kostenintensive Projekte sein. Das Gesundheitsbewusstsein der Mitarbeiter beispielsweise kann auch mit kleinen Dingen gestärkt werden. Oder es wird ein Budget vorgegeben und eine Projektgruppe kann Ideen entwickeln, was in diesem Rahmen möglich wäre. Auch monetäre Leistungszulagen müssen nicht immer groß sein. Oftmals ist es entscheidender, den Mitarbeitern etwas anzubieten und wenn sie eine Wahl getroffen haben (wie beispielsweise die Spezialisierung im Bereich Wunden) dieses – monetär oder nicht-monetär – anzuerkennen. So bekommt der Mitarbeiter eine **Wertschätzung**, die für die Motivation und Zufriedenheit sehr wichtig ist.

> **Übergeordnete Handlungsempfehlungen aus der Praxis**
> - Mitarbeiter durch Befragungen, Ideensammlungen oder Projektgruppen einbeziehen
> - Unterschiedliche Maßnahmen der Mitarbeiterbindung etablieren, so dass Mitarbeiter Wahlmöglichkeiten haben
> - Einbindung der Maßnahmen ins Management/Führungskräfte als Vorbilder
> - Koordinationsverantwortung an einen oder mehrere Mitarbeiter abgeben
> - Tatsachen als Chance sehen und aktiv mit einbeziehen (Beispiel: Initiative 50+)
> - Langfristige, zukunftsorientierte Ausrichtung

Literatur

Bausch-Weiß, G. (2004). Best-Practice-Personalbindungsstrategien in Non Profit-Organisationen. In R. Bröckermann
& W. Pepels (Hrsg.), Personalbindung – Wettbewerbsvorteile durch strategisches Human Resource Management. Berlin: Erich-Schmidt.
Loffing, D. (2009). Mitarbeiterbindung in der Pflege. Unveröffentlichte Studie. Essen: INSPER – Institut für Personal-
psychologie.
Vomberg, E. & Wallrafen-Dreisow, H. (2002). Qualitätsmanagement mit dem EFQM-Modell für Excellence als
partizipativer Ansatz – auch in der Pflege? In G. Igl, D.
Schiemann, B. Gerste & J. Klose (Hrsg.), Qualität in der
Pflege: Betreuung und Versorgung von pflegebedürfti-
gen alten Menschen in der stationären und ambulanten
Altenpflege. Stuttgart: Schattauer.
Wallrafen-Dreisow, H. (2003). Personalgewinnung und
Personalbindung durch aktive Gesundheitsförderung.
In Kuratorium Deutsche Altershilfe (KDA) (Hrsg.), Perso-
nalgewinnung und Personalbindung in der Altenhilfe.
Dokumentation der KDA-Fachtagung 2003. Köln: KDA.
Wallrafen-Dreisow, H. (2008). Unternehmenszeitung der
Sozial-Holding Möchengladbach, 04/2008.

Good Practice der Ambulante Dienste Gelsenkirchen gGmbH

14.1   Einleitung

Auch in der Ambulante Dienste Gelsenkirchen gGmbH – einer Einrichtung des Diakonischen Werks Gelsenkirchen und Wattenscheid – wird der Bindung von Mitarbeitern große Aufmerksamkeit geschenkt. Erwähnenswert sind in diesem Zusammenhang vor allem drei Säulen, die das Unternehmen diesbezüglich herausstellt. Hierbei handelt es sich um das Mitarbeiterfördergespräch und das Beurteilungssystem, eine strategieorientierte Personalentwicklung und ein komplexes Programm gesundheitspräventiver Maßnahmen (die so genannte »Grüne Reihe«). Letzterem kommt bei dem steigenden Durchschnittsalter der Belegschaft in Deutschland eine besondere Bedeutung zu, wobei natürlich nicht außer Acht gelassen werden darf, dass sich Gesundheitsprävention an Mitarbeiter in allen Altersklassen richten muss. In der Ambulante Dienste Gelsenkirchen gGmbH ist dies gewährleistet, und gleichzeitig sind die Maßnahmen in die Strategie des Unternehmens eingebunden.

14.2   Die Ambulante Dienste Gelsenkirchen gGmbH – Hintergründe und Leitlinien

Die Ambulante Dienste Gelsenkirchen gGmbH ist mit insgesamt fünf Sozialstationen, einer Tagespflegeeinrichtung und Essen auf Rädern in Gelsenkirchen tätig. Das gesamte Unternehmen ist nach DIN EN ISO 9001:2000 zertifiziert (LGA InterCert).

■■ Leitbild
Dem Leitbild der Ambulante Dienste gGmbH können folgende Informationen entnommen werden (Ambulante Dienste Gelsenkirchen gGmbH, 2009):

- Als Einrichtung der Diakonie achten wir die Würde des Menschen in seiner Ganzheit.
- Wirtschaftlichkeit und Ganzheitlichkeit sind für uns kein Widerspruch.
- Bei uns behält der Patient seine Eigenständigkeit, sein Recht auf Selbstbestimmung, Privatsphäre und Unabhängigkeit.
- Wir sind tolerant und respektieren die Wünsche unserer Patienten in allen Lebenslagen.

- Bestmögliche Versorgungsqualität sind für uns hohe Eigenkompetenz und Kooperation mit Partnern.
- Regelmäßige Schulungen steigern die Fachkompetenz unserer Mitarbeiter.
- Wir sichern unsere Qualität durch Standards und einen kontinuierlichen Informationsfluss.
- Unser Angebot ist vielfältig.
- Die Unternehmensleitung schafft ein Klima der Offenheit, Toleranz und des Vertrauens.

Verantwortung

Dem Leitbild der Ambulante Dienste Gelsenkirchen gGmbH können bereits Hinweise über das Selbstverständnis der Verantwortung des Unternehmens gegenüber den eigenen Mitarbeitern entnommen werden. Dies verpflichtet dazu, sich auch der Bindung von Mitarbeitern aktiv zu widmen.

14.3   Säulen der Mitarbeiterbindung

In der Ambulante Dienste Gelsenkirchen gGmbH wurden im Rahmen von jährlichen Klausurtagungen gemeinsam mit allen Leitungskräften und deren Stellvertretungen drei wesentliche Säulen der Mitarbeiterförderung und -bindung entwickelt. Hierbei handelt es sich um:

- Säule 1: Strategieorientierte Personalentwicklung
- Säule 2: Mitarbeiterfördergespräche und Beurteilungssystem
- Säule 3: Gesundheitsförderung

❯ Neben diesen drei Säulen kommen selbstverständlich auch in diesem Unternehmen weitere Aspekte der Mitarbeiterbindung zum Tragen, zu denen unter anderem eine wertschätzende Führung der Leitungskräfte sowie weitere Maßnahmen zählen.

14.3.1 Säule 1: Strategieorientierte Personalentwicklung

Bereits im Jahre 2002 konnte die Personalentwicklung des Unternehmens in Richtung einer strategieorientierten und damit zukunftsgerichteten Personalentwicklung erweitert werden. Seminare zur Kompetenzerweiterung werden in diesem Unternehmen nicht nur punktuell durchgeführt, sondern entsprechen den Wünschen der Mitarbeiter unter Berücksichtigung der Notwendigkeit aus der Perspektive der Leitungen und der Strategie des Unternehmens (Abb. 14.1).

Auf diese Weise können vorausschauend die Kompetenzen der Mitarbeiter weiterentwickelt werden. Zum Ende eines Jahres liegt allen Mitarbeitern ein vorausschauender Personalentwicklungsplan vor. Analog der Angaben im Leitbild des Unternehmens wird damit auch der individuellen Weiterentwicklung des Mitarbeiters Rechnung getragen.

> Eine individuelle Förderung der Mitarbeiter sowie eine Karriereplanung können in der Ambulante Dienste Gelsenkirchen gGmbH realisiert werden.

14.3.2 Säule 2: Mitarbeiterfördergespräche und Beurteilungssystem

Mit dem Mitarbeiterfördergespräch und dem unternehmenseigenen Beurteilungssystem wird der Mitarbeiter vollständig in den Mittelpunkt der Personalmanagementaktivitäten gerückt. In regelmäßigen Abständen führen die Leitungskräfte der Sozialstationen, der Tagespflege und dem Essen auf Rädern strukturierte Gespräche mit ihren Mitarbeitern. Als Grundlage dienen dabei ein Leitfaden mit Erläuterungen zum Ablauf der Mitarbeiterfördergespräche sowie ein standardisierter Beurteilungsbogen. Am Ende des Gesprächs werden mit dem Mitarbeiter **individuelle Zielvereinbarungen** getroffen. Diese dienen dazu, Defizite auszugleichen und Potenziale zu fördern.

> Jeder Mitarbeiter hat im Rahmen des Mitarbeiterförder- und -kritikgesprächs die Verpflichtung, sich selbst unter anderem in Form einer Selbstbeurteilung einzubringen.

14.3.3 Säule 3: Gesundheitsförderung

Eine weitere wichtige Säule der Mitarbeiterbindung stellt seit dem Jahre 2009 der Bereich der Gesundheitsförderung dar, der hier mit der Personalentwicklung eng verzahnt ist. Unter der Berücksichtigung, dass das Durchschnittsalter der Beschäftigten bereits seit mehreren Jahren über dem 40. Lebensjahr liegt, handelt es sich um eine zukunftsweisende Strategie des Unternehmens.

> **Prävention**
>
> Maßnahmen der Gesundheitsförderung richten sich nicht nur an eine bestimmte Altersgruppe, sondern an alle Mitarbeiter eines Unternehmens. So kann ein präventiver Gedanke gelebt werden.

Im Rahmen der jährlichen Klausurtagung der Ambulante Dienste Gelsenkirchen gGmbH erfolgte im Jahre 2008 der Startschuss für die Entwicklung eines Programms zur Gesundheitsförderung, das sich an alle Mitarbeiter des Unternehmens richten sollte. Für das Jahr 2009 wurde daraus resultierend das folgende **Qualitätsmanagementziel** formuliert:

>> Maßnahmen der betrieblichen Gesundheitsförderung sollen entwickelt und in unser bestehendes Qualitätsmanagementsystem implementiert werden. **«**

Die Ergebnisse der Klausurtagung flossen unmittelbar in die Erweiterung des Qualitätsmanagementhandbuchs der Ambulante Dienste Gelsenkirchen gGmbH mit ein:

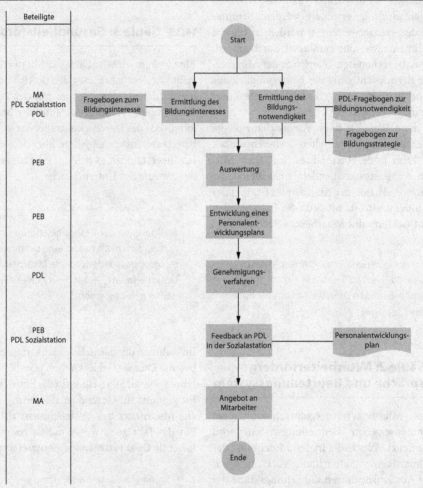

	Übersicht **Ermittlung des Bildungsbedarfs**	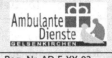
Personalentwicklungskonzept		Reg.-Nr. AD-F-XX-03

Formulare

Reg.-Nr. AD-F-01-03	Fragebogen zur Ermittlung des Bildungsinteresses
Reg.-Nr. AD-F-02-03	PDL-Fragebogen zur Ermittlung der Bildungsnotwendigkeit
Reg.-Nr. AD-F-03-03	Fragebogen zur Ermittlung der Bildungsstrategie
Reg.-Nr. AD-F-04-03	Formular geplante/durchgeführte Personalentwicklungamaßnahmen

Verfahrensanweisung

Reg.-Nr. AD-VA-01-03	Verfahrensanweisung zur Ermittlung des Bildungsbedarfs

Verteiler	PDL, PEB PDL Sozialstation				
Bearbeitung	**Freigabe**	**Datum**	**Änderungsstand**	
Loffing	./.	18.01.04	1. Enfwurf	Seite 1/1

Abb. 14.1 Flussdiagramm der Ermittlung des Personalentwicklungsbedarfs (Loffing & Geise, 2005, S. 148)

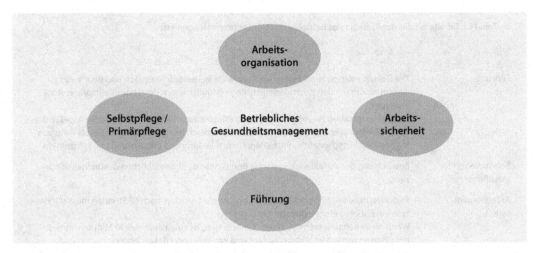

Abb. 14.2 Bereiche des betrieblichen Gesundheitsmanagements (Ambulante Dienste Gelsenkirchen gGmbH, 2009)

» Ziel:
Als Leistungserbringer im Gesundheitswesen sehen wir eine wichtige Aufgabe in der Gesunderhaltung unserer Mitarbeiter. Ziel ist es, bei den verschiedenen betrieblichen Verfahren immer auch den Aspekt der Gesundheitsprävention mit zu berücksichtigen und mit einfließen zu lassen. «

» Zuständigkeit:
Verantwortlich sind Geschäftsführung, Zentrale Pflegedienstleitung und die Qualitätsmanagementbeauftragte gemeinsam mit allen Projekt- und Prozessbeteiligten. «

» Durchführung:
Die nachfolgend aufgeführten Aspekte unseres Gesundheitsmanagements werden bei den verschiedenen Verfahren mit berücksichtigt (Abb. 14.2). «

Für die vier Bereiche wurden verschiedene Inhalte erarbeitet. Eine Auswahl der Ergebnisse stellt Tab. 14.1 dar.

∎∎ Bonussystem zur Steigerung der Selbstpflege
Als besonders wichtiges Element zur Steigerung der Eigeninitiative im Rahmen der Selbstpflege wurde ein Bonussystem zur betrieblichen Gesundheitsförderung eingeführt. Aktivitäten, die der Selbstpflege dienen, werden dadurch belohnt. Die nach-

folgenden Ausführungen der Verfahrensanweisung beleuchten die wichtigsten Elemente dieses Bonussystems:

» Ziel:
Das Bonussystem zur betrieblichen Gesundheitsförderung soll die Mitarbeiter der Ambulante Dienste Gelsenkirchen gGmbH über verschiedene Möglichkeiten im Bereich der Gesundheitsprävention informieren und motivieren, an Maßnahmen teilzunehmen. «

» Zuständigkeit:
Die Bereichsleitungen sind für die Ausgabe und das Führen der Bonushefte betrieblicher Gesundheitsförderung zuständig. Gesammelt und weitergeleitet zur Auslosung werden die Bonushefte von der Qualitätsmanagementbeauftragten. «

Preise

Jedes Jahr findet unter den aktiven Nutzern der Bonushefte die Verlosung eines attraktiven, gesundheitsförderlichen Preises statt.

Für die Durchführung hat jeder Mitarbeiter die Möglichkeit, an dem Bonussystem zur betrieblichen Gesundheitsförderung teilzunehmen. Bei Vorlage der entsprechenden Nachweise erhält der

▣ Tab. 14.1 Inhalte für die vier Bereiche des betrieblichen Gesundheitsmanagements

Bereich	Erarbeitete Ergebnisse (Auswahl)
Führung	– Die Dokumentation zur Arbeitsanweisung Mitarbeiterfördergespräch und Beurteilungssystem wurde um den Baustein Selbstpflege (Möglichkeiten der Gesundheitsprävention) erweitert – Die Dokumentation zur Arbeitsanweisung Pflegevisite wurde um den Baustein Aspekte der Gesundheitsprävention unserer Mitarbeiter erweitert; hier geht es um die Beurteilung von Hygiene, rückenschonendem Arbeiten, Dienstkleidung und die Nutzung von Hilfsmitteln
Selbstpflege/Primärpflege	– Entwicklung der Verfahrensanweisung Bonussystem zur betrieblichen Gesundheitsförderung
Arbeitsorganisation	– Es dürfen maximal 62 Stunden am Stück gearbeitet werden; nach 62 Stunden muss mindestens ein Ruhetag eingehalten werden – Wenn die Arbeitszeit sechs Stunden überschreitet, ist eine Pause von 30 Minuten vorgesehen; Pausen werden im Voraus geplant und entsprechend dokumentiert – Nach Möglichkeit soll der Urlaub so über das Jahr verteilt werden, dass der Erholungswert so hoch wie möglich ist
Arbeitssicherheit	– Für unsere Mitarbeiter besteht die Möglichkeit an einem Fahrsicherheitstraining teilzunehmen – Die Nachbereitung aller Arbeitsplatzbegehungen beinhaltet auch eine Berücksichtigung unserer betrieblichen Gesundheitsförderung

Ambulante Dienste Gelsenkirchen gGmbH, 2009

Mitarbeiter von seiner Bereichsleitung einen Bereichsstempel in sein **Bonusheft**. Dabei werden beispielsweise bei folgenden Aktivitäten Stempel vergeben:

⹀ Nachweis der Teilnahme an einem Angebot aus den Themenbereichen Ernährung, Bewegung, Entspannung (von einer Krankenkasse, Volkshochschule, Familienbildungsstätte, Gesundheitshaus etc.)
⹀ Aktive Mitgliedschaft in einem Sportverein
⹀ Teilnahme an einer Betriebssportgemeinschaft
⹀ Nachweis der Teilnahme an einer Personalentwicklungsmaßnahme der »Grünen Reihe«
⹀ Nachweis der Teilnahme an einem Programm zur Rauchentwöhnung
⹀ Nachweis der Teilnahme an einem Ernährungsprogramm
⹀ Wenn ein Mitarbeiter regelmäßig mit dem Fahrrad oder zu Fuß zur Arbeitsstätte kommt
⹀ Nachweis über durchgeführte Vorsorgeuntersuchungen (Krebsvorsorge, Zahnvorsorge etc.)
⹀ Nachweis über durchgeführte Schutzimpfungen/Impfauffrischungen

⹀ Nachweis über die Miete von Trainingsstätten (Tennis, Badminton, Turnhalle etc.)
⹀ Nachweis eines Übungsleiterscheins und der entsprechenden aktiven Ausübung

In jedem Bereich der Ambulante Dienste Gelsenkirchen gGmbH wurde zusätzlich ein Informationsstandort mit Informationsmaterial von Krankenkassen, Gesundheitshäusern, VHS etc. für die Mitarbeiter des Unternehmens eingerichtet.

Eingebettet in die zuvor beschriebene strategieorientierte Personalentwicklung wurde eine so genannte »**Grüne Reihe**«, in deren Mittelpunkt ausschließlich die Gesundheitsförderung respektive Gesundheitserhaltung steht. Erste Maßnahmen wurden hierbei auf der Grundlage einer Mitarbeiterbefragung unter allen Mitarbeitern des Unternehmens entwickelt.

❯ Die Frage nach Wünschen der Mitarbeiter insbesondere im Rahmen der betrieblichen Gesundheitsförderung erhöht die Teilnahme an entsprechenden Angeboten erheblich.

Tab. 14.2 Realisierte Personalentwicklungsmaßnahmen der »Grünen Reihe«

	Titel der Maßnahme	Partner	Teilnehmer	Sonstiges
1.	Gesundheitsförderung für Mitarbeiter	BARMER	Alle Mitarbeiter	Veranstaltung findet Berücksichtigung im Bonusheft
2.	Ernährung bei Diabetes Mellitus	Diätassistentin	Alle Mitarbeiter	Veranstaltung findet Berücksichtigung im Bonusheft
3.	Lagerung und Transfer – praktische Durchführung	Expertin	Pflegefachkräfte und Pflegekräfte	Veranstaltung findet Berücksichtigung im Bonusheft
4.	Gesunder Arbeitstag mit dem Trinkfahrplan – Aktionswoche	BARMER	Alle Mitarbeiter	Veranstaltung findet Berücksichtigung im Bonusheft
5.	Gesunde Ernährung (im Alter)	Expertin	Alle Mitarbeiter	Veranstaltung findet Berücksichtigung im Bonusheft
6.	Aktive Mini-Pause – Teil 1 bis 6	Fitnessstudio/Physiotherapie	Alle Mitarbeiter	Veranstaltung findet Berücksichtigung im Bonusheft

Die in ☐ Tab. 14.2 aufgeführten Personalentwicklungsmaßnahmen der »Grünen Reihe« wurden bereits erfolgreich durchgeführt. Als Kooperationspartner konnten hierfür eine Krankenkasse und ein Fitnessstudio sowie weitere Experten gewonnen werden.

❯ Mitarbeiterbindungsorientierte Maßnahmen sollten auch den Bereich der betrieblichen Gesundheitsförderung umfassen. Besonders hervorgehoben werden können diese Maßnahmen zum Beispiel durch ein bestimmtes Logo, einen Slogan und/oder eine besondere Farbe.

14.4 Abgeleitete Handlungsempfehlungen

Mitarbeiterbindung fußt auf unterschiedlichen Aktivitäten. In diesem Zusammenhang kann die Durchführung von Mitarbeiterfördergesprächen einen ebenso positiven Einfluss haben wie die konsequente Umsetzung einer strategieorientier-

ten Personalentwicklung. Besondere Maßnahmen der Gesundheitsförderung können hier ergänzend passend eingebunden werden. Ein Unternehmen, das Mitarbeiter fördert und einen aktiven Beitrag zu deren Gesunderhaltung leistet, wird seine Mitarbeiter zumeist zufriedener und engagierter erleben.

Übergeordnete Handlungsempfehlungen aus der Praxis
- Maßnahmen der betrieblichen Gesundheitsförderung sollten bewusst in die Personalentwicklung und in die Mitarbeiterpflege integriert werden
- Betriebliche Gesundheitsförderung sollte alle Mitarbeiter ansprechen und dem entsprechend sollten auch alle Altersgruppen integriert werden
- Bei der Auswahl geeigneter Maßnahmen müssen Mitarbeiter integriert werden
- Ein Anreizsystem zur Teilnahme erhöht den Erfolg signifikant und sollte zum Bei-

spiel in Form eines Bonussystems integriert werden
- Regionale Kooperationspartner sollten an-
gefragt und bei Maßnahmen zur Gesundheitsförderung einbezogen werden

Literatur

Ambulante Dienste Gelsenkirchen gGmbH (2009). Leitbild.
http://www.meinediakonie.de/amb/profil/index.html
(abgerufen am 28.11.2009, 19:14 Uhr).
Loffing, C. (2001). Vom Verurteilen zum Beurteilen. Wie die
Beurteilung von Mitarbeitern zu einem hilfreichen Füh-
rungsinstrument wird. Häusliche Pflege, 09/2007, 27–31.
Loffing, C. & Geise, St. (2005). Personalentwicklung in der
Pflege. Bern: Hans Huber.
Loffing, C. (2006). Strategische Personalentwicklung.
Mitarbeiter gut und günstig qualifizieren. Stuttgart:
Kohlhammer.
Weeren, M. (2007). Mitarbeiterbeurteilung leicht gemacht.
Erfolg durch Defizitbeseitigung und Ressourcenförde-
rung. Stuttgart: Kohlhammer.

Stichwortverzeichnis

Printed in the United States
By Bookmasters